Mosaik bei
GOLDMANN

Buch

Süßes naschen ist eine Lust, es vertreibt Sorgen und bringt Glücksmomente und macht vor allen Dingen dick. Doch Zucker hat im Körper noch andere extreme Auswirkungen. Er kann neben Übergewicht und Stoffwechselschwierigkeiten auch Stimmungsschwankungen, Schlafprobleme und viele andere Beschwerden verursachen. Unsere Körper reagieren, je nach Toleranzgrenze, unterschiedlich auf Zucker. Bei einigen Menschen besteht jedoch eine regelrechte chemische Abhängigkeit: Der Körper verlangt immer mehr Zucker, um die Sucht zu befriedigen. Nach Alkohol und Tabak ist Zucker die schädlichste von Menschen eingenommene Suchtsubstanz. Erst vor wenigen Jahren konnte die Existenz von Zuckerabhängigkeit medizinisch nachgewiesen werden. Bitten Jonsson war eine der Ersten, die sich des Themas angenommen haben. In diesem Buch gibt sie ihre Erfahrungen mit zahlreichen Patienten weiter. Die Autorinnen erklären ausführlich und leicht verständlich, wie Zucker im Körper wirkt und geben hilfreiche Ratschläge, wie man seinen Zuckerkonsum reduzieren kann.

Autor

Bitten Jonsson hat in Schweden das erste Behandlungszentrum für Zuckerabhängigkeit aufgebaut. Dort wird erfolgreich ein ganzheitlicher Ansatz vertreten, der Ernährung, Körper, Psyche und Geist gleichermaßen berücksichtigt. Sie hält Vorlesungen zum Thema Zucker in Schweden und den USA.

Pia Nordström ist Medizinjournalistin. Um sich in die Thematik einzuarbeiten, hat sie an den Therapien und Behandlungen in Bitten Jonssons Einrichtung teilgenommen.

Bitten Jonsson
Pia Nordström

Zucker, nein danke!

Was Zucker in Ihrem Körper anrichtet

Aus dem Schwedischen von
Lotta Rüegger und Holger Wolandt

Mosaik bei
GOLDMANN

FSC
Mix
Produktgruppe aus vorbildlich
bewirtschafteten Wäldern und
anderen kontrollierten Herkünften

Zert.-Nr. SGS-COC-1940
www.fsc.org
© 1996 Forest Stewardship Council

Verlagsgruppe Random House FSC-DEU-0100
Das für dieses Buch verwendete FSC-zertifizierte Papier *Munken Print*
liefert Arctic Paper Munkedals AB, Schweden.

1. Auflage
Deutsche Erstausgabe Juni 2006

Originaltitel: Sockerbomben
Originalverlag: Bokförlaget Forum, Stockholm, Schweden
Published in the Germain language by arrangement
with Bonnier Group Agency, Stockholm, Sweden
Umschlaggestaltung: Design Team München
Umschlagfoto: Lena Koller/Johnér Bildbyrå
Redaktion: Julia Alber
Satz: Buch-Werkstatt GmbH, Bad Aibling
Druck und Bindung: GGP Media GmbH, Pößneck
CH · Herstellung: Han
Printed in Germany
ISBN 10: 3-442-16801-5
ISBN 13: 978-3-442-16801-9

www.goldmann-verlag.de

Inhalt

Vorwort

Nimm doch noch ein Plätzchen! Von Zucker werden Kinder lieb! Das ist kein Zuckerschlecken, sagt man, wenn etwas besondere Mühe bereitet. Wer hätte gedacht, dass Zucker und Süßes den Einstieg zu Nikotinmissbrauch, Alkoholismus und der Abhängigkeit von Süßigkeiten und Drogen darstellen können? Die moderne Verhaltensforschung ergab: Viel Zucker führt bei Kindern zu Veränderungen im Gehirn, die es für die Aufnahme von Nikotin »vorbereiten«. Dadurch kommt es dann leicht zur Nikotinabhängigkeit, die ihrerseits das Gehirn so verändert, dass man schneller alkoholsüchtig wird. Es entwickelt sich eine Vielfachabhängigkeit, die eine Entwöhnung von den Suchtmitteln erheblich erschwert. Weltweite Zahlenvergleiche ergaben, dass im Gegensatz zu 30 bis 35 Prozent der Durchschnittsbevölkerung 90 Prozent der Alkoholiker auch Raucher waren. Wer früh mit dem Rauchen beginnt, läuft auch Gefahr, dem Alkohol und anderen Suchtmitteln zu verfallen.

Bitten Jonsson ist in Schweden und auch international eine Vorkämpferin für die Behandlung von Suchterkrankungen. Die Krankenschwester ist Schwedens bedeutendste Suchtspezialistin und hat eine ganzheitliche Behandlungsmethode von Weltrang entwickelt. Im Bitten Jonsson Center (BJC) wird unter neurobiochemischen Gesichtspunkten mit einer ganzheitlichen Sicht auf Ernährung, Körper, Psyche und Geist gearbeitet: integrierte Medizin in höchster Vollendung!

In dieser Einrichtung wird Menschen mit Mehrfachabhängigkeit geholfen, die von einer angeborenen Übersensibilität für Kohlenhydrate und Zucker verursacht wird. Man kann sich hier stationär regelrecht entgiften lassen. Viele Verhaltensweisen, die wir heutzutage als Essstörungen, übermäßige Nahrungsaufnahme oder Fehlernährung bezeichnen, sind eigentlich ein unbewusster Versuch, Entzugserscheinungen zu bannen. Viele Menschen mit einer Zuckerübersensibilität vertragen den heutzutage gängigen Konsum schnell abbaubarer Kohlenhydrate nur schlecht (wir essen circa ein Kilo Weizenmehl und ein Kilo Zucker pro Woche). Viel Zucker führt früher oder später zu einem schwankenden Blutzuckerspiegel und zu Stimmungsschwankungen, die sich bei Männern und Frauen unterschiedlich äußern. Männer fühlen sich eher müde, irritiert und aggressiv, während Frauen bedrückt, deprimiert und lustlos werden.

Wir leben in einem aufgeklärten Zeitalter, kein Mensch sollte im Verborgenen leiden oder an seiner Sucht zugrunde gehen. Bitten Jonsson spricht aus, was alle wissen, worüber aber niemand redet. Sie benennt Dinge, über die lange Zeit betreten geschwiegen wurde – den Alkoholismus und andere Formen der Sucht, vor allem aber die Zuckerabhängigkeit. Und sie scheut sich nicht, von der Zucker- und Alkoholabhängigkeit zu berichten, unter der sie selbst bis 1985 litt. Mutige Menschen zeichnen sich dadurch aus, dass sie es wagen, Persönliches preiszugeben und von ihren Niederlagen und Schwächen zu erzählen.

Bitten Jonsson besitzt die Eigenschaften, die einen »sich selbst heilenden Menschen« auszeichnen: Sie bewältigt schwierige Situationen, zieht ihre Lehren daraus und sieht sich nicht als Opfer. Stattdessen nutzt sie die Prüfungen des Lebens, um sich menschlich weiterzuentwickeln, zu leben, zu lernen und das Gelernte dann weiterzugeben. Das ist ungemein beeindruckend.

Bitten Jonsson bedient sich bei ihrer Behandlungsmethode auch des Humors und des Lachens. Zwar stehen Tränen beim Heilungsprozess an erster Stelle, aber an zweiter Stelle kommt das Lachen. Über die eigene Sucht lachen zu können, das bringt den nötigen Abstand, und sich anderen anzuvertrauen, lässt die negative Komponente verschwinden.

Ich war nie zuckersüchtig, aber mein Leben veränderte sich radikal, als ich ab 1993 auf Zucker verzichtete. Mir blieben die schwankenden Blutzuckerwerte erspart und damit auch die Stimmungsschwankungen und die daraus folgende mentale Schwächung. Indem ich Zucker und Weizenmehl aus meinem Leben verbannte, erlangte ich ein mentales Gleichgewicht und eine nie da gewesene geistige Gesundheit.

Bitten Jonsson hat mir während der letzten Jahre zu einem Bewusstsein dafür verholfen, dass ich von Süchtigen umgeben war. Das Zusammenleben mit ihnen hat mein ganzes Leben geprägt, und es war eine enorme Erleichterung, dies endlich in Worte fassen zu können. Plötzlich wurden eine Struktur und ein Zusammenhang erkennbar. Ich musste mich nicht mehr mitschuldig am Verhalten meiner Mitmenschen fühlen und konnte Abstand nehmen. Es ist unmöglich, die Verhaltensweisen eines Menschen zu verändern, solange er es nicht selber möchte.

Man kann also nur loslassen – und es ist ein Kunststück, dies liebevoll zu tun, damit es zu keiner Verbitterung führt. Indem wir mit Liebe heilen, können wir uns von den Beziehungen befreien, die uns geschadet haben.

Liebe, Wissen und Geduld sind bei der Befreiung aus der eigenen Sucht oder aus der eines Angehörigen unabdingbar. Es geht darum, die Verantwortung für die eigene Gesundheit zu übernehmen, dabei die Geduld nicht zu verlieren und sich selbst gegenüber freundlich und liebevoll zu bleiben. Genau diese Fähigkeiten, gepaart mit unbändiger Lebenslust, zeichnen Bitten Jonsson und das kompetente Behandlungsteam des Bitten Jonsson Centers aus!

»Zucker, nein danke!« ist ein einfaches, leicht verständliches und sehr anschauliches Buch. Betroffene, Angehörige und alle, die auf dem Gesundheitssektor tätig sind, können es als Handbuch und Nachschlagewerk verwenden.

Allen hilft es, sich mit der Problematik des Suchtverhaltens auseinander zu setzen. Es gibt niemanden in Schweden, der nicht auf die eine oder andere Art davon betroffen wäre. Egal, ob Sie selbst betroffen sind oder ein Angehöriger, dieses Buch kann Ihnen helfen. Ich empfehle es wärmstens!

Dr. phil. Susanna Ehdin, Immunologin
Autorin des Buches »Die Heilkraft Ihres Körpers«

Einleitung – Die Wölfin Tundra, ein lebender Seismograph

Einige Jahre meines Lebens lebte ich mit einer Wölfin zusammen. Sie hieß Tundra und lehrte mich alles, was ich über bedingungslose Liebe weiß. Als fünfwöchiger Welpe kam sie zu mir und war zehn Jahre lang meine treue Freundin. Ich war ihre Rudelführerin. Keinen einzigen Augenblick während unserer langen Freundschaft musste ich an ihrer Liebe und Ergebenheit zweifeln.

In vielerlei Hinsicht war sie primitiv. Ihr Chromosomensatz war uralt und unverdorben. Sie litt an keinem der Defekte, die Hunderassen befallen, die über Generationen herangezüchtet wurden und »künstliche« Nahrung gefressen haben. Ihre Laute stellten eine Ursprache dar, ihre Kommunikation war direkt und deutlich, und es herrschte nie ein Zweifel daran, in welcher Stimmung sie sich befand. Viele meiner Freunde, die große Erfahrung mit Hunden besaßen, bezeugten, dass sie in den meisten Dingen gar keinem Hund glich.

Einmal verletzte Tundra ihr Hinterbein, als sie während der Fahrt von einem Pick-up sprang, um ein Eichhörnchen zu jagen. Wir brachten sie zum Tierarzt, der sie einschläfern musste. Glücklicherweise kannte er sich mit dem Genom der

Wölfe aus. Er erklärte, dass Tundra aufgrund ihrer primitiven Gene vermutlich empfindlicher auf das Schlafmittel reagieren wird als Tiere einer Zuchtrasse. Und ganz richtig – meine Riesin mit ihren fünfundfünfzig Kilo fiel nach einer Dosis, die man normalerweise einem Hündchen von fünf Kilo verabreicht, in Tiefschlaf! Tundra war ein ungewöhnlich empfindliches Wesen. Stark, dabei aber zerbrechlich und verletzlich, und sie wäre bei falscher Haltung sowohl für sich als auch für andere gefährlich geworden.

Dieses Buch handelt von Menschen, die ungewöhnlich empfindlich auf das reagieren, was sie zu sich nehmen. Sie reagieren stärker als andere auf Medikamente, Drogen und gewisse Nahrungsmittel, insbesondere auf Zucker und andere schnell abbaubare Kohlenhydrate. Ich gehöre selbst zu diesen Menschen, und das macht mich froh und stolz.

Diese Sensibilität ist kein Makel, sondern eine Gabe. Sie lässt sich mit der Empfindlichkeit eines Seismographen oder des Weltraumteleskops Hubble vergleichen. Niemand würde auf die Idee kommen, diese als Missbildung oder Behinderung zu betrachten – sie ist ganz im Gegenteil das, was diese Instrumente auszeichnet.

Genauso ist es mit dem Volk der Wölfe. Die Sensibilität ist unsere Stärke, gleichzeitig macht sie uns verletzlich. Solange wir nicht mit ihr umgehen können, besteht die Gefahr, dass sie uns immer wieder schadet. Dafür besitzen wir aber auch eine Gabe, die uns, wenn wir vernünftig Gebrauch von ihr machen, die einzigartige Möglichkeit gewährt, ein reiches und erfülltes Leben zu leben, mit dem wir uns und anderen Freude bereiten können.

Gehören Sie zu uns? Dann haben Sie sich sicher oft wie ein Außenseiter gefühlt, wie ein einsamer Wolf. Aber der Wolf ist ein ausgeprägtes Rudeltier mit starken sozialen Bindungen. In der Gemeinschaft der Gruppe ist er stark. Um seine Gruppe zu finden, muss er aber deren Sprache beherrschen. Wenn er seine Wolfsnatur bejaht und die Sprache der Wölfe spricht, wird er ein Teil des Rudels. Deshalb steht mein Behandlungszentrum auch unter dem Motto: »Du musst heulen können, um dein Rudel zu finden.«

Warum haben Sie dieses Buch in die Hand genommen und geöffnet? Hegen Sie den Verdacht, zu uns »Übersensiblen« zu gehören? Sind Sie ratlos und fühlen sich missverstanden? Haben Sie in Ihrem Innersten das Gefühl, dass etwas nicht stimmt, obwohl weder Tests noch Untersuchungen dies bestätigen konnten?

Dieses Buch handelt von den Auswirkungen des Zuckers auf unsere empfindliche Biochemie – und alles, was Sie hier lesen, ist wissenschaftlich untermauert. Ich habe Fakten aus vielen Büchern und Forschungsartikeln zusammengetragen, aber am wichtigsten ist, dass ich auf meinen eigenen Körper gehört und ihm vertraut habe. Und ich habe all jenen verständnisvoll zugehört, die diese Übersensibilität bei sich selbst erkannten und oft nur für verrückt gehalten wurden, wenn sie sich hilfesuchend an die Schulmediziner wandten.

Meine wichtigste Botschaft ist jedoch: Jeder von uns ist biochemisch einzigartig und reagiert unterschiedlich auf Stimulanzien. Ich behalte mir das Recht vor, biochemisch einzigartig zu sein, und ich will, dass Sie dies ebenfalls tun.

Während Zehntausenden von Jahren gab es keinen oder nur sehr wenig raffinierten Zucker in der menschlichen Kost. Während der letzten Jahrzehnte jedoch hat der Anteil reinen Zuckers und raffinierter, schnell abbaubarer Kohlenhydrate immer mehr zugenommen. Sieht man sich die Zutatenliste der Supermarktprodukte einmal genauer an, entdeckt man mit Erstaunen, wie viel Zucker sich in den Nahrungsmitteln verbirgt.

Dass diese Veränderung der Ernährungsgewohnheiten zu einem erhöhten Diabetesrisiko, zu Bluthochdruck, Immunschwäche, einem erhöhten Cholesterinspiegel, Osteoporose, Gefäßverkalkung und Krebs führt, weiß man schon lange. Der Zusammenhang zwischen Junkfood und den grassierenden Gesellschaftsproblemen wie Depression, chronische Müdigkeit, Burn-out-Syndrom und Selbstmordgefährdung, ist hingegen erst wenig erforscht. Aber er besteht, und dafür gibt es immer mehr Anhaltspunkte.

Ich bin nicht die Einzige, die behauptet, dass Zucker eine Droge ist, die viele Menschen ebenso süchtig macht wie Alkohol oder Rauschgift. Oft stellt Zucker den Einstieg in weitere Suchterkrankungen dar – so war es bei mir.

Meine Erkenntnis ist eigentlich weder neu noch revolutionär. Das Besondere an meiner Arbeit ist, dass ich Fakten und Wissen aus vielen verschiedenen Wissenschaften zusammengeführt und zu einem neuen ganzheitlichen Behandlungsmodell vereint habe, das ausgezeichnet funktioniert.

Uns steht ein ganz neues Verständnis von Krankheit und Gesundheit bevor. Es ist spannend, dieses mitzugestalten.

Teil I
Das Problem

Marita, 39, Pflegehelferin, geschieden, zwei Kinder

Marita sieht aus wie das blühende Leben. Aber noch vor kurzem wollte sie nur eins: sterben, um dem täglichen Kampf gegen das Übergewicht zu entrinnen und den Bergen von Süßigkeiten, Eis, Zimtschnecken und Chips.

»Ich habe den Kindern ihre Süßigkeiten geklaut und so getan, als wüsste ich von nichts, wenn sie einander verdächtigten«, erzählt sie. »Ich glaubte, ich hätte den miesesten Charakter der Welt, und wusste nicht, dass es eine Krankheit sein könnte.«

Doch: Marita, Mutter zweier Kinder, war aufgrund einer Übersensibilität für Zucker und schnell abbaubare Kohlenhydrate zuckersüchtig. Fast ihre gesamte wache Zeit verbrachte sie damit, sich heimlich mit den begehrten Nahrungsmitteln voll zu stopfen und anschließend alle Spuren zu beseitigen.

Hatte der Rest der Familie morgens das Haus verlassen, begannen Maritas Orgien: mindestens 24 Tassen Kaffee am Tag, Eis und Chips in Riesenmengen, zusätzlich Zimtschnecken.

Marita backte und aß. Sechs Zimtschnecken verstaute sie in der Kühltruhe, der Rest wurde gegessen. Einmal brachte sie ihren Ehemann dazu, fünfzig Kilometer weit zu fahren, um ihr eine Tafel Schokolade zu besorgen. Meistens aß sie jedoch heimlich.

Phasenweise litt sie sowohl an Anorexie als auch Bulimie, beendete dann aber das Erbrechen, weil sie die anschließenden Angstzustände nicht mehr ertrug. Stattdessen bestrafte sie sich selbst.

»Wenn ich zum Mittagessen das Falsche gegessen hatte, verbot ich es mir, vor acht Uhr abends noch etwas zu essen. Das bewahrte mich davor, wahnsinnig dick zu werden.«

Marita nahm in regelmäßigen Abständen ab und wieder zu. Seit sie erwachsen ist, wiegt sie entweder 45 oder 65 Kilogramm. Im Nachhinein begreift sie, dass dies ein erstaunliches Durchhaltevermögen erforderte, aber die Besessenheit raubte ihre ganze Kraft.

»Meine Esserei hat mich fast das Leben gekostet«, erzählt sie. »Ich wurde gemein, übellaunig und ungerecht, besonders zu Hause, konnte aber nichts dagegen machen.

Aber dann rief eine Freundin an, mit der Marita schon viele Diäten durchgestanden hatte, und erzählte, sie sei wegen ihrer Essstörungen in stationärer Behandlung gewesen. Je mehr sie darüber erzählte, desto deutlicher wurde Marita, dass sie sich in genau dieser Situation befand.

Ein Hoffnungsschimmer! Aber es war ein langer und beharrlicher Kampf mit der Krankenkasse nötig, bis Marita die Überweisung in das Behandlungszentrum erhielt. Da sie weder extrem übergewichtig war noch Alkoholikerin, landete sie zwischen allen Stühlen. Niemand wollte ihr glauben, dass sie am Ende ihrer Kräfte war.

»Mein Vater war Alkoholiker«, berichtet Marita, »glücklicherweise habe ich Alkohol nie vertragen, aber seine Neigung, dieses ständige Verlangen, habe ich vermutlich geerbt. Als ich sieben war, habe ich heimlich geraucht, wie viele andere Kinder, kam aber als Einzige nicht mehr davon los. Ich stillte meinen Hunger mit Nikotin.«

Momentan ist Marita wegen einer Schulterverletzung krankgeschrieben. Nach einer Reihe von erfolglosen Eingriffen wartet sie nun auf die operative Versteifung des Schultergelenks. Trotzdem geht es ihr jetzt – ohne den Zucker in ihrer Kost – unglaublich viel besser. Die Stimmungsschwankungen sind verschwunden, und sie weiß, wie sie mit den Phasen umgehen muss, in denen sie dem Verlangen fast nicht widerstehen kann.

»Den ersten Sommer glaubte ich, ohne Eis nicht überleben zu können«, sagt sie. »Aber jetzt weiß ich, dass vierzehn zuckerfreie Tage genügen, um dem Verlangen Einhalt zu gebieten. Dann fällt einem nicht mehr auf, dass man kein Eis oder Ähnliches isst.«

Individuelle Zuckerverträglichkeit – Über die biochemische Empfindlichkeit des Körpers

Wieso nehmen manche Menschen beim bloßen Anblick eines Tortenstücks mehrere Kilo zu, während andere jeden Tag Kekse zum Kaffee essen können, ohne dass sich dies auf ihre schlanke Linie auswirkt? Weshalb führt Kaffeegenuss bei einigen zu Schlafproblemen, während andere davon einschlafen? Warum reagieren wir so unterschiedlich auf dieselben Stimulanzien?

Einigen Menschen gelingt es nie, ein Dessert, Süßigkeiten oder Alkohol auszuschlagen. Gehören Sie vielleicht dazu? Dann könnte das an einer Zuckerübersensibilität liegen.

Viele Übergewichtige, und Menschen, die regelmäßig zu- und dann wieder abnehmen, gehören dazu. Ihr Organismus schreit förmlich nach Süßem und Fett produzierender Nahrung. Der Grund hierfür: Diese Menschen reagieren, ganz anders als andere, auf solches Essen nicht nur mit dem Gefühl der Sättigung, sondern auch mit einem psychischen Wohlbefinden, einem »Kick«, nach dem sie süchtig werden. Das hat jedoch nichts mit einer Charakterschwäche zu tun, das Verlangen nach Zucker ist ganz einfach von der Chemie des Gehirns abhängig.

- Zu wenig Serotonin führt leicht zu Depressionen, aber auch zu einem erhöhten Bedarf an Zucker und schnell abbaubaren Kohlenhydraten.
- Zu wenig Betaendorphin führt ebenfalls zu Depressionen, aber auch zu einem verringerten Selbstbewusstsein und einem extremen Verlangen nach Trost.
- Bei Personen, die ihrem Verlangen nach Süßem nachgeben, steigt und sinkt der Blutzuckerspiegel unentwegt.

Und auch die Laune steigt und fällt – Dr. Jekyll und Mr. Hyde. Heftige Stimmungsschwankungen sind typisch. Rasch hoch hinauf und dann genauso schnell wieder ganz tief in den Keller. Irritation, Verstimmtheit und geringes Selbstvertrauen gehören dazu. Für jemanden mit einer Zuckerübersensibilität wird dies rasch zum Teufelskreis, und da es sich bei dem Zuckerverlangen um eine chemische Abhängigkeit handelt – genau wie beim Alkohol –, sind schließlich immer größere Mengen davon nötig, um den Organismus zufrieden zu stellen.

Eine Praline reicht nicht weit. Wer an dieser Übersensibilität leidet, braucht die ganze Schachtel, mindestens. Und jedes Mal aufs Neue fasst er denselben Entschluss: »Das war das letzte Mal. Nie mehr verschlinge ich Süßigkeiten oder Plätzchen.« Dabei bewegen sich die Beine jedoch schon wieder wie von selbst auf die Keksdose in der Speisekammer zu oder auf das Regal mit den Süßigkeiten im Supermarkt …

Wer auf Zucker übersensibel reagiert oder von Zucker abhängig ist, kann zwischen Hunger und Sucht nicht unterscheiden und hat daher mit dem Abnehmen besondere Mühe. Das Ungleichgewicht im Körper wird noch dadurch vergrößert, dass sich nach einer Süßigkeitenorgie viele damit »bestrafen«, keine richtige Nahrung mehr essen zu »dürfen«.

Wenn Sie zuckerübersensibel sind, werden Sie das sicherlich kennen. Sie glauben, an einer Charakterschwäche zu leiden, dass es nur mit Willensstärke zu tun habe und Sie sich eigentlich zusammennehmen können müssten. Aber das geht nicht so ohne weiteres, oder es geht eben doch, je nachdem, wie man die Sache sieht. Es ist nämlich möglich, aus diesem Teufelskreis auszubrechen – viele Zuckersüchtige haben es bereits getan. Sie haben gelernt, ihren Blutzuckerspiegel sowie den Serotonin- und Betaendorphinspiegel zu stabilisieren und dadurch ein ganz neues Leben erhalten.

Dieses Buch soll erklären, wie dies alles zusammenhängt, und es Ihnen ermöglichen, typische Verhaltensmuster zu verändern, damit Sie sich von Ihrer Zuckersucht befreien können. Dabei handelt es sich weder um Hokuspokus noch um irgendwelche Wunderheilmittel, sondern – ob Sie es glauben oder nicht – um ganz gewöhnliche Lebensmittel! Sie müssen im Laden nur das Richtige kaufen. Klingt das zu einfach? Dann haben Sie eben noch keine Ahnung, wie es in der Lebensmittelindustrie heutzutage zugeht. Zucker finden Sie nicht nur in der Zuckerdose, in Bonbons oder anderen Süßigkeiten, er verbirgt sich auch in vielen Gewürzmischungen, Fertigsaucen, Fertiggerichten und in Tiefkühlkost.

Die amerikanische Wissenschaftlerin und Autorin Kathleen DesMaisons vertritt die Meinung, dass sich eine Kost ohne Zucker und schnell abbaubare Kohlenhydrate auch im Kampf gegen Alkoholmissbrauch bewähren würde, da viele Menschen, die Probleme mit dem Alkohol haben, eigentlich zuckerübersensibel sind. Alkohol und Zucker wirken in einem Gehirn, dem es an den wichtigen Signalsubstanzen mangelt, auf die gleiche Weise.

Unsere Fingerabdrücke und unser Aussehen unterscheiden sich, und trotzdem sollen wir alle dasselbe essen und dieselben Vitaminmengen zu uns nehmen können? Irgendetwas stimmt bei dieser Denkungsart nicht, und die Forschung kann heute in der Tat bestätigen, was viele schon selbst erlebt haben: Menschen reagieren unterschiedlich auf dieselben Stimulanzien.

Jeder Mensch ist biochemisch einzigartig. Der amerikanische Biochemiker Roger J. Williams behauptete das bereits in den fünfziger Jahren des vergangenen Jahrhunderts. Er hielt es für falsch, Nahrungs-, Vitamin- und Arzneimittelmengen für einen »künstlichen Durchschnittsmenschen« zu errechnen und zu empfehlen. Seine Ideen fanden jedoch kein Gehör, da sie damals noch zu fortschrittlich waren. Erst jetzt hat ihn die Forschung eingeholt.

Heute weiß man: Menschen reagieren unterschiedlich. Um Zuckerübersensibilität und Zuckersucht verstehen zu können, ist dies eine notwendige Einsicht. Niemand würde erwarten, dass allen ein und dieselbe Kleidergröße oder Brillenstärke passt. Seltsamerweise scheint es sich aber in Bezug auf unsere Nahrung anders zu verhalten.

Forscher in den USA vermuten bei ungefähr 75 Prozent der Menschen eine genetische Veranlagung, die sie besonders stark auf den hohen Zuckeranteil der heutigen Lebensmittel reagieren lässt. Wir sind immer noch Steinzeitmenschen und für die Kost gemacht, die man vor über 4000 Jahren aß – Fisch, Wild, Geflügel, Nüsse, Hülsenfrüchte und anderes Gemüse, Salat und Obst. Für ungefähr jede vierte zuckerübersensible Person gestaltet sich die heutige Situation dramatisch, denn die schnell abbaubaren Kohlenhydrate setzen einen Prozess in Gang, der zur Sucht führen kann.

Noch vor wenigen Jahrzehnten stritten sich die Wissenschaftler darüber, ob die Ursachen für die Drogenabhängigkeit in den Erbanlagen (den Genen) oder im Umfeld (der Sozialisation und den sozialen Verhältnissen) zu suchen seien. Heute sind sich alle einig, dass sowohl die Erbanlagen als auch das Umfeld von Bedeutung sind. Niemand stellt mehr in Frage, dass es eine ererbte Sensibilität für Suchtmittel gibt. Für uns, die wir an dieser Übersensibilität leiden, ist Zucker in der Tat ein schnell wirksamer Stoff – der schon von Kindheit an fast überall verfügbar ist. Wir lernen sehr früh, Süßes zu essen, wenn es etwas zu feiern gibt oder wenn wir eine Belohnung verdient haben, Trost suchen oder einfach nur müde sind.

Leider stellen wir unser Gehirn damit auf die Stimulation durch einen Stoff ein, der von außen kommt – und bereiten damit den Weg für ernsthafte Erkrankungen und manchmal sogar für eine zukünftige Drogenlaufbahn. Außerdem verhält es sich mit dem Zucker wie mit dem Rauchen, es verstreicht viel Zeit, bis die Symptome deutlich zu erkennen sind – manchmal zehn bis zwanzig Jahre – und dann ist es zu spät.

Bis vor kurzem glaubte die Forschung, das Gehirn sei praktisch fertig entwickelt, wenn wir zur Welt kommen, und die Zahl der grauen Zellen nehme stetig ab, sodass wir am Ende unseres Lebens nicht mehr über genügend davon verfügen, um so zu funktionieren, wie wir es gewohnt sind. Neuere wissenschaftliche Erkenntnisse zeigen ein ganz anderes Bild: Die Nervenzellen des Gehirns sterben nicht ab. Während des Lebens werden ständig neue Nervenzellen gebildet, und es entstehen immer wieder neue Verknüpfungen, vorausgesetzt, wir liefern dem Gehirn die nötige Nahrung und Stimulanz. (Siehe dazu auch das Kapitel »Die Wirkung des Zuckers auf das Gehirn«.)

Unser Gehirn besteht aus schätzungsweise 50 bis 100 Milliarden Zellen, von denen jede einzelne über 2000 bis 20 000 Ausläufer verfügt, die chemische Signale aussenden, die von winzigen Empfängern auf der Oberfläche anderer Zellen wahrgenommen werden. Die Träger der zwischen den Zellen ausgetauschten chemischen Botschaften werden Signalsubstanzen genannt. Eine solche Signalsubstanz, von der alle schon gehört haben, ist das Adrenalin, das den Körper in höchste Bereitschaft versetzt. Viele kennen auch Dopamin, Serotonin, Noradrenalin und Oxytozin. Die Forschung entdeckt immer noch neue Signalsubstanzen und das Wissen darüber, wie sie unseren Körper und unsere Seele beeinflussen, nimmt stetig zu.

Ich erinnere mich noch deutlich an das erste Mal, als ich ein typisches Suchtverhalten an den Tag legte. Ich war vier Jahre alt und liebte Zucker über alles. Sobald ich eine Zuckerdose erblickte, streckte ich automatisch die Hand nach ihr aus – und genauso automatisch sagten meine Eltern: »Nur eins.« Ich meine mich sogar zu erinnern, dass ich damals glaubte, Zucker hieße »Nur eins«.

Bei diesem ersten Mal schlich ich mich in die Küche meiner Großmutter, wo eine Zuckerdose im Schrank stand. Ich nahm alle Zuckerstücke heraus, um an den Streuzucker zu gelangen, der sich unten gesammelt hatte. Dann legte ich die Zuckerstücke zurück, damit niemand etwas merkte. Mir war sehr wohl bewusst, dass ich etwas Falsches tat und aufpassen musste, um nicht erwischt zu werden.

Später im Leben habe ich dann gemerkt, dass ich dieses Erlebnis mit vielen anderen teile – besonders mit Alkoholikern. Fast alle, die mir bei den Anonymen Alkoholikern begegnen, können sich, wenn man sie fragt, daran erinnern, als Kind unmäßig viel Zucker gegessen zu haben. Ich glaube nicht an einen Zufall.

Heute weiß ich, dass ich mit einer einzigartigen, biochemischen Sensibilität zur Welt gekommen bin, die dazu führt, dass mein Gehirn das Glückshormon Betaendorphin ausschüttet, wenn ich raffinierten Zucker zu mir nehme. Bereits von Anfang an reagierte ich anders auf Zucker als viele andere Menschen, und deswegen verlangte auch mein Körper nach immer mehr Zucker. Dessen war ich mir jedoch nicht im Mindesten bewusst, und ich besaß auch keinerlei Kontrolle darüber. Instinktiv wusste ich aber, dass Zucker Wohlbefinden mit sich bringt, und später sprach mein Körper ebenso auf Koffein, Nikotin und schließlich auch auf Alkohol an.

Eine der bedeutendsten medizinischen Errungenschaften ist meines Erachtens die Erkenntnis, dass jeder Einzelne von uns biochemisch einzigartig ist. Nie hat es einen Menschen mit genau Ihrem Genom gegeben, und es wird auch nie einen solchen geben. Das ist doch ungemein faszinierend!

Nach einem guten Jahrzehnt intensivster Bemühungen gelang es den Wissenschaftlern 2001, die menschliche Erbmasse zu entschlüsseln. Heute kann man unser Innerstes im Internet studieren, und wir wissen, dass der Mensch über ungefähr 35 000 Gene verfügt, also über weniger als viele Pflanzen, was manch einen erstaunte. Unsere Gene sind jedoch bedeutend komplexer.

Es stimmt nicht, wie früher angenommen wurde, dass die eigenen Gene darüber entscheiden, wie und wer man wird, sondern sie entscheiden nur darüber, wie man auf seine Umwelt reagiert. Man kann seine Erbmasse nicht verändern, aber die Art und Weise, wie sich die eigenen Gene zu erkennen geben.

Klingt das geheimnisvoll? Immer mit der Ruhe, Sie werden bald sehen, dass Sie schon einiges über dieses Thema wissen.

Gewisse Menschen scheinen rasch zu altern, andere dagegen über ein rätselhaftes Verjüngungsmittel zu verfügen. Liegt das nur an den Genen, oder kann man es selber beeinflussen? Wie kommt es, dass jemand, der sehr gesund lebt, trotzdem an Krebs erkrankt, während andere Menschen sehr ungesund leben, ohne dass es ihnen etwas auszumachen scheint?

Jüngste Forschungsergebnisse zeigen, dass dies von der absolut einzigartigen biochemischen Individualität jedes Menschen abhängt. Sowohl die eigenen Gene als auch die Wechselwirkung von Ernährung, Lebensstil und Umwelt spielen eine Rolle. Manche Menschen leben gesund, sind aber so empfindlich, dass sie trotzdem sehr leicht an Krebs erkranken. Andere haben empfindliche Gene, finden aber für sich eine Ernährung und andere Faktoren, die diese Gene davor bewahren, Krankheiten zu verursachen. Wir haben selbst die Möglichkeit, uns das enorme Potenzial für ein gesundes Leben zu erschließen, das in unseren Genen verborgen ist, aber wir können leider auch Prozesse in Gang setzen, die unseren Genen schaden und sie vorzeitig altern lassen. Gegen gewisse erbliche Krankheiten können wir nichts unternehmen, aber die Wissenschaftler glauben, dass wir immerhin zu 70 Prozent beeinflussen können, wie sich unsere Gene verhalten. Das ist doch phantastisch viel, nicht wahr?

Es sollte also möglich sein, gesund zu altern und einfach an Altersschwäche zu sterben, statt beispielsweise als Alzheimerpatient dahinzusiechen. Vielleicht lässt sich die Alzheimerkrankheit nicht gänzlich vermeiden, aber wir können den Krankheitsverlauf mithilfe einer gesunden Lebensführung bremsen. Vor wenigen Jahren war sich die medizinische Wissenschaft noch einig, dass gegen die Alzheimerkrankheit kein Kraut gewachsen sei. Heute wissen wir jedoch um viele Dinge, die wir tun können, und zwar jeder von uns. In seinem Buch »Brain Longevity« (Die Langlebigkeit des Gehirns) präsentiert der amerikanische Arzt Dharma Khalsa Singh eine Vielzahl von Übungen und Nahrungszusätzen.

Vermutlich ist dies in den Zeiten, in denen das öffentliche Gesundheitswesen abgebaut wird, ein Glück. Und vielleicht ist es ja auch gut, dass wir dazu angespornt werden, selbst die Verantwortung für unsere Gesundheit zu übernehmen, denn schließlich sind wir die Einzigen, die auf lange Sicht etwas ausrichten können. Niemand kann für uns essen, und wir können auch nicht den Nachbarn auf den Trimm-dich-Pfad schicken und selbst davon profitieren.

Der medizinische Bereich, der sich heutzutage vor allem mit diesen Fragen beschäftigt, ist die Funktionsmedizin. Aus ihr stammt die folgende Liste von Symptomen, so genannte Bioindikatoren, die auf eine veränderte Umsetzung der Information unserer Gene hinweisen können:

- Schlafstörungen
- Stimmungsschwankungen
- Leistungsabfall
- Chronische Schmerzen
- Gewichtsveränderungen
- Müdigkeit bei körperlicher Aktivität

Wer diese Warnsignale nicht ernst nimmt, riskiert es, ernstlich zu erkranken.

Der heutige Lebensstil führt zu chemischen Veränderungen in unserem Körper, mit denen dieser nicht umgehen kann, und die deshalb zu einem erhöhten Auftreten verschiedener Krankheiten führen. Es handelt sich hierbei um Stress, Bluthochdruck, Immunschwächekrankheiten, erhöhten Cholesterinspiegel, Altersdiabetes, Depressionen, chronische Müdigkeit, Fettsucht, Alkoholismus und vieles mehr.

Ich hoffe, dass Sie dieses Buch nicht nur staunen lässt, sondern Ihnen auch Achtung vor Ihrer eigenen Erbmasse einflößt, damit Sie diese in Zukunft überaus pfleglich behandeln. Was Sie essen, Ihre Gefühle, was Ihnen widerfährt, Stress, Krisen, Umweltgifte, körperliche Aktivität – all das beeinflusst, wie Ihre Gene in Erscheinung treten. Diese Überzeugung liegt den Anschauungen zugrunde, die im Folgenden dargelegt werden.

Maria, 40, Gemeindepfarrerin, alleinstehend

Pfarrerin und zuckersüchtig – nicht gerade beneidenswert. Maria findet, dass man ihre Krankheit mit ihrer Arbeit in Zusammenhang bringen kann.

»Schließlich serviert man mir meine Droge mehrmals am Tag!«

Maria hat dreißig Jahre mit Abmagerungskuren hinter sich, aber auch eine Vergangenheit innerhalb der Psychiatrie. Die begann mit dem Gespräch mit einem Psychologen während ihres letzten Schuljahres und fand ihren nun zehn Jahre zurückliegenden Höhepunkt in einer Klinik für Übergewichtige. Die dortige Diät war strikt: nur gesunde Kost und höchstens tausend Kalorien am Tag. Für Maria, die fast nur von Süßigkeiten und Kuchen gelebt hatte, war das die reinste Entziehungskur, was jedoch weder sie noch das Pflegepersonal wusste.

»Von Zuckersucht hatte damals schließlich noch niemand etwas gehört«, sagt sie.

Deshalb konnte auch keiner verstehen, warum sie starke Depressionen hatte, die zu Selbstverletzungen führten. Maria musste die Behandlung abbrechen und wurde stattdessen in die Psychiatrie eingewiesen. In den folgenden sieben Jahren wurde sie immer wieder stationär behandelt.

»Die letzten drei Jahre davon wurde ich in geschlossenen Abteilungen behandelt«, erzählt sie, »weil ich eine so schwierige Patientin war. Ich provozierte die Schwestern und Pfleger, fügte mir selbst Verletzungen zu, nahm Tabletten und versuchte, mich umzubringen, solche Angstzustände hatte ich.«

Als Maria schließlich entlassen wurde, hatte sie fast 30 Kilogramm zugenommen. In der Klinik hatte man ihr Süßigkeiten gegeben, um sie davon abzuhalten, sich selbst zu verletzen. Das war genau dieselbe Arznei, die sie sich mehr oder minder unbewusst ihr ganzes Leben lang selbst verschrieben hatte!

»Ich habe gegessen, um unbehagliche Gefühle fern zu halten, und habe versucht, meine Angstzustände mit Essen in Schach zu halten. Ich glaube, das habe ich immer getan. Als Kind bekam ich immer Süßigkeiten und ein Comicheft, wenn ich krank war. Vielleicht war das ja ein Signal«, meint

Maria. »›Du kannst einem Leid tun, dafür bekommst du jetzt etwas Süßes.‹ Meine selbstzerstörerischen Neigungen hatten wohl den gleichen Ursprung und waren eine Methode, um unbehagliche Gefühle zu dämpfen.«

Vor zwei Jahren unterzog sich Maria einer Operation, um ihr Übergewicht in den Griff zu bekommen. Ihr Magen wurde operativ verkleinert, und sie nahm daraufhin schnell 20 Kilogramm ab. Recht bald sah sie jedoch ein, dass ihr dieser kleinere Magen nicht viel nützte beim Kampf gegen den Zucker. Sie konnte genauso viel Süßigkeiten und Eis essen wie zuvor. Fleisch und Gemüse aber, jene Dinge, die sie eigentlich essen sollte, fanden keinen Platz mehr.

Die Wende brachte vor einem Jahr die Begegnung mit einer Gemeindeschwester, die selbst fitnesssüchtig gewesen war und daher wusste, was es mit Essstörungen auf sich hat. Sie verwies Maria an das Bitten Jonsson Center und eröffnete ihr damit eine ganz neue Diagnose: Zuckersucht.

Maria erfuhr auch, dass ihre übrigen Probleme vermutlich mit derselben Sucht zusammenhingen. In der Klinik gab es von einem Tag auf den anderen keinen Zucker mehr. Die Entwöhnung beschreibt sie als eine zehnwöchige Achterbahnfahrt. Einen Tag war sie wahnsinnig niedergeschlagen, am nächsten meinte sie über den Wolken zu schweben, ehe sich endlich die Besserung einstellte.

Maria weiß nichts von einer erblichen Belastung, niemand aus ihrer Familie litt an Alkoholismus. Aber ihr älterer Bruder, der in seiner Jugend Drogen nahm, starb mit vierzig Jahren an einem epileptischen Anfall, nachdem er einiges getrunken hatte.

Maria kämpft darum, endlich gesund zu werden, trotz des ständigen Kaffeetrinkens mit den Frauenkränzchen. Gerade war sie bei einer einwöchigen Weiterbehandlung.

»Ich hege eine leise Hoffnung«, gesteht sie vorsichtig. »Es heißt, die ersten achtzehn Monate seien hart, in ihnen geschieht viel, und vieles muss sich ändern. Außerdem ist es mühsam, nie mehr Zucker essen zu dürfen, nicht einmal ein Eis im Sommer.«

Zucker und Zuckerübersensibilität

Im Kriminalroman der Queen of Crime Minette Walters »Die Bildhauerin« gibt es eine Episode, die beschreibt, was Zuckersüchtige alles unternehmen können, nur um etwas Essbares zu ergattern. Die grotesk fette Olive Martin wird neben den Leichen ihrer Mutter und ihrer Schwester festgenommen, gesteht die Morde und kommt ins Gefängnis. Mehrere Jahre später beginnt die Schriftstellerin Roz, an Olives Schuld zu zweifeln. Sie findet neue Indizien und bringt Olive schließlich dazu, ihr widerwillig zu erklären, warum sie ein Schuldgeständnis ablegte:

»Olive senkte den Kopf. ›Das möchte ich Ihnen nicht sagen‹

›Sie müssen aber, Olive.‹

›Sie lachen mich bestimmt aus.‹

›Sagen Sie es mir.‹

›Ich hatte Hunger.‹

Roz schüttelte perplex den Kopf. ›Das verstehe ich nicht.‹

›Der Sergeant hat mir ein Brot gebracht und gesagt, sobald wir mit dem Protokoll fertig seien, bekäme ich ein anständiges Abendessen.‹ Von neuem begann sie zu schluchzen. ›Ich hatte den ganzen Tag nichts gegessen, und ich hatte solchen Hunger‹, jammerte sie. ›Es ging am schnellsten, wenn ich sagte, was sie von mir hören wollten, und dann hab ich mein Essen bekommen.‹ Sie hob den Kopf. ›Da lachen doch bestimmt alle, wenn sie das hören.‹

Roz fragte sich, warum sie nie auf den Gedanken gekommen war, dass Olives unersättliche Gier nach allem Essbaren zu dem raschen Geständnis beigetragen haben könnte. Mrs. Hopwood hatte sie als zwanghafte Esserin geschildert, und unter Stress mussten die Hungerqualen für das unglückliche Mädchen noch unerträglicher gewesen sein.

›Nein‹, sagte sie mit Entschiedenheit, ›darüber wird kein Mensch lachen. Aber warum haben Sie dann selbst bei Ihrem Prozess noch darauf bestanden, sich schuldig zu bekennen? Da hätten Sie doch kämpfen können. Sie hatten inzwischen Zeit gehabt, um nachzudenken und über den Schock hinwegzukommen.‹

Olive wischte sich die Augen. ›Da war es zu spät. Ich hatte ein Geständnis abgelegt. Ich hatte keine Strategie, außer auf verminderte Schuldfähigkeit zu plädieren, und ich war nicht bereit, mich von Mr. Crew eine Psychopathin nennen zu lassen. Ich hasse Mr. Crew.‹« (Aus dem Englischen von Mechthild Sandberg-Ciletti.)

Viele Leser werden diesen Abschnitt unglaubwürdig finden und meinen, die Autorin habe die Grenzen der Wahrscheinlichkeit überschritten. Aber Olive war hungrig, wütend, traurig und müde, und in diesem Zustand ist eine Zuckersüchtige zu fast allem fähig, wenn sie nur etwas zu essen bekommt.

Es ist ihr sogar zuzutrauen, dass sie einen Mord gesteht, den sie nicht begangen hat.

Man muss nur bedenken, wozu Abhängige imstande sind! Das Beispiel zeigt deutlich, dass bei manchen von uns Zucker ebenso stark wirkt – wenn nicht gar stärker – wie Heroin. Warum wäre sonst jemand fett? Warum würde sich sonst jemand verstümmeln und den halben Magen herausoperieren lassen, seine Gesundheit aufs Spiel setzen, indem er Diabetes oder Herz- und Kreislaufkrankheiten in Kauf nimmt und Hungerkuren durchführt, sich zu Tode essen, Süßigkeiten klauen? Die Liste ließe sich unendlich fortsetzen. Genau in dieser Wirklichkeit leben wir, die wir an dieser Krankheit leiden. Und es ist an der Zeit, dies endlich ernst zu nehmen.

Der einzige Treibstoff des Gehirns ist Zucker, der im Blut in Glukose umgewandelt wird. Ein lebensnotwendiger Stoff, der bei einigen von uns leider so einiges anrichten kann. In diesem Kapitel wollen wir uns eingehender mit der Frage beschäftigen, was es bedeutet, zuckerübersensibel zu sein. Aber erst muss ich meine eigene Geschichte erzählen. Zwischendurch beschreibe ich unterschiedliche Symptome der Zuckerübersensibilität und Zuckersucht, anhand derer deutlich wird, wie sich die Krankheit entwickelt.

Bitten, 51, Spezialistin für Suchterkrankungen, unverheiratet mit Freund

»Als Kind habe ich viel genascht, aber bis zum Alter von ungefähr zwölf oder dreizehn Jahren hatte ich weder Gewichtsprobleme noch andere Beschwerden. Das kam erst mit der Pubertät (heute weiß ich, dass die weiblichen Geschlechtshormone das Zuckerbegehren beeinflussen).

Das Erste, woran ich mich erinnere, sind mühsame Tage, an denen mir alles schwarz vorkam. Ich fühlte mich unsicher und unbrauchbar. Aber dann gab es auch wieder andere, beschwingte Tage, an denen mir alles einfach erschien und ich wieder an mich und meine Fähigkeiten glaubte. Meine düsteren Phasen waren mir unerklärlich, da ich immer zu hören bekam, wie tüchtig ich sei. Ich konnte nicht beschreiben, was da eigentlich geschah, und begann diese Schwankungen zu fürchten. Vermutlich die Pubertät, dachte ich damals. (Heute weiß ich, dass es sich um einen Mangel der Signalsubstanz Betaendorphin gehandelt haben muss, also um Zuckerentzug!)

Ich nahm zu (wegen des Zusatzinsulins) und fühlte mich an meinen dunklen Tagen natürlich noch unsicherer (die progressive Krankheit führt zu einer Spirale nach unten). Als ich sechzehn oder siebzehn war, begann ich mit Abmagerungskuren. Ich wusste damals nichts über meinen Körper, es waren reine Hungerkuren, Grapefruitdiäten und ähnlich gefährliche Dinge. Die Abmagerungskuren endeten immer damit, dass ich die Kontrolle gänzlich verlor, Unmengen von Kakao trank und dick mit Butter und Kaviarcreme beschmierte Knäckebrote aß.

Da die Hungerkur damit erledigt war, fand ich, dass ich genauso gut das essen konnte, was ich am meisten liebte: Schokolade (– sobald man etwas von dieser süchtig machenden Substanz zu sich nimmt, erwacht das Verlangen mit voller Stärke, und so schrie jeder Rezeptor für Betaendorphine in meinem Gehirn: »Meeehr!«). Anschließend war ich mehrere Stunden lang ruhig und ausgeglichen und schlief sehr gut.

In meinem Unterbewusstsein registrierte ich, dass mir diese Nahrungsmittel Wohlbefinden bereiteten. Ich nahm zwar von meinen Orgien zu, und die Tage, an denen ich den Kopf hängen ließ, wurden zahlreicher (die Anzahl der Betaendorphinrezeptoren nimmt durch den erhöhten Zuckerverbrauch zu), aber schließlich kannte ja ich ein Heilmittel – obwohl ich meine Esserei nie als solches betrachtete. Ich hielt es nur für Charakterschwäche, meine Abmagerungskuren nie mehr als ein paar Tage hintereinander durchzuhalten. Aber das behielt ich für mich und erzählte nie jemandem, dass ich Eis, Schokolade und andere ungesunde Dinge aß (ich log, aß heimlich, versteckte das Schokoladenpapier und so weiter). Mir wurde klar, dass etwas nicht in Ordnung war, sah aber nicht die Zusammenhänge.

Irgendwann in dieser Zeit begannen auch meine morgendlichen Angstzustände (die Abstinenz), zwar nicht jeden Morgen, aber meistens. Diese Stunden waren fürchterlich. Ich hatte eine wahnsinnige Angst davor, den Schulweg anzutreten, besaß keinerlei Selbstbewusstsein mehr und hatte nur noch eine schwarze Leere im Bauch (der Mangel an Betaendorphin hat auf das Selbstbewusstsein die schlimmsten

Auswirkungen). Einfach nur zu Hause bleiben wollte ich und mich unter der Bettdecke verstecken.

Nun verhielt es sich aber so, dass meine Eltern die Arbeit in Ehren hielten. Man blieb nicht einfach der Arbeit oder der Schule fern, solange man nicht halb tot war. Also zwang ich mich aufzustehen, und innerhalb weniger Stunden ging es mir natürlich besser, ja, es ging mir so gut, dass ich vollkommen vergaß, dass ich am Morgen diese Angstzustände gehabt hatte. (Körperliche Aktivität und das Zusammensein mit anderen erhöhen den Betaendorphinspiegel auf natürliche Weise.)

Aber nachmittags wurde ich wieder müde, fühlte mich niedergeschlagen, passiv und unkonzentriert (niedriger Blutzucker, da ich einen erhöhten Insulinspiegel hatte). Also musste ich mich trösten. In der Pause rannte ich zu einem der beiden Kioske neben der Schule, um Süßigkeiten zu kaufen, und fühlte mich sofort besser.

Wenn ich von der Schule nach Hause kam, war meine Mutter mit dem Essen fertig, aber ich aß nur wenig, da ich nicht besonders hungrig war (Zucker zerstört die natürliche Appetitregulierung). Später am Abend wurde ich jedoch plötzlich wahnsinnig hungrig, rastlos – und gleichzeitig müde. Ein sehr unangenehmes Gefühl (nun sind der Blutzucker, die Betaendorphine und das Serotonin erschöpft). Ich aß die Kekse, von denen meine Mutter immer sieben verschiedene Sorten gebacken hat, Butterbrote oder Süßigkeiten, wenn welche da waren, oder ich ging, wenn ich Geld hatte, zum Kiosk, um Süßigkeiten zu kaufen. (Wieder eine Zuckerorgie, um die Entzugserscheinungen zu dämpfen.)

Und was geschah am nächsten Morgen? Was schon – die Angstzustände (Kater) waren wieder da –, und so ging es weiter und immer weiter.

Ich begann viel Kaffee zu trinken, weil ich gehört hatte, dass man dann mehr Kalorien verbrennt (meine Koffeinabhängigkeit begann zu diesem Zeitpunkt), aber ich nahm trotzdem die ganze Zeit zu und wieder ab, meistens jedoch zu. Außerdem erkrankte ich jetzt regelmäßig recht schwer an Angina (Zucker schwächt die Abwehr) und nahm Antibiotika ein. Nach jeder Penizillinkur bekam ich eine Pilzinfektion in der Scheide, die behandelt werden musste. (Damit gerät die Darmflora durcheinander, ein Pilz namens Candida beginnt zu wachsen, und das Verlangen nach süßem, fettem Essen wird immer größer, weil der Pilz nach immer mehr Nahrung verlangt.) Meine Verdauung begann mir Schwierigkeiten zu bereiten, ich hatte wahnsinnige Blähungen und Magenschmerzen, und ab und zu kam ich mir vollkommen aufgebläht vor.

In der HNO-Klinik entschied man, mir die Mandeln zu entfernen. Das war kein großer oder ungewöhnlicher Eingriff, aber bei der Entlassung gab man mir ein paar rezeptpflichtige Schmerztabletten mit. Ich erinnere mich, dass ich damals mehr von ihnen wollte – denn mein Verlangen nach Süßigkeiten verschwand! (Opiate, aus denen Morphium und Heroin hergestellt werden, waren Bestandteil der Tabletten. Sie nutzen im Gehirn dieselben Rezeptoren wie der Zucker.) Es sollte jedoch fast dreißig Jahre dauern, bis ich eine Erklärung für dieses Phänomen bekam.

Ich war etwa siebzehn, als ich begann, die Pille zu nehmen (wieder die Wirkung von weiblichen Geschlechtshormonen), und schlagartig zunahm. Alle Symptome, die ich bisher beschrieben habe, wurden ausgeprägter. Allerdings ging das so schrittweise, dass es fast nicht zu merken war.

Mit neunzehn wurde ich Schwesternschülerin. Wir waren eine Gruppe junger Mädchen, die sich morgens übers Abnehmen unterhielten und abends Pizza und Eis aßen. Eine von uns hatte gelesen, dass Rauchen den Appetit hemmt, und das probierten einige natürlich aus. Ich erinnere mich noch ganz deutlich. Ich gehe zum Kiosk und kaufe eine Schachtel Zigaretten, um das abends auszuprobieren. Es war erstaunlich einfach, und nach einer Zigarette war ich bereits Raucherin! (Der Zucker hatte mein Lustzentrum sensibilisiert, der Weg war somit bereits geebnet, und das Nikotin fand gleich die richtigen Rezeptoren.)

Jetzt begann ich wechselweise zu essen und zu hungern, Unmengen von Kaffee zu trinken und zu rauchen. Man stelle sich vor, was mein Körper dabei durchmachte, insbesondere da ich zudem noch versuchte, gute Leistungen an der Schwesternschule zu erbringen – was mir natürlich gelang! An meinem Selbstbewusstsein war nichts auszusetzen, aber über mein Selbstwertgefühl soll lieber geschwiegen werden! (In dieser Zeit begann die körpereigene Produktion des Stresshormons Kortisol, und ich rauchte, trank Kaffee und aß Junkfood, um ruhiger zu werden, erhöhte damit aber nur den Kortisolspiegel.)

Während des 2. Semesters – ich fand, nun sei ich erwachsen – fing ich mit dem Weintrinken an. Diesen Abend werde ich nie vergessen. Nach zwei Gläsern Wein war ich in einem unbeschreiblich wunderbaren Zustand. Wir trockenen Alkoholiker sprechen vom ersten Kick, und dieser Kick lässt sich wirklich mit nichts vergleichen! (Vermutlich ist Alkohol die wirksamste Methode, um das Gehirn dazu zu bringen, große Mengen Betaendorphine auszuschütten, schließlich ist Alkohol der am besten veredelte Zucker überhaupt, und nachdem Zucker, Kaffee und Nikotin einen breiten, bequemen Weg ins Lustzentrum des Gehirns geebnet haben, hat der Alkohol freie Fahrt.)

Der Rest ist Geschichte, wie man zu sagen pflegt. Bereits nach dem ersten Glas war ich Alkoholikerin, denn ich hatte ein wundervolles Mittel entdeckt, um meinen Stimmungsschwankungen Einhalt zu gebieten. In diesem Moment wusste ich nicht, dass sie sich zehnfach verschlimmern sollten, je länger ich trank (immer mehr Betaendorphinrezeptoren im Gehirn standen immer weniger Betaendorphin gegenüber, weil sich das Gehirn anpasst und nach immer größeren Mengen der Droge verlangt, um überhaupt etwas zu spüren) – und ich trank immer mehr.

Die meisten Krankheiten sind multifaktoriell bedingt. Suchtkrankheiten sind physische Krankheiten, die im Gehirn beginnen. Manche Menschen kommen mit einer biochemischen Sensibilität zur Welt, die sie von Anfang an zuckerübersensibel macht. Zu niedrige Pegel einiger Signalsubstanzen im Gehirn lösen unsere Reaktionen aus.

Um zu verstehen, wie sich die Zuckerübersensibilität auswirkt, muss man wissen, dass es sich dabei nicht um einen zu niedrigen Blutzuckerspiegel handelt. Gelegentlich führt die

Wenn etwas bei Ihnen folgende Symptome auslösen würde:

Nervöse Beschwerden*
Stimmungsschwankungen*
Zittern*
Schlaflosigkeit*
Depression*
Erschöpfung*
Kopfschmerzen – Migräne*
Infektionen
Osteoporose
Pilzinfektionen
Vorzeitiges Altern
Verfrühtes Klimakterium

– würden Sie es dann täglich zu sich nehmen?

Sensibilität zwar zu einem zu niedrigen Blutzuckerspiegel, genauso gut kann er aber auch plötzlich zu hoch sein oder stark schwanken, was nicht nur das Energieniveau im Gehirn, sondern auch den Serotonin- und Betaendorphinspiegel beeinflusst. Aufgrund der Übersensibilität ist unsere

* Symptome eines schwankenden Blutzuckerspiegels. Weitere Symptome sind Irritation, rasende oder sich ständig wiederholende Gedanken, Schweißausbrüche, Übelkeit, Sehstörungen, die kommen und wieder verschwinden, Konzentrationsstörungen, extreme Müdigkeit, Verlangen nach süßer, fetter Kost, Verlangen nach salziger, fetter Kost, Verlangen nach Brot, Bier und Alkohol.

Bauchspeicheldrüse hyperaktiv. Wenn wir Zucker essen, gibt sie vermehrt Insulin ab, der Blutzuckerspiegel kommt ins Schwanken – und dann müssen die Nebennieren rasch Kortisol ausschütten, was den Organismus zusätzlich stresst und die unzähligen seltsamen Symptome erklärt, mit denen wir uns herumschlagen.

Die Übersensibilität für Zucker ist also angeboren – man erbt sie. Aber das bedeutet nicht, dass die Zuckersucht unweigerlich ausgelöst wird, man kann in der Tat auch, obwohl bereits süchtig, so damit leben (und sein Gehirn so behandeln), dass einen die Übersensibilität nicht beeinträchtigt.

Vermutlich nicht ... wenn Sie es nicht schon Ihr ganzes Leben lang getan hätten! Denn diese Folgen kann ein übermäßiger Zuckerkonsum haben.

Der Zuckeranteil von zwei Dosen Limonade (der bei 4,2 Gramm Zucker pro Teelöffel rund 20 bis 24 Teelöffeln reinen Zuckers entspricht) vermindert die Effektivität der weißen Blutkörperchen um ganze 92 Prozent und das bis zu fünf Stunden lang. Während dieser Zeit hat der Körper so gut wie keine Chance bei der Abwehr von Bakterien oder Viren. Vielleicht sollten Sie darüber einmal nachdenken, falls Sie öfters krank sind?[1]

Die folgende Liste führt organische Schäden auf, die sich mehr oder weniger direkt auf den Zucker zurückführen lassen.

Zucker kann:

- das Immunsystem schwächen
- das Gleichgewicht der Mineralstoffe im Körper stören
- Hyperaktivität, Unruhe, Kränklichkeit und Konzentrationsschwäche bei Kindern verursachen
- Schläfrigkeit und verminderte Aktivität bei Kindern verursachen
- zu einer merkbaren Erhöhung des Triglyzeridspiegels im Körper führen
- Nierenschäden verursachen
- zu einem Mangel an Chrom führen
- Kupfermangel verursachen
- die Kalzium- und Magnesiumaufnahme des Körpers behindern
- zu Brust-, Unterleibs-, Prostata- und Enddarmkrebs führen
- Krebs im Dickdarm verursachen, besonders bei Frauen
- ein Risikofaktor für Gallenkrebs sein
- das Sehvermögen reduzieren
- zur Überproduktion von Magensäure führen
- das Altern beschleunigen, Falten und graue Haare verursachen
- die Zähne angreifen
- zu Übergewicht und Fettsucht führen
- das Risiko für Morbus Crohn und Zelldefekte erhöhen
- zu Arthritis führen

- Asthma verursachen
- Candidosis verursachen (eine Hefepilzinfektion im Magen)
- zu Gallensteinen führen
- eine Blinddarmentzündung verursachen
- die Symptome der multiplen Sklerose (MS) verschlimmern
- zu Krampfadern führen
- zu Osteoporose beitragen
- zu verminderter Insulinsensibilität führen
- das Wachstumshormon hemmen
- den systolischen Blutdruck erhöhen
- die Proteinaufnahme hemmen
- zur Entstehung von Diabetes beitragen
- grauen Star verursachen
- die Elastizität des Gewebes vermindern
- den Fettanteil der Leber erhöhen
- die Bauchspeicheldrüse überbelasten und schädigen
- Verstopfung verursachen
- Depressionen verursachen
- den Gärungsprozess in der Bakterienflora des Dickdarms beschleunigen
- die Hormone ins Ungleichgewicht bringen[2]

Aber was ist eigentlich Zucker? Diese Frage ist nicht leicht zu beantworten. Zucker ist – wie die Stärke – ein Kohlenhydrat. Neben Proteinen und Fetten zählen die Kohlenhydrate zu den drei Nährstoffen, die wir unbedingt benötigen. Wenn wir Zucker sagen, denken die meisten an weißen Streuzucker und Würfelzucker, aber das ist nur eine Form des Zuckers. Es gibt sechs unterschiedliche Zucker-Typen:

- Fruktose
- Galaktose
- Laktose
- Glukose
- Maltose
- Saccharose

Normaler weißer Streuzucker besteht aus Saccharose, die aus Zuckerrohr oder Zuckerrüben gewonnen wird. Zucker kommt natürlich auch in Getreide, Obst und Gemüse vor, aber dort eingebettet in Fasern und Nährstoffe. Das bedeutet, der Körper muss arbeiten, um ihn verwerten zu können, und so ist es auch gedacht. Würden wir den Zucker nur in dieser Form zu uns nehmen, hätte dieses Buch nicht geschrieben werden müssen. Schädlich sind jedoch die enormen Zuckermengen, die wir tagtäglich zu uns nehmen.

Auszugsmehl, Weizenmehl, Maismehl und feines Roggenmehl wirken fast wie Zucker in unserem Körper, da sie ungeheuer schnell in Glukose umgewandelt werden. Dies liegt an der Verarbeitung: Schalen und andere Teile des Getreides, deren Verdauung lange dauert, wurden entfernt – übrig bleibt im Großen und Ganzen nur noch die Stärke.

Auch mit Obst müssen wir Zuckerübersensiblen vorsichtig umgehen, weil der Fruchtzucker den Blutzuckerpegel in Bewegung bringt und so ein starkes Verlangen nach Zucker auslösen kann. Obst sollte man zu den Mahlzeiten essen und nicht zwischendurch. Manche Menschen sollten nur zweimal am Tag Obst essen, andere ganz darauf verzichten. Man darf auch nicht vergessen, dass der Anteil an Ballaststoffen abnimmt, wenn Früchte und Trockenobst zu Saft und Brei verarbeitet werden. Trockenobst enthält aufgrund seines sehr geringen Wasseranteils mehr Zucker als frisches.

Alle Kohlenhydrate – mit Ausnahme der Ballaststoffe – werden im Körper in Glukose umgewandelt, die im Blutkreislauf Blutzucker genannt wird. Die Glukose ist der Treibstoff für die Zellen. Wird sie aus langsamen Kohlenhydraten gewonnen, so sorgt sie für einen stabileren Blutzuckerwert und löst außerdem kein Verlangen nach Zucker aus, was unserem Organismus zugute kommt.

Ernährungsexperten empfehlen maximal fünf Teelöffel Zucker pro Tag, wenn man Schäden vermeiden will. Die meisten von uns nehmen allerdings schon allein zum Frühstück mindestens zwanzig Teelöffel Zucker zu sich, und es gibt Kinder, die aufgrund der heutigen Ernährungsgewohnheiten gar hundert Kilo Zucker im Jahr verspeisen!

Der Zucker in unseren Lebensmitteln trägt die unterschiedlichsten Namen. Ständig tauchen neue, oft merkwürdig benannte »Produkte« auf. Daran sollte man denken. Lesen Sie die Aufschriften der Lebensmittel und kaufen Sie nur die Produkte, bei denen Sie sich sicher sind. Auf Seite 292 finden Sie eine ausführliche Liste der Zuckerarten.

Es ist kein Wunder, dass wir manchmal Zucker zu uns nehmen, ohne es zu merken! Und wir können lange zu viel Zucker essen, ohne dass die Folgen sichtbar werden. Rund fünfzehn bis zwanzig Jahre kontinuierlich erhöhten Zuckerkonsums sind nötig, um an einer chronischen Krankheit wie beispielsweise Diabetes zu erkranken.[3]

Gleichzeitig muss man wissen, dass Zucker für den Menschen lebenswichtig ist. Ohne Glukose im Gehirn überleben wir nur wenige Sekunden – unser Gehirn benötigt eine kontinuierliche Zufuhr von 100 bis 150 Gramm pro Tag. Glukose stellt gemeinsam mit Sauerstoff einen der wichtigsten lebensnotwendigen Stoffe dar.

»Na also, wir brauchen Zucker!«, werden Sie vielleicht jetzt einwenden. Stimmt, er ist sogar sehr wichtig für uns – es besteht jedoch ein Unterschied zwischen Zucker und Zucker und zwischen Mensch und Mensch. Nicht alle, die Alkohol oder Kokain ausprobieren, reagieren darauf gleich, und nicht alle werden süchtig. Außerdem produziert der Körper selbst eine geringe Menge an Alkohol. Jemand hat einmal gesagt, man könne genauso gut behaupten, ein Auto sei benzinsüchtig, wie ein Mensch sei zuckersüchtig, und das ist in gewissem Sinne richtig. Aber unterschiedliche Fahrzeuge benötigen unterschiedliche Kraftstoffmischungen – oder versuchen Sie doch einmal, einen Volkswagen mit Flugbenzin zu betanken, dann werden Sie sehen, was passiert! Oder einen Saab Turbo mit Diesel …

In der Steinzeit wuchsen keine Gummibärchen an den Bäumen, und es floss auch keine Limonade in den Bächen. Zuckerraffinade gibt es schon lange, aber sie war nicht so leicht verfügbar wie heute. Pro Jahr konsumiert unsereins 45

Kilogramm raffinierten Zucker. Etwa 85 Prozent des Zuckers, den wir zu uns nehmen, verbirgt sich in Nahrungsmittelzusätzen oder in raffinierten Kohlenhydraten wie Weizenauszugsmehl und weißem Reis. Das führt dazu, dass mindestens 65 Prozent der Kalorien – also Nahrung oder Energie –, die Sie am Tag beim Essen zu sich nehmen, »leere Kalorien« sind, da alles, was wir heutzutage zu uns nehmen, hochgradig raffiniert ist.

Sehen wir uns einmal ein Grundnahrungsmittel wie das Weizenmehl an. Kann mir jemand erklären, warum wir die Haut des Weizenkorns entfernen, in der alle Ballaststoffe und alle Nährstoffe (B-Vitamine) enthalten sind, nur damit das Mehl weiß wird und besser aufgeht? Wenn wir dann Spaghetti oder Makkaroni essen, die aus diesem raffinierten Mehl hergestellt wurden, nehmen wir eigentlich nur Stärke und Wasser zu uns. 250 Gramm gekochte Makkaroni entsprechen rund 10 bis 12 Teelöffeln Zucker, was wiederum einer Dose Limonade entspricht. Wenn wir außerdem noch Ketchup auf die Makkaroni geben, der mehr Zucker als Schokolade enthält, könnten wir genauso gut Weingummi mit Schokoladensauce essen. Gut, Letzteres enthält mehr Farbstoffe, aber trotzdem …

Unser Körper ist darauf eingestellt, die Glukose aus »Steinzeitnahrung« zu gewinnen und übertrifft dabei jede Raffinerie, die je von Menschhand errichtet wurde. Was passiert also, wenn der Körper nicht »raffinieren« darf? Vielleicht ist es sogar schädlich, diesen Prozess im Körper zu übergehen?

Von Zuckerherstellern beauftragte Forscher veröffentlichen ständig Artikel, die besagen: »Es besteht kein Zusammenhang zwischen der Zunahme von Altersdiabetes und dem Zuckerverbrauch.« Oder: »Es gibt keinen Zusammenhang zwischen dem Zuckerverbrauch und hyperaktiven Kindern.« Und Ähnliches mehr.

Immer wieder behauptet die Zuckerindustrie, Zucker schade der Gesundheit nicht. Wem glaubt sie, so etwas einreden zu können?

Zuckersüchtige hören dies natürlich gerne, wie auch Alkoholiker gerne glauben, dass ein Gläschen Wein gesund ist. Das Wort *ein* übersehen sie – und dann »geht es halt den Bach runter«.

Denn, Fakten zu leugnen, das kann tödlich sein!

Natürlich ist Zucker in vernünftiger Menge für alle unschädlich, die physisch, psychisch, sozial und geistig gesund leben und deren Gehirn nicht biochemisch superempfindlich ist. Aber was glauben Sie wohl, wie oft diese Menschen Zuckerprodukte zu sich nehmen? Und wie viel wohl jedes Mal? Genau: Nicht viel und nicht oft. Ein Erwachsener hat außerdem die Wahl, aber ein Kind wählt nicht – und dabei haben gerade Kinder ein ungemein empfindliches Gehirn. Sie müssen sich Mehl und Milchprodukte vorsetzen lassen, Pudding und Brei aus Pulver, Spaghetti und Ketchup, Limo, Süßigkeiten, Fruchtjoghurt und Schokomilch, ganz zu schweigen von Frosties und Schokoflocken – von Verwahrlosung ist das nicht weit entfernt.

Auch Unwissenheit ist lebensgefährlich.

Kein Wunder, dass so viele junge Leute anfangen zu rauchen und zu trinken, Depressionen bekommen, über Selbstmord nachdenken und süchtig werden oder dass sie nervös, unkonzentriert und gestresst sind. Denn wovon leben die jungen Leute heute?

Die Immunologin und Wissenschaftlerin Susanna Ehdin schreibt in ihrem Buch »Der sich selbst heilende Mensch«, dass die Essgewohnheiten Jugendlicher, sofern nichts dagegen unternommen wird, bereits bei Zwanzigjährigen zum Burn-out-Syndrom führen werden. In den USA leiden schon Siebenjährige an Altersdiabetes und auch die Anzahl fettleibiger Kinder nimmt besorgniserregend zu.

Menschen mit einem normalen Stoffwechsel empfinden die drogenähnliche Wirkung des Zuckers einfach nur als angenehm, während er bei Personen mit Zuckerübersensibilität eine derartige Euphorie auslösen kann, dass diese einfach immer mehr wollen – um sich wieder genauso wohl zu fühlen. Diese erhöhte Empfindlichkeit für den rauschmittelartigen Effekt des Zuckers zeichnet die Menschen aus, die zuckerübersensibel sind. Ihr Gehirn hat extra viele Rezeptoren, um die vorhandenen geringen Substanzmengen abzufangen, die den normalerweise niedrigen Betaendorphinspiegel erhöhen – kommen dann noch andere Substanzen (wie Zucker und Alkohol) hinzu, die das Gehirn zum Ausstoß von Betaendorphin veranlassen, reagieren diese Personen viel stärker als andere.

Suchtmittel – so auch das Kodein, Bestandteil vieler Schmerztabletten – haben die gleiche Wirkung wie das Betaendorphin. Die identisch aussehenden Moleküle überlisten die Rezeptoren des Gehirns. Alkohol und Zucker wirken anders, sie veranlassen das Gehirn, mehr Betaendorphin zu produzieren. Der Effekt ist derselbe: Man wird schmerzunempfindlich, das Selbstbewusstsein wird gestärkt, Optimismus und Wohlbefinden stellen sich ein.

Stress führt zu Sucht, und Sucht führt zu Stress. Bei Stress wird das Hormon Kortisol ausgeschüttet, das dem Körper einen »Kick« verschafft. Die Natur hat dies so eingerichtet, da wir seit undenklichen Zeiten dazu gezwungen sind, in Krisensituationen rasch zu reagieren. Wird diese Kraftreserve jedoch ständig vom Alltagsstress aktiviert, kommt es zu zwei zusammenwirkenden Phänomenen, die uns süchtig machen. Zunächst können wir nach Kortisol süchtig werden und ohne diese »Kicks« nicht mehr leben. Wenn wir versuchen, zur Ruhe zu kommen, haben wir ein Katergefühl – Stress macht regelrecht süchtig. Zu viel Kortisol führt zudem zu einem Glukosemangel in den Gehirnzellen, was wiederum unser Verlangen nach Süßem steigert, und so geht es immer weiter.

Wer zu viel Süßes isst, muss mit einer gewissen Menge an Zusatzinsulin rechnen (siehe das Kapitel »Die Wirkung des Zuckers auf den Körper«), was nach einer Weile dazu führt, dass der Körper sein Stresssystem aktiviert und mehr Kortisol ausschüttet.

Stress verändert unsere Biochemie – wir wollen Zucker, und Zucker verändert unsere Biochemie –, wir fühlen uns gestresst. Bei solchen Gelegenheiten trinkt man schon gerne einmal ein Gläschen, um sich zu entspannen, raucht eine Zigarette, schluckt eine Schlaftablette, oder was auch immer die Droge der Wahl sein mag.

Das Gehirn schafft ein Verlangen nach einfachen, schnell abbaubaren Kohlenhydraten, beispielsweise nach Zucker, wenn der Serotoninspiegel zu weit abfällt. So erhält er wieder das Material, um Serotonin zu gewinnen.

Dieses Verlangen ist an das Betaendorphinsystem gekoppelt. Süßes Essen oder süße Getränke aktivieren die Betaendorphinproduktion, und das hat eine beruhigende Wirkung. Alkoholiker können deshalb Entzugserscheinungen mit Süßigkeiten entgegenwirken, denn sie schwächen das Verlangen nach Alkohol. Weil das Betaendorphinsystem auf diese Weise aber immer mehr fordert, ist der Weg zu einem größeren Verlangen – und einem Rückfall – geebnet.

Man bedenke: Das Rezeptorsystem eines Menschen, der keinen Alkohol mehr trinkt, verfügt über eine Vielzahl neuer Betaendorphinrezeptoren, um das dramatische Absinken des Betaendorphinniveaus beim Entzug des Alkohols zu kompensieren. Gegen den Genuss von Süßigkeiten, Eis und Schokolade ist bei Personen mit normalem Stoffwechsel nichts einzuwenden. Sie können das behagliche Gefühl des Wohlbefindens ohne Nebenwirkungen genießen. Empfindliche Personen hingegen riskieren eine sowohl physische als auch psychische Abhängigkeit und eine Toleranz – sie müssen immer mehr essen und bekommen Entzugserscheinungen, wenn sie versuchen aufzuhören. Da der Zucker sowohl Freund als auch Feind ist, gilt es, sich das Gute zunutze zu machen und den negativen Konsequenzen auszuweichen.

Dazu ist Wissen nötig.

Übergewicht und Fettsucht nehmen bei Kindern stark zu, und alarmierende Meldungen in den Zeitungen häufen sich. Lange war hauptsächlich davon die Rede, fettes Essen und

Bewegungsmangel seien die Ursachen, aber jetzt warnen die Forscher auch vor dem Zucker – in Limonade, Eis und Süßigkeiten. Wen wundert das? Kaum jemandem dürfte entgangen sein, dass Dinge, die es früher nur an Festtagen gab, heute zum Alltag gehören.

Niemandem tut so viel Zucker gut, wie wir heutzutage sowohl bei normalen Mahlzeiten als auch durch Süßigkeiten zu uns nehmen. Aufmerksamkeit ist jedoch besonders bei Kindern angesagt, die eventuell mit einer Zuckerübersensibilität zur Welt gekommen sind, und Gefahr laufen, zuckersüchtig zu werden.

Ein flatterhaftes Kind, das von einer Sekunde auf die andere umschaltet von ruhig, fröhlich, konzentriert und ansprechbar hin zu aufmüpfig, wütend, stundenlang von einem Gedanken besessen oder vollkommen unkonzentriert und unfähig zuzuhören, kann an einem biochemischen Ungleichgewicht leiden – und deshalb falsch essen. Eine Übersensibilität für Zucker führt auch dazu, dass der Körper anschwillt. Viele weibliche Teenager, die sich dann dick fühlen, machen heimlich Abmagerungskuren, und ehe sie sich versehen, leiden sie an Anorexie.

Viele Fälle von Essstörungen könnten sicherlich verhindert werden, wenn wir den Kindern schon frühzeitig beibringen würden, wie der Körper auf die Nahrungsaufnahme reagiert und das Essen die Gefühle beeinflussen kann. Erwachsene, die ihre Zuckersucht behandeln lassen, erzählen oft, wie sie als Jugendliche alles Mögliche – und Unmögliche – versucht haben, um sich des Gegessenen wieder zu entledigen und ihr Übergewicht loszuwerden: Hungerkuren, übertriebenes, zwanghaftes Sporttreiben, Erbrechen, Abführmittel …

Was soll man tun, um seine Kinder möglichst geschickt an diesen Fallen vorbeizulotsen? Diese goldenen Regeln für den Alltag sind ein guter Anfang:

- Drei Mahlzeiten pro Tag zu festen Zeiten
- Brei, Joghurt, Nüsse, rohe Möhren oder Schwarzbrot als Zwischenmahlzeiten
- Protein zu jeder Mahlzeit – Fisch, Fleisch, Käse, Eier, Bohnen
- Servieren Sie Kohlenhydrate, die der Körper nur langsam abbauen kann, wie Vollkornnudeln, Vollkornbrot, Naturreis
- Verzichten Sie ganz oder weitgehend auf alle Formen von Zucker

Aber krempeln Sie nicht alles auf einmal um! Die Änderungen sollten schrittweise erfolgen, immer eine nach der anderen. Beginnen Sie damit, irgendeine Form von Protein zum Frühstück einzuführen. Statt auf beliebte Lebensmittel zu verzichten, ist es klüger, dem Speisezettel etwas Gesundes hinzuzufügen.

Erstellen Sie für kleine Kinder ein Heft, in das Sie Bilder einkleben, die zeigen, was Proteine und langsame Kohlenhydrate sind, in welchen Lebensmitteln welche Vitamine enthalten sind etc. Erklären Sie auch, welchen Unterschied es macht, ob man Obst isst oder Fruchtsaft trinkt, und dass Obst kein Verlangen nach Zucker auslöst, also nicht zu Blutzuckerschwankungen führt.

Damit der Körper in der Nacht Kräfte sammeln und sich regenerieren kann, ist es wichtig, gut zu schlafen, und erklären Sie auch, dass Stress (durch die erhöhte Insulinproduktion) Hunger auf schnell abbaubare Kohlenhydrate macht – auf Pizza, Nudeln und Gebäck. Kleinen Kindern sollte man lieber sagen, wie wichtig das Spielen ist, und nicht so sehr auf die Bewegung abheben – aber jede Bewegung ist gut, und dazu zählt bei Kindern auch, das eigene Zimmer aufzuräumen …

Versuchen Sie, gutes Essen und Bewegung zu etwas Positivem zu machen, das wir für uns tun, statt Begriffe wie Diät und Training zu verwenden. Und schließlich – das Wichtigste – sagen Sie Ihrem Kind oft, wie wertvoll es ist, ganz unabhängig von seinem Gewicht. Machen Sie ihm oder ihr Hoffnung!

Die Entwicklung von Suchtverhalten folgt bestimmten Mustern, die im Großen und Ganzen – unabhängig von der Art der Droge – für alle gleich sind. Die folgenden fünf Kriterien sind typisch für eine Sucht: zunehmende Toleranz, Verlust der Kontrolle, weitere Anwendung trotz negativer Konsequenzen, Störung der intellektuellen Fähigkeiten und Besessenheit.

Zunehmende Toleranz

- für die gleiche Wirkung wird immer mehr benötigt, Konsequenz:
- Kater – Entzugserscheinungen – neue Dosis

Verlust der Kontrolle

- ständiges oder phasenweise auftretendes Unvermögen, Drogen zu widerstehen
- Verlangen nach einer immer höheren Dosis
- der Vorsatz zu entsagen wird nicht umgesetzt
- wenn man das erste Stück Schokolade gegessen oder das erste Glas getrunken hat, ist der Ausgang ungewiss
- das Bedürfnis, zur Kontrolle Regeln aufzustellen. Einem Nicht-Süchtigen würde dies nicht im Traum einfallen; er hat ja schließlich kein Verlangen

Weitere Anwendung trotz negativer Konsequenzen

- physischer Art
- psychischer Art
- sozialer Art
- intellektueller Art

Störung der intellektuellen Fähigkeiten

- »Alle Menschen bauen Luftschlösser, aber nur Süchtige ziehen in sie ein.«

- Verneinung – die Wirklichkeit umschreiben, um zu überleben, lügen und beschönigen (»die Torte ist mir auf den Boden gefallen«, »Stoffwechsel«, »habe bereits gegessen«)
- süchtiges Denken (ständiges Weiterspinnen, Träume und Phantasien; »wenn ich erst wieder dünn bin …«); das Kranke wird gesund

Besessenheit

- ständig wird nur an die Droge gedacht
- das Verhältnis zu Essen/Droge/Alkohol ist von Entzücken geprägt
- zum Höhepunkt eines Kinoabends wird vielleicht das Popcorn; man schafft sich Situationen, um essen, trinken, spielen oder zwanghaft trainieren zu können

Nachfolgend sind die drei Phasen beschrieben, in denen sich eine Sucht entwickelt. Denken Sie beim Lesen einmal darüber nach, ob Sie sich selbst oder einen Angehörigen wiedererkennen.

Phase 1: Der Prozess beginnt – Die innere Veränderung

Wir besitzen die natürliche Gabe, selbst unsere Schmerzen zu betäuben, uns zu entspannen und starke Gefühle der Wollust und Euphorie empfinden zu können, und zwar ohne chemische Präparate. Ziehen wir jedoch äußere Drogen hinzu, geraten wir in deren Klauen. Es gibt Kaffee, Alkohol, Nikotin, Valium, Süßigkeiten, Eis, Heroin, Haschisch, Ecstasy – kurzum, eine Droge für jedes Gefühl und jeden Bedarf. Das bedeutet, dass wir uns ständig selbst manipulieren können.

- Die Reise beginnt damit, dass man sich »high« fühlt – die Droge oder ein Vorfall führt zu einer Bewusstseinsveränderung. Diese Bewusstseinsveränderung bringt die Illusion mit sich, die Situation unter Kontrolle zu haben, sich wohl zu fühlen und es finde alles seine Erfüllung. Das Rauscherlebnis führt zu dem Wissen, dass man seine Gefühle verändern kann. Bei Anorektikern ist dies beispielsweise ein Gefühl, die Dinge unter Kontrolle zu haben, indem man nicht isst. Um ein Gefühl der Erleichterung geht es bei Menschen, die an Bulimie leiden.
- Alles dreht sich um das Essen – ein zuckersüchtiges Kind verwendet ungewöhnlich viel Zeit darauf, nach Essen zu suchen, sich damit zu beschäftigen und darüber zu reden. Kino, Ferien, Feste, die meisten Aktivitäten drehen sich um das Essen und um Süßigkeiten. Man freut sich auf das Frühstück, Mittag- und Abendessen sowie auf die Zwischenmahlzeiten etc., die einem als Höhepunkte des Tages dabei helfen, diesen zu bewältigen.
- Man isst heimlich, versteckt Nahrung – und entwickelt dabei eine enorme Kreativität.
- Man stiehlt Essen und Geld, um Essen zu kaufen – wie andere Drogenabhängige.

- Situationen, die nichts mit dem Essen zu tun haben, verursachen Unlust und werden gemieden.
- Es besteht ein sehr starkes Bedürfnis, so viel wie möglich zu essen zu bekommen – mehr als die anderen zu essen, und das ständige Gefühl, nicht genug zu haben.
- Man hat Geheimnisse, behält Probleme mit dem Essen und Gefühle für sich: »Mischt euch nicht ein!«
- Beziehungen werden aufgegeben, Intimität mit Intensität verwechselt, Selbstbewusstsein mit Selbstvertrauen, soziale Sicherheit mit der Sicherheit, die Rauschmittel gewähren etc. Man braucht keine Beziehung zu anderen, sich selbst oder Gott.
- Die Wirkung der Droge ist vorhersehbar (sie funktioniert immer und bestimmt, wie man sich fühlt), intensiv und lustbetont.
- Schuld und Unbehagen veranlassen einen zu essen, statt nach der Ursache des Schuldgefühls zu suchen.
- Warnsignale und das gelegentliche Gefühl, dass etwas nicht in Ordnung ist, werden geleugnet. Die Missbrauchslogik rechtfertigt Veränderungen: »So esse ich nur manchmal. Ich esse am besten so viel wie möglich, weil ich morgen mit der Diät anfange. Heute Abend lasse ich das Abendessen ausfallen, deswegen ist es gut, wenn ich mehr zum Frühstück esse.«
- Es kommt zum inneren Dialog (der Süchtige/Abhängige – das Ich, der rote/blaue Hund, mehr darüber im Kapitel »Der Körper – Freund oder Feind«).
- Hinsichtlich Gewicht, Körper, Waage, Nahrungsmittel und Essen besteht eine Besessenheit.

Phase 2: Veränderung des Lebensstils (zunehmender Kontrollverlust über das eigene Verhalten)

- Dem Zuckersüchtigen fehlt das Wissen über seine Krankheit – seine Essgewohnheiten und die Gewichtszunahme bereiten ihm jedoch Unbehagen, und so beschließt er, es sei an der Zeit, eine Abmagerungskur zu machen.
- Es kommt zum Kontrollverlust auch nach außen hin – andere merken, dass etwas nicht stimmt (Gewichtszunahme/-abnahme, mehr essen als andere, sich so erbrechen, dass es die anderen hören).
- Zu fasten scheint einfacher, als unkontrolliert zu essen.
- Das Misstrauen anderen gegenüber wächst, wie auch die Tendenz, sich zu isolieren (zunehmendes Sich-Absondern, Essenverstecken, Heimlichtuerei).
- Zunahme der Toleranz (es ist immer mehr Essen oder Zucker erforderlich, um dieselbe Wirkung zu erzielen).
- Man lügt, betrügt sich selbst und andere. So gibt man beispielsweise Süßstoff in den Kaffee, nimmt aber zwei Stück Kuchen, isst wenig auf einer Party, nur um sich dann zu Hause voll zu stopfen, versteckt Verpackungen ganz unten im Müll, friert Essen und Kuchen ein, um nicht alles auf einmal zu essen, und isst dieses dann gefroren.
- Man gibt anderen die Schuld. Gängige Ausreden sind: Wenn dieser blöde Chef nicht wäre, der blöde Ehemann, die Mutter, die unglückliche Kindheit, der Stoffwechsel …
- Müdigkeit, Irritation und Depression nehmen zu, weil der Körper immer empfindlicher auf die schnell abbaubaren

Kohlenhydrate reagiert. Das Aufstehen am Morgen fällt schwer, alltägliche Verrichtungen erfordern mehr Kraft, als man aufbringen kann.

- Das Leben wird ritualisiert (immer in denselben Läden einkaufen, Telefon abstellen, ständig fernsehen).
- Der Tatendrang geht verloren (alle Zeit wird dem Missbrauch geopfert).
- Probleme mit Beziehungen, Familie, Arbeit, Finanzen treten auf (Fixierung auf das Zu- bzw. Abnehmen).
- Eine innere Leere stellt sich ein. Das Gefühl der Zugehörigkeit, ein wichtiger Teil der Welt zu sein, geht verloren, ebenso das Gefühl zu wissen, wer man ist. Sonnenuntergänge, ein Lächeln und die Zustimmung anderer verlieren immer mehr an Bedeutung.
- Man ist beschämt über den Kontrollverlust.

Phase 3: Das Leben bricht zusammen (es wird total von der Sucht beherrscht)

- Ständiger Kontrollverlust (man geht bei den Weight Watchern nicht einmal zum zweiten Wiegen).
- Das Leben wird vollkommen unflexibel. (Die Drogen wirken immer noch bewusstseinsverändernd, aber ihre Wirkung reicht nicht mehr aus. Es kommt einem immer langweiliger vor, Dinge zu einem Abschluss zu bringen. Das eigene Verhalten wird immer stärker ritualisiert.)
- Der Tatendrang ist verloren – die meisten Aktivitäten haben mit Essen, Gewicht und Abnehmen zu tun.

- Neue Situationen sind ein Alptraum (alles Neue, wie zum Beispiel eine neue Arbeit, das Beenden oder der Beginn einer Beziehung oder eine andere, bisher unbekannte Betätigung, bereitet Unbehagen).
- Die Drogen haben nicht mehr dieselbe Wirkung – die Krankheit fordert immer mehr. Es spielt keine Rolle mehr, was man isst (weich gewordene Kekse oder das Lieblingsessen), jetzt geht es nur noch darum, das Verlangen des Körpers nach schnellen Kohlenhydraten zu befriedigen. Bulimiker essen und erbrechen sich den ganzen Tag über und rennen zwischen Küche und Toilette hin und her.
- Das Essen bestimmt alles. Alles im Leben wird in Begriffe übersetzt, die mit dem Essen zu tun haben; ist man durstig, verzehrt man saftiges Obst, schwitzt man, so isst man etwas Kaltes, und man isst auch, wenn man krank ist. Alle physischen und gefühlsmäßigen Signale sind ein Anlass, etwas zu essen.
- Es kommt zum gefühlsmäßigen Zusammenbruch (verursacht durch unendlich viele angestaute Gefühle, Tränen, Ängste und unterdrückte Wut).
- Selbstmitleid und Bitterkeit stellen sich ein.
- Probleme bei der Arbeit und mit der Familie führen dazu, dass professionelle Hilfe aufgesucht wird (Scheidungen sind häufig, man gibt anderen die Schuld, und die anderen geben einem selbst die Schuld).
- Der Süchtige/rote Hund will allein sein, das Ich/der blaue Hund will nicht allein sein (mit Fresssuchtsanfällen frönt man der Sucht insgeheim, bekommt Angst vor seinem eigenen Verhalten, »der einsamen Krankheit«, die es

nötig macht, dass man sich von denen absondert, die man mag).

- Psychische Probleme treten auf, wie ein ramponiertes Selbstbewusstsein, Depressionen, Konzentrationsschwierigkeiten, Entmutigung, Angstzustände, Angst davor, Entscheidungen zu treffen.
- Es plagen einen Unlust und Schmerzen (konstantes Überessen/Hungern/Erbrechen).
- Physische Störungen und Stress wirken sich aus auf Magen, Darm, Herz, Rücken und Knochen, führen zu Diabetes, Übersäuerung des Magens, Herzrhythmusstörungen, ernsthaften Störungen des biochemischen Gleichgewichts, Haarausfall und so weiter.
- Es kommt zum moralischen Verfall (Diebstahl, auch Ladendiebstahl, Lügen).
- Suizidgedanken machen sich breit (man hat starke Schmerzen, wenn die Drogen nicht mehr funktionieren, außerdem Schuldgefühle und einen Selbsthass in Bezug auf die eigene Sucht, die in einem steckt).
- Man fühlt sich vollkommen isoliert und entmutigt.

Selbstaufgabe – die betroffene Person kann nicht mehr aus eigener Kraft gesund werden.

Mona, 50, Psychiaterin, geschieden, vier Kinder

Mona ist eine ungewöhnliche Person. »Durchschnittlich« ist definitiv nicht der richtige Ausdruck, um sie zu charakterisieren. »Entweder oder« passt schon besser. Schwarz oder Weiß, alles oder nichts.

Mit ihrem Gewicht war es genauso: entweder – oder. Seit ihrem zwanzigsten Lebensjahr schwankt es zwischen 56 und 193 Kilogramm! Auch in der Liebe fiel sie von einem Extrem ins andere. Ihre erste Ehe war ausgesprochen leidenschaftlich, die zweite wirkte nach außen hin ruhig und praktisch, aber die Eheleute hatten sich nichts zu sagen.

»Keine der beiden Beziehungen war eigentlich richtig normal«, sagt Mona heute.

»Mir machte die zweite Scheidung sehr zu schaffen, und ich wollte den Kindern weitere schwere Trennungen ersparen, deshalb hielt ich das für die beste Lösung. Aber wie sollte es mir gelingen? Tja, wenn ich nur richtig fett werden würde, dann würde sowieso niemand mit mir zusammen sein wollen! Und so ging das dann zehn Jahre.«

Mona wurde keine Einzelgängerin. Sie war politisch aktiv, traf ihre Freunde, mied aber Kneipen und hatte auch kein Interesse an neuen Bekanntschaften. Gewisse Versuchungen waren somit automatisch ausgeklammert.

»Vor drei oder vier Jahren machten meine Knie schlapp. Ich kann keine größeren Strecken mehr gehen, und solange ich nicht auf die Sitze im Flugzeug passe, kann ich auch nicht fliegen!«

Mona hat einen wachen Blick, ist schlagfertig und äußerst

gesprächig, aber das hat ihr die Vorurteile ihrer Umgebung nicht erspart. Unzählige Male ist ihr aufgefallen, dass man sie unterschätzt und für dumm hält – nur weil sie dick ist.

»Da war es dann schon tröstlich, einen Universitätsabschluss zu besitzen«, sagt sie, »und an den Bereitschaftsdienst im Krankenhaus zurückzudenken, als ich manchmal mitten in der Nacht geweckt wurde, um in Sekundenschnelle für die Patienten lebenswichtige Entscheidungen zu treffen.«

Einmal, bei einem Vortrag über ein Diätpräparat, habe einer der Vortragenden ihre Freundin beiseite genommen und sie gefragt, ob Mona wohl alles verstanden hätte. »Doch, davon bin ich überzeugt«, habe die Freundin geantwortet, »sie ist Oberärztin der Psychiatrie.«

Aber weder Mona noch irgendwelche Gewichtexperten verstanden, warum es Mona nichts nutzte, auf Lightprodukte umzustellen. Damals hieß es, weniger Fette seien die Lösung, was jedoch nicht im Geringsten half, wie auch die Anweisung, sich einfach zusammenzureißen.

»Ich merkte ja, dass ich durch diese Lightprodukte nur noch mehr aß«, sagt Mona. »Mein Hirn verlangte nach mehr. Es war mir ein Rätsel, warum ich anschließend den Kühlschrank vollkommen plünderte, um endlich genug zu bekommen. Sogar mitten in der Nacht stand ich auf, um mich voll zu stopfen.«

Von Zuckersucht hatte damals noch niemand etwas gehört, und auch nicht davon, dass es Lightprodukte manchen Menschen sogar erschweren, ihr Gewicht zu halten. Für sie kann es fatale Folgen haben, dass diese Lebensmittel Zucker statt Fett enthalten.

Während Monas Kindheit trank ihre Mutter phasenweise zu viel Alkohol. Mona hingegen war in dieser Hinsicht immer vorsichtig.

»Ich mied Alkohol, weil ich spürte, dass ich da ein Verlangen habe, dem ich nicht nachgeben will. Das galt auch für andere Dinge wie beispielsweise das Shoppen. Ich sah ein, dass ich da sehr vorsichtig sein muss. Es war zu aufregend, um noch gut für mich zu sein. Mit dem Kaffeetrinken fing ich erst an, als ich schon über zwanzig war, und erst mit dreißig gewöhnte ich mir das Rauchen an.

Aber ich hatte keine Ahnung, dass auch bei Kohlenhydraten Vorsicht geboten ist! Ich hatte einfach keine Chance und stürzte kopfüber ins Verderben.«

Mona aß manchmal drei Tage lang und machte anschließend eine Hungerkur, nur mit magerem Fleisch, Gemüse und Speisequark.

Vor einem Jahr kam dann die Wende. Mona nahm zusammen mit einer Freundin, die ihre Zuckersucht behandeln ließ, an einem Angehörigenprogramm teil.

»Ich fand, das klang logisch und interessant. Über den Missbrauch von Essen hatte ich schon einmal ein Buch gelesen, aber nicht den Eindruck gehabt, dass es sich auf mich anwenden lässt. Ich hatte auch über Babben Larsson und andere Personen gelesen, denen geholfen wurde, und das Gefühl gehabt, das könnte auch auf mich zutreffen – mit gewissen Einschränkungen natürlich. Aber als ich dann dort zu hören bekam, dass sich Zuckersucht mit Heroinmissbrauch vergleichen lässt, traf mich das wirklich.«

Chips, Erdnussflips, Sahnesaucen, Weißbrot und Schmalz –

so hatten die Belohnungen zu Hause bei Mona ausgesehen, oder Trost, wenn die Eltern abends ausgingen, als sie noch klein war. Einige Scheiben Brot mit Leberwurst und Rote-Bete-Mayonnaise empfand sie als Belohnung, das verschaffte ihr wirkliches Wohlbefinden – jedenfalls für eine Weile.

Als sechsjährige Schülerin nahm sie das Taxigeld aus dem Abendtäschchen ihrer Mutter, um sich dafür Gummibärchen zu kaufen, und wenn ihre Eltern Gäste hatten, stand sie am Morgen danach früher auf, um die übrig gebliebenen Pralinen aufzuessen.

»Ich habe mich immer geschämt, weil ich nicht aufhören konnte, aber ich begriff nie, warum es mir nicht gelang. Da ich nicht dumm bin, glaubte ich, es liege an meinem Charakter. Und da ich als Kopfmensch nicht recht mit meinen Gefühlen umzugehen weiß, war es einfach leichter, sie nicht zuzulassen.

Aber schließlich wurde mir klar, dass ich nicht den Rest meines Lebens als Nonne zubringen will, und habe nun angefangen, mich wieder gefühlsmäßig zu öffnen. Ich habe damit begonnen Altes aufzuarbeiten und bin schon ein Stück weit gekommen.«

Vor einem halben Jahr nahm Mona an einer Intensivwoche im Behandlungszentrum teil – diesmal in eigener Sache. Sie spürte gleich, dass es ihr mit der anderen Kost besser ging und sie klarer denken konnte, aber es fiel ihr schwer, auch zu Hause die Diät beizubehalten. Nun freut sie sich darauf, demnächst mit einer mehrwöchigen Behandlung zu beginnen, und zu lernen, wie sie Rückfälle verhindern kann.

»Wenn ich mit Freunden zusammen bin, trinke ich schon

mal ein paar Gläschen Wein, dann werde ich müde und denke, dass ich es leid bin. Immer wieder finde ich einen Vorwand, um all die Dinge zu essen, die mir nicht bekommen.«

Mona fühlt sich betrogen, denn in ihrem Kampf gegen das Übergewicht hatte sie aufgrund der allgemeinen Unkenntnis über die Zuckersucht keine Chance. Jetzt aber gibt es dieses Wissen, und sie will es gerne an andere weitergeben – damit zumindest diese eine Chance haben, ihre Wahl zu treffen.

»Wenn allgemein bekannt würde, dass Lebensmittel Morphium enthalten, dann wäre vielleicht etwas los!«

Konsum, falscher Konsum, Missbrauch und Sucht

Dieses Buch vertritt eine ganzheitliche Sicht der *Addiction*, wie man die Sucht in den USA bezeichnet. Im vorausgegangenen Kapitel wurde beschrieben, wie die Wirklichkeit hinter den vier verschiedenen Kategorien aussehen kann, von denen man in der Suchtmedizin ausgeht: Konsum, falscher Konsum, Missbrauch und Sucht.

Hier folgt nun eine Erläuterung dieser Begriffe, ehe wir näher auf die Forschung eingehen, die sich ihrer bedient.

Konsum bedeutet, dass die Symptome, die bei den anderen Kategorien beschrieben werden, nicht auftreten. Man ist auf diesem Gebiet sozusagen »gesund« – der Konsum ist mit keiner Abhängigkeit verbunden.

Falscher Konsum bedeutet, dass nicht alle Symptome auftreten, die unter Missbrauch und Sucht beschrieben werden. Vielleicht erlaubt man sich für kürzere Zeitabschnitte eine gewisse Lässigkeit, aber das hat noch keine Konsequenzen, wie wir das nennen. Vielleicht essen Sie viel Schokolade, wenn Sie prämenstruelle Beschwerden haben oder tagsüber stressbedingt kaum zum Essen gekommen sind. Aber das ist eher die Ausnahme, und Sie kehren problemlos wieder zu den normalen Routinen zurück, vermutlich ohne auch nur einen Gedanken daran zu verschwenden.

Missbrauch kann mehr oder weniger ernst sein, zeichnet sich aber immer durch einen zu hohen Verbrauch aus – man könnte Sie einen Großverbraucher nennen. Von Zuckermissbrauch bekommt man Magenbeschwerden, wird besonders müde und leidet an Schlafstörungen. Vielleicht nimmt man auch immer wieder abwechselnd radikal zu und wieder ab, hat zwischen fünf und zehn Kilo Übergewicht, und so geht es immer hin und her. Sie leiden jedoch nicht an allen Symptomen, die unter der Kategorie Sucht beschrieben werden. Früher ging die Forschung davon aus, dass jeder Missbrauch zur Sucht führt, wenn er nur lange genug anhält, aber das scheint nicht der Fall zu sein. Missbrauch ist ein ganz klar abgegrenzter Zustand und die Sucht ein anderer.

Sucht: Die heutigen Lebensgewohnheiten, Schlafmangel, Stress, die Umweltzerstörung etc. führen in unserem Körper zu chemischen Veränderungen und diese wiederum zu einer Zunahme von Suchtkrankheiten. Innerhalb der Suchtmedizin geht man davon aus, dass es sich bei allen bekannten Formen der Sucht um ein und dieselbe Krankheit handelt, die wir hier *Addiction* nennen wollen. Dieser englische Ausdruck lässt sich mit »Abhängigkeit« übersetzen, deckt aber ein größeres Bedeutungsumfeld ab als das deutsche Wort. Wir teilen die Addiction in zwei Untergruppen ein:

- **Die konsumabhängige Addiction** umfasst den zwangmäßigen Konsum von beispielsweise Alkohol, Drogen, bestimmten Nahrungsmitteln mit Zucker oder Fett, Nikotin, Schmerzmitteln, Schlafmitteln oder Beruhigungsmitteln.
- **Die prozessabhängige Addiction** umfasst eine Besessenheit, die weit über das Normale hinausgeht, z. B. beim Abnehmen (Anorexie), bei der Arbeit (Workaholic), bei Fitness, Sex, Glücksspiel, Internetnutzung, Risikobereitschaft, Shoppen und Geldausgeben, Gewalt, Kriminalität oder bizarren Beziehungen, in denen man nur fordert, statt zu geben und zu nehmen.

Eine addiction-kranke Person zeichnet sich durch folgende fünf Kriterien aus:

1. **Kontrollverlust,** der phasenweise oder permanent vorliegt. *Beispiel:* Wenn man angefangen hat zu trinken, hört man nicht auf, bevor der Alkohol zu Ende ist (über die Menge). Auf die gleiche Weise isst der Zuckersüchtige Junkfood, wird krank davon, kann aber trotzdem nicht aufhören, oder er beschließt aufzuhören, kann es aber nicht durchhalten (über die Gelegenheit).

2. **Besessenheit** von der Droge und/oder der Aktivität. *Beispiel:* Der Spieler, der unentwegt an das nächste Spiel denkt, auf welche Pferde er setzen soll und woher das Geld für den Einsatz kommt. Oder ein Mensch, der täglich an Essen, Gewicht und Abnehmen denkt.

3. **Problemen …**

… physischer Art: Außer den physischen Problemen, die die eigentliche Droge verursachen kann (dies zu beschreiben wäre noch einmal ein eigenes Buch), leiden alle Addiction-Kranken früher oder später unter Stress, einem biologischen Ungleichgewicht, Schlafstörungen, Stimmungsschwankungen, Verdauungsproblemen, diffusen Schmerzen etc.

… psychischer Art: Addiction führt zu Depressionen, Niedergeschlagenheit, Konzentrationsstörungen, chronischer Müdigkeit (Stress) und manchmal sogar zu Selbstmordgedanken und Psychosen.

… sozialer Art: Man isoliert sich, verliert seine Familie, seine Kontakte, und Dinge, die einem früher Spaß gemacht haben, bereiten keine Freude mehr. Es kommt zu schweren Problemen finanzieller Art und am Arbeitsplatz. Die Droge erfüllt alle Bedürfnisse, alles andere bleibt unerledigt.

… geistiger Art: Resignation und Hoffnungslosigkeit machen sich breit. Man verliert die Lebensfreude, das Leben hat keinen Sinn mehr.

4. **Suchtdenken:** Der Addiction-Kranke entwickelt immer eine verzerrte Wahrnehmung. Er redet sich ein, das, was er tut, sei vollkommen gesund und normal, selbst dann noch, wenn die Konsequenzen absurd sind. *Beispiel:* Das Erbrechen nach einer Fressorgie wird für eine normale Methode gehalten, um das Gewicht zu kontrollieren. Oder der Glaube, das eigene Übergewicht sei genetisch bedingt und es ließe sich daher nichts dagegen unternehmen.

5. **Abstreiten:** Der Kranke verdrängt alle unbehaglichen Konsequenzen der Sucht und versucht, sich und seine Umgebung davon zu überzeugen, dass er keine größeren Probleme hat oder diese schon allein bewältigen kann. In den meisten Fällen wirkt diese Person *sehr* überzeugend.

Eine weitere, kürzere Definition der Entwicklung von Abhängigkeit lautet:
Phase 1: Ich komme ohne andere Menschen zurecht.
Phase 2: Ich muss mich der Wirklichkeit nicht stellen, wenn ich nicht will.
Phase 3: Ich habe Angst, die Kontrolle über mein Leben zu verlieren (obwohl es bei zunehmender Kontrolle über das Leben immer weniger Leben zu kontrollieren gibt).
Phase 4: Objekte und spannende Erlebnisse sind mir wichtiger als Menschen. Intensität statt Intimität.
Phase 5: Ich kann tun, was ich will. Es spielt keine Rolle, ob ich mir oder anderen damit schade.

Kurz und treffend:

Du bist süchtig nach Dingen, für die du lügst, die du versteckst oder verheimlichst.

Die Wissenschaftler streiten sich über die Ursachen der Abhängigkeit. Wir glauben, dass es immer eine Kombination aus Erbe, Milieu und Kultur ist. Gewisse Menschen erben eine Übersensibilität, die vielfach eine Bereicherung darstellt, aber auch eine erhöhte Verletzbarkeit. Ein Addiction-Umfeld in der Kindheit (beispielsweise ein zuckersüchtiger Elternteil) oder eine Gesellschaft, die übertriebenen Konsum erlaubt oder dazu ermuntert (Coca-Cola, McDonald's, Süßwarenproduzenten), erhöhen das Risiko, anfällig zu werden.

Moderne psychoneurologische Studien ergaben, dass jeder Mensch ein einzigartiges Gleichgewicht der Opiat-, Dopamin-und Serotoninspiegel sowie anderer Signalsubstanzen besitzt. Veränderungen dieser Signalsubstanzen beeinflussen unser Wohlbefinden, und wenn das empfindliche Gleichgewicht gestört wird, hat die Addiction-Krankheit ihre Chance, uns in ihre Klauen zu bekommen.

Der Lebensstil unserer modernen Gesellschaft erhöht das Risiko, zuckersüchtig zu werden – und es sind bereits deutliche Anzeichen dafür zu erkennen, dass diese Entwicklung verstärkt eingesetzt hat.

Zum einen lernen wir von Kind auf, dass wir unsere Befindlichkeit nicht einfach akzeptieren dürfen, sondern manipulieren müssen. Ein weinendes Kind bekommt ein Eis, ein müder Erwachsener trinkt Kaffee, und ein vereinsamter Mensch zieht sich zurück, um seine Schwäche zu verbergen.

Hier kommt der Zucker als erste und fundamentale Droge ins Spiel. Zucker stresst den Körper und gewöhnt ihn daran, dass sich die Befindlichkeit mit künstlichen Mitteln manipulieren lässt. Zucker führt auch zum »Kater« (Entzugserscheinungen), der wiederum dazu führt, dass der Körper nach mehr verlangt, um das Unbehagen zu vermeiden. Heute zeigt die Forschung, was wir, die wir mit unseren eigenen Erfahrungen zu kämpfen hatten, schon seit Jahren wissen: Der Zucker beeinflusst die körpereigenen Endorphine. Hat man beispielsweise von Geburt an zu wenig Endorphine, so ist es ein phantastisches Gefühl, wenn man zum ersten Mal Zucker isst. Dies bezeichnet man dann als den ersten »Kick« – denn es geht um einen »Kick« und um nichts anderes!

Zum anderen leben wir in einer Kultur der schnellen Lösungen. Schnelles Geld, schnelle Autos, Stress und Hektik. Schnelle Linderung der Kopfschmerzen, mit Antidepressiva oder Antibiotika das Tempo halten, obwohl es einem nicht gut geht. Auch hier kommt der Zucker als Muntermacher, Beruhigungsmittel und Schmerzmittel ins Spiel.

Die Forschung hat weiterhin gezeigt, dass Raucher eine größere Gefahr laufen, Alkoholiker zu werden als Nichtraucher. Es gibt auch andere Beispiele so genannter gegenseitiger Sensibilisierung: Bewiesen ist, dass raffinierte Kohlenhydrate zusammen mit Fett – bei empfindlichen Menschen – das Belohnungssystem des Gehirns dahingehend beeinflussen, sich auch andere Methoden oder Drogen zunutze machen zu wollen, um die eigene Biochemie zu manipulieren.

Wir wissen heute einiges darüber, wie eine Abhängigkeit entsteht, wenn das Belohnungssystem des Gehirns aus dem Gleichgewicht gerät. In erster Linie kommt es zu einer erhöhten Ausschüttung der Signalsubstanz Dopamin, die dazu führt, dass man sich freut, etwas als sinnvoll erachtet und ak-

Zu viel oder zu wenig Signalsubstanz führt zu unterschiedlichen Reaktionen

zu wenig	SIGNALSUBSTANZ	zu viel
müde, schwach	GLUTAMAT	munter, fit
schwindlig, bleich, lustlos, verfroren, gleichgültig, träge, langsamer Puls, niedriger Blutdruck	NORADRENALIN	willensstark, energisch, warm, rot im Gesicht, wütend, aggressiv, schneller Puls, Bluthochdruck
steif, ausdruckslos, zittrig	DOPAMIN	gute Laune, irrige Ansichten, Halluzinationen
verängstigt, unfähig, Impulse, Gedanken und Handlungen zu steuern	SEROTONIN	rastlos, unkonzentriert, schlaflos, überdreht, sexuell erregt, unfähig, zum Orgasmus zu kommen
trockener Mund, unfähig, zu weinen, verwirrt, durstig	ACETYLCHOLIN	Durchfall, Schweißausbrüche, Tränen- und Speichelfluss
Angstzustände, Unruhe, Schlafstörungen	GAMMA-AMINO-BUTTERSÄURE	schläfrig, müde, schwach, langsam, Gleichgewichtsstörungen, Seemannsgang
gestresst, wütend, niedergeschlagen, in sich gekehrt	OXYTOZIN	ruhig, liebevoll

tiv ist. Gelingt es uns, dieses Erfolgserlebnis auf künstliche Art und Weise zu erreichen, so versuchen wir es zu wiederholen, wobei »das Gehirn den Empfang herunterfährt«, um eine mögliche Überdosierung des Dopamins zu kompensieren. Das Dopamin reguliert die anderen Signalsubstanzen, sowohl die Muntermacher, wie Endorphine, Adrenalin, Noradrenalin und Acetylcholin, als auch jene, die entspannend wirken, wie Oxytozin, Serotonin, Endorphine oder Gamma-Aminobuttersäure.

Ein Großteil der Forschungsergebnisse, die uns heute von der so genannten neurobiologischen Forschung zum Thema Abhängigkeit vorliegen, fußen auf Untersuchungen des Rattenhirns. Ein bekanntes Experiment wurde von Ronald J. Olds und seinen Mitarbeitern Mitte der 1950er-Jahre durchgeführt. Er schloss an den Teil des Rattenhirns, der limbisches System genannt wird und die Gefühle steuert, Elektroden an. Drückte die Ratte einen Knopf, so wurde ihr limbisches System schwach elektrisch gereizt. Es zeigte sich, dass die Ratten, hatten sie erst einmal gelernt, ihre Gefühle künstlich zu stimulieren, aufhörten sich zu paaren, zu essen und zu trinken. Sie waren nur noch damit beschäftigt, auf diesen Knopf zu drücken. Mühelos lassen sich Parallelen zu dem Leben herstellen, das ein Abhängiger lebt.

Früher wussten wir nicht so genau, was sich im Innersten des Gehirns abspielt, aber mithilfe der Computertomographie und der Positronen-Emissions-Tomographie (PET) kann man jetzt im Detail verfolgen, was dort geschieht. Daher wissen wir beispielsweise, dass verschiedene

Stimuli – sowohl Drogen als auch Verhaltensweisen – das Gehirn auf dieselbe Art beeinflussen. Der Unterschied besteht nur in Geschwindigkeit und Stärke.

Wenn man Zucker zusammen mit Fett zu sich nimmt, werden die körpereigenen Endorphine zwar nicht so schnell und stark beeinflusst wie beim Spritzen von Heroin, die Wirkung ist jedoch dieselbe. Auch von Zucker wird man abhängig, wenn man mit einer Übersensibilität des limbischen Systems zur Welt gekommen ist.

Wer in einem religiösen Umfeld aufwächst, in dem Alkohol und Drogen tabu sind, begnügt sich möglicherweise mit Zucker (Kuchen und Keksen), um sein Verlangen zu befriedigen. Aber wenn man krank wird und Schmerzmittel mit Opiaten einnimmt, beispielsweise Kodein, besteht die Gefahr, auch von diesen abhängig zu werden.

Siebzig Prozent der zuckersüchtigen Patienten, die uns heute begegnen, sind auch nikotin-, alkohol- und/oder tablettenabhängig. Sie trinken nicht wie gewöhnliche Alkoholiker, ihnen ist das Essen lieber, und solange sie genügend Zucker bekommen, ist das Risiko gering, dass sie in großem Stil zum Alkohol wechseln. Aber wenn sie trinken, dann folgt das pathologische Muster, d. h. sie haben Mühe damit wieder aufzuhören, zeigen Persönlichkeitsveränderungen und haben am Tag danach mit Angstzuständen und Stimmungsschwankungen zu kämpfen.

Zuckersüchtige dürfen keinen Alkohol zu sich nehmen, wenn sie gesund werden wollen, da es sich bei Alkohol um den am stärksten raffinierten Zucker handelt, den es gibt.

Was spielt außer der Umwelt noch eine Rolle bei der Frage,

ob man süchtig wird nach Zucker, Kokain, dem Spiel oder Beruhigungsmitteln?

Joel Robertson, Professor für Pharmakologie in den USA, meint, dass wir in unterschiedlichen Abstufungen einem von zwei Extremtypen entsprechen – entweder sind wir auf einen Kick aus, oder wir suchen nach Ruhe und Betäubung. Es liege also an unserer angeborenen, ererbten Persönlichkeitsstruktur, welche Seite unseres Signalsubstanzsystems wir bevorzugt beeinflussen.

Beispiele für Aufputschmethoden: Bungee-Jumping, Hektik verbreiten, Bergsteigen, Kokain, Zucker ohne Fett, Kaffee.

Beispiele für Ruhe und Frieden: Haschisch rauchen und dabei Musik hören, sich massieren lassen, schlafen, Valium nehmen.

Mein Kontakt mit Hunderten von Suchtpatienten hat mir jedoch gezeigt, dass die meisten beides wollen – und vorzugsweise gleichzeitig. Beispiele für Stoffe, die beide Seiten des Signalsubstanzsystems gleichzeitig beeinflussen sind Nikotin, Zucker/Fett und große Mengen Essen und Alkohol.

Es hat den Anschein, als müsse jemand, der erst einmal angefangen hat seine Signalsubstanzen zu manipulieren, einfach damit fortfahren. Das bedeutet beispielsweise, dass es uns nicht leicht fällt zu entspannen, wenn wir ständig auf der Suche nach Kicks sind und unter Dauerstrom stehen. Vielleicht ist bei uns die ganze Woche über sowohl bei der Arbeit als auch zu Hause wahnsinnig viel los, und wenn es dann Freitag wird, können wir uns ohne größere Mengen Süßes/Fett oder Alkohol nicht mehr entspannen.

Die ganze Esserei am Wochenende ermüdet uns, und wir

haben Mühe am Montag wieder mit der Arbeit in Gang zu kommen, weil wir uns nicht ausgeruht haben. Das Ganze wird zu einem Teufelskreis.

Der menschliche Körper ist allerdings so strapazierfähig, dass uns erst nach vielen Jahren schwerwiegende Folgeerscheinungen auffallen. Anfänglich sind diese noch schleichend und heimtückisch. Das könnte die Erklärung dafür sein, dass die meisten Menschen, die eine Abhängigkeit entwickelt haben, nie nur einer Droge und einem Addiction-Verhalten anhängen, sondern abwechseln. Nach einer Periode auf Hochtouren, nimmt man recht bald etwas zur Beruhigung, und wem Trägheit verhasst ist, der nimmt recht bald wieder etwas zum Aufmuntern – so schwingt das Pendel immer schneller, bis ernsthafte Folgen auftreten, wie Altersdiabetes, Herzbeschwerden, Fibromyositis, Asthma, Infektionen, Alkohol am Steuer, Burn-out-Syndrom, Probleme mit der Familie oder katastrophale Finanzen, und Hilfe benötigt wird.

Wenn Sie Glück haben, kommen Sie dann zu einem Arzt oder Therapeuten, der es versteht, sich einen Überblick über Ihre Gesamtsituation zu verschaffen, Ihnen die richtigen Fragen stellt und – Bingo! – auf den Kern des Problems stößt. Die Behandlung der Addiction muss immer mit einer Entgiftung beginnen – man kann nicht gesund werden, ohne zuerst von der Droge zu lassen.

Sind Sie zuckerübersensibel? Testen Sie sich selbst!

Sind Sie zuckerübersensibel? Wenn Sie dieses Buch aufgeschlagen haben, weil Sie sich überlegen, ob Sie vielleicht besonders sensibel auf Zucker reagieren, dann helfen Ihnen folgende einfache Fragen vielleicht weiter. Möglicherweise erkennen Sie ja die eine oder andere Situation wieder. Bei diesem ersten Abschnitt müssen Sie noch keine Antworten aufschreiben, überlegen Sie sich einfach, ob die Antwort ja oder nein lautet.

- Essen Sie heimlich Süßigkeiten, wenn niemand in der Nähe ist?
- Legen Sie die Süßigkeiten in eine neutrale Tüte, damit niemand sieht, was Sie gekauft haben?
- Parken Sie in größerem Abstand von Ihrem eigentlich Ziel, damit Sie ungesehen Ihre Lieblingssüßigkeiten essen können?
- Verstecken Sie Bonbonpapierchen und andere Verpackungen, damit Ihr Partner nicht sieht, was Sie gegessen haben?
- Essen Sie die Kekse Ihrer Kinder und behaupten dann, Sie wüssten nicht, wo diese geblieben seien?

- Kaufen Sie Unmengen von Süßigkeiten auf einmal und reden sich dann ein, dadurch Geld zu sparen?
- Haben Sie je hinsichtlich der Süßigkeiten und Brote gelogen, die Sie essen?
- Haben Sie je einen Vorrat mit Süßigkeiten angelegt?
- Haben Sie diesen Vorrat je vor anderen versteckt?
- Sind Sie je wütend geworden, weil Ihnen jemand Ihr Butterbrot oder Ihre Süßigkeiten weggegessen hat?
- Haben Sie je einen Umweg gemacht, um etwas Süßes zu kaufen?
- Halten Sie sich für einen Alkoholiker?
- Dachten Sie jemals an Zucker als eine Art von »Liebe« oder Trost?
- Haben Sie die Öffnungszeiten des nahegelegensten Kiosks oder Süßigkeitenladens im Kopf?
- Halten Sie sich selbst für zuckersüchtig?
- Wie war es damit, als Sie klein waren?
- Haben Sie jemals Süßigkeiten versteckt?
- Haben Sie je irgendwo Süßigkeiten gestohlen?
- Haben Sie jemals Geld entwendet, um Süßigkeiten zu kaufen?
- Finden Sie, dass die zuckrige Milch unten im Teller das Beste an den morgendlichen Cornflakes ist?

Wenn Sie in Bezug auf Süßigkeiten …

- lügen,
- schummeln,
- heimlich tun,

... dann haben Sie unseres Erachtens ein Problem. Oder haben Sie schon einmal jemanden getroffen, der heimlich gekochten Fisch mit Spinat gegessen hat?

Sind Sie betroffen? Wenn Sie einige der Fragen mit ja beantwortet haben, könnten sie besonders empfindlich auf Zucker reagieren. Viele Menschen haben sich nämlich nie in den zuvor beschriebenen Situationen befunden.

Wenn Sie mit ja antworten, empfehlen wir Ihnen, den folgenden Abschnitt zu lesen, um mehr über die Zuckerübersensibilität zu lernen und darüber, welche Konsequenzen sie eventuell haben kann.

In den USA gibt es seit den 1950er-Jahren Ärzte, die auf *Addiction Medicine* spezialisiert sind, also auf Suchtmedizin oder Addiction-Medizin. Es werden vier Verhaltensweisen unterschieden:

- Konsum – der keinerlei Konsequenzen hat. Diejenigen, die zur Kategorie »Benutzer« gehören, antworten mit nein auf alle Testfragen und haben die beschriebenen Gedanken, Gefühle und Verhaltensmuster, die Süßes – Süßigkeiten, Limonaden, Kuchen und Weißbrot – betreffen, nie selber erlebt. Benutzer würden nie auf die Idee kommen, Süßigkeiten-»Fastenwochen« einzulegen. Sie essen nie, bis ihnen übel wird. Sie können nur das halbe Dessert essen und, selbst wenn es sich um Mousse au Chocolat handelt, sagen: »Danke, jetzt bin ich satt.« Benutzer nehmen immer nur ein Stück von einer Tafel Schokolade, essen immer nur ein kleines Eis oder einen Keks, ohne weiter darüber nachzudenken. Süßigkeiten sind ihnen gleichgültig und wirken nicht sonderlich verlockend auf sie.

- Falscher Konsum – mit vereinzelten, vorübergehenden Folgeerscheinungen. Wenn Sie zu dieser Kategorie gehören, essen Sie gelegentlich aufgrund von Stress und Müdigkeit zu viel oder weil sie sich in einer vollkommen neuen Umgebung langweilen, sich gerade in einer Beziehungskrise befinden oder Ähnliches. Aber das erlauben Sie sich maximal ein bis zwei Tage hintereinander und finden dann, dass Ihnen diese Esserei (oder Trinkerei oder um welche Droge es sich auch immer handelt) so schlecht bekommt, dass Sie aufhören und problemlos zu ihren normalen, gesunden Gewohnheiten zurückkehren. Hier gibt es keinen Kontrollverlust und keinen Kater. Sie entscheiden sich einfach, damit wieder aufzuhören.

Um die Begriffe Missbrauch und Abhängigkeit zu definieren, verwenden wir ein internationales Diagnosesystem, das dafür entwickelt wurde, Alkohol-, Tabletten- und Drogenprobleme zu diagnostizieren. Es heißt DSM-IV[4] und verwendet die Begriffe Missbrauch und Abhängigkeit, um verschiedene Stadien von Problemen mit psychoaktiven Drogen wie Alkohol und auch Zucker zu beschreiben. Zucker wird dort unter »andere (oder unbekannte) substanzabhängige Störungen« eingeordnet.

- Missbrauch – laut DSM-IV entspricht Missbrauch einem fehlerhaften Anwendungsmuster von Drogen, das zu immer wieder auftretenden negativen Konsequenzen führt. Für den Missbrauch müssen ein oder mehrere der folgenden Kriterien erfüllt sein und zwar innerhalb eines Zeitraums von zwölf Monaten:

1. Wiederholte Anwendung von Drogen, die zur Vernachlässigung der Pflichten am Arbeitsplatz, in der Schule oder zu Hause führt.
2. Wiederholte Anwendung in Situationen, die physisch riskant sind.
3. Wiederholte Probleme mit dem Rechtssystem, die auf die Drogen zurückzuführen sind.
4. Fortgesetzte Anwendung trotz wiederholter und andauernder sozialer und interpersoneller Probleme, die vom Drogenkonsum verursacht oder verstärkt werden.

- Abhängigkeit – laut DSM-IV – entspricht einem fehlerhaften Anwendungsmuster von Drogen, das zu klinisch signifikanten Funktionsverschlechterungen oder Leiden führt. Für eine Abhängigkeit müssen mindestens drei der folgenden Kriterien erfüllt sein und zwar wiederum innerhalb eines Zeitraums von zwölf Monaten.

1. Toleranz in Form
   a) eines erheblich gesteigerten Mengenbedarfs der Droge, um den Rauschzustand oder eine andere erwünschte Wirkung zu erzielen, oder

b) einer deutlich verminderten Wirkung bei fortdauernder Anwendung derselben Drogenmenge.
2. Entzugserscheinungen – entweder
   a) die für die Droge charakteristischen Entzugserscheinungen oder
   b) dieselbe Droge (oder eine sehr ähnliche) wird eingenommen, um die Entzugserscheinungen abzuschwächen oder zu umgehen.
3. Die Drogen werden oft in größeren Mengen genommen oder über einen längeren Zeitraum hinweg als geplant.
4. Ein ständiger Wunsch oder missglückte Versuche, den Drogenkonsum einzugrenzen oder zu kontrollieren.
5. Erhebliche Zeit wird darauf verwendet, die Droge zu beschaffen, sie einzunehmen oder sich von ihrer Wirkung zu erholen.
6. Aufgabe oder Einschränkung wichtiger sozialer oder beruflicher Aktivitäten oder Freizeitinteressen aufgrund des Drogenkonsums.
7. Fortdauernder Drogenkonsum, trotz des Wissens um bleibende oder wiederkehrende physische oder psychische Schäden.

Wenn Sie wissen wollen, ob es sich bei Ihren Problemen um Missbrauch oder Abhängigkeit handelt, dann beantworten Sie die folgenden Kontrollfragen, die ursprünglich einer groß angelegten Studie entstammen und im Zusammenhang mit psychoaktiven Drogen eingesetzt werden, wie auch bei Alkohol, Kokain und Marihuana.[5]

Kontrollfragen zu Zuckermissbrauch und Zuckerabhängigkeit

1. Haben Sie im letzten Jahr irgendwann mehr Süßigkeiten gegessen, als sie eigentlich wollten und/oder mehr Süßes konsumiert, als Sie vorhatten?
2. Haben Sie im letzten Jahr irgendwann Ihre Alltagspflichten versäumt, weil Sie zu viel Süßes gegessen haben?
3. Haben Sie im letzten Jahr das Gefühl gehabt, dass Sie Ihre Essgewohnheiten oder Ihre Art, mit Süßigkeiten umzugehen, ändern müssen?
4. Hat sich im letzten Jahr jemand aus Ihrem Familien- oder Freundeskreis kritisch darüber geäußert, wie viel Süßigkeiten Sie essen und wann?
5. Haben Sie irgendwann im letzten Jahr nur noch den einen Gedanken gehabt, wann Sie Süßigkeiten essen und wo Sie welche kaufen können?
6. Haben Sie im letzten Jahr irgendwann Süßigkeiten eingesetzt, um gefühlsmäßiges Unbehagen wie Verstimmtheit, Wut oder Trauer abzumildern?

Zwei oder mehr positive Antworten deuten darauf hin, dass Sie ein Missbrauchs- oder Abhängigkeitsverhalten entwickelt haben. In diesem Fall sollten Sie sich bei Ihrem Hausarzt oder Ihrer Krankenkasse informieren, welche Klinik oder sonstige Einrichtung in Ihrer Nähe entsprechende Tests anbieten, um Klarheit zu erhalten.

Weshalb ist es so wichtig, zwischen Missbrauch und Abhängigkeit zu unterscheiden? Weil die jeweiligen Maßnahmen vollkommen unterschiedlich sind!

Innerhalb der Addiction-Medizin in den USA gilt Abhängigkeit als körperliche Krankheit, bei der das Problem im Lustzentrum des Gehirns zu suchen ist und nicht bei der Droge. Die Krankheit ist primär, chronisch, tödlich und progressiv, d. h. sie entwickelt und verschlimmert sich ständig, wenn keine Maßnahmen ergriffen werden. Die Krankheit Abhängigkeit ist unheilbar, aber sehr wohl behandelbar.

Früher glaubte man im Allgemeinen, dass Missbrauch immer zur Abhängigkeit führt, heute aber sieht die Forschung dies anders. Mehrere Studien haben gezeigt, dass Missbrauch ein definierbarer Zustand ist und Abhängigkeit ein anderer. »Missbrauch und Abhängigkeit sind nur entfernte Cousinen«, sagt beispielsweise der amerikanische Forscher Norman Hoffmann.

In einer 2002 vorgelegten Studie wurden 1300 Männer und Frauen über einen Zeitraum von fünf Jahren untersucht. Bei allen war anfangs die Diagnose Missbrauch gestellt worden (laut den DSM-IV-Kriterien), bei einer erneuten Beurteilung nach fünf Jahren zeigte sich jedoch, dass nur drei Prozent eine Abhängigkeit entwickelt hatten (ebenfalls laut DSM-IV-Kriterien).

Ann-Mari, 57, arbeitet halbtags in der Buchhaltung, verheiratet, drei Kinder

»Vanilleherzen, Pralinen, Zimtschnecken, Pfefferminzbonbons, kandierte Äpfel. Oder ein Käsebrötchen in Kakao getaucht …« genüsslich erzählt Ann-Mari von den wirklichen Höhepunkten ihrer Kindheit, den Süßigkeiten, die es immer dann gab, wenn was gefeiert wurde.

»Ich hatte ein liebevolles und fröhliches Zuhause.« Ann-Mari wuchs mit ihrer Mutter, ihrem großen Bruder und ihren Großeltern väterlicherseits auf. Ihr Vater war Alkoholiker. Er verließ seine Familie, als sie zwei Monate alt war, und tauchte dann nur sporadisch auf, betrunken, bösartig und unzufrieden – vor allem in Bezug auf Ann-Mari. Jedenfalls erinnert sie sich so daran. Sie tat alles, um tüchtig zu sein, war nett und fröhlich, ein Clown, der gern unterhielt, das brave Mädchen, das sich um andere kümmerte, geschätzt von den Lehrern, sehr gut in der Schule. Und befiel sie die Unlust, dann betäubte sie diese rasch mit Süßigkeiten.

Als Ann-Mari siebzehn Jahre alt war und zum ersten Mal schwanger, hatte sie das Gefühl, sich endlich einmal nicht mehr zusammennehmen zu müssen. Jetzt konnte sie essen, ohne ein schlechtes Gewissen zu haben. Für zwei, wie es so schön heißt. Sie nahm 29 Kilogramm zu – und brachte dann eine Tochter mit einem Gewicht von 2385 Gramm zur Welt.

»Alle diese Kilos gingen auf mein Konto«, konstatiert Ann-Mari. »Ich brauchte fünf Jahre, um wieder abzunehmen. Dann wurde ich wieder schwanger – und nahm dieses Mal 22 Kilogramm zu.«

Seit ihrem achtzehnten Lebensjahr ging Ann-Maris Gewicht ständig rauf und runter. Sie hat alle erdenklichen Abmagerungskuren ausprobiert. Mit dreißig war sie ein wandelnder Vulkan, immer von einer innerlichen Unruhe erfüllt. Sie rechnete ständig mit dem Schlimmsten und geriet in helle Aufregung, sobald sie nur einen Krankenwagen hörte. Stets nahm sie an, Freunde oder Verwandte seien betroffen.

Glücklicherweise gab es Süßigkeiten, Weißbrot und Nudeln – die ihr einen Augenblick der Entspannung schenkten. Aber Ann-Mari musste ihre Essgewohnheiten teuer bezahlen: starke Arthrose beider Knie, Entzündung der Speiseröhre, Zellveränderungen der Magenschleimhaut, Bluthochdruck und Atemstillstand im Schlaf (Apnoe). Innerhalb von einer Stunde konnte bei ihr im Schlaf die Atmung bis zu vierzig Mal aussetzen – das ist lebensgefährlich und führt zu einer ständigen Müdigkeit tagsüber. Ihr Gehirn war manchmal vollkommen lahmgelegt. Ann-Mari verwechselte Wochentage, machte sich barfuß auf den Weg zur Arbeit oder stellte einen Topf auf den Herd, ohne zu wissen, warum. Schließlich begann ihr Herz unregelmäßig zu schlagen, und ihren Kollegen fiel auf, dass ihre Gesichtsfarbe von Lila ins Graubleiche wechselte. Aber an ihrem Herzen war nichts auszusetzen. Innerlicher Stress sagten die Ärzte und schrieben Ann-Mari krank.

»Die ersten drei Jahre passierte eigentlich nichts«, sagt sie. »Ich sonderte mich vollkommen ab, konnte nicht mal mehr U-Bahn fahren. Ich weinte viel und aß heimlich, um mich zu trösten. Mein Morgenspaziergang führte geradewegs zur Bäckerei. Dort kaufte ich zwei Zimtschnecken, oder ich kam mit einem Sahnetörtchen nach Hause, verschwieg aber, dass ich eigentlich vier gekauft und bereits drei verschlungen hatte. Ich kaufte fertigen Pfefferkuchenteig und versteckte ihn in einer Tüte, bis ich endlich allein zu Hause war.

Manchmal plante ich den Tag so, dass ich erst etwas bügeln wollte, um mich dann mit ein paar Schnecken mit Vanillecremefüllung von 7-Eleven zu belohnen. Kam mein Mann oder sonst jemand an solch einem Tag früher nach Hause und brachte meine Planung durcheinander, war der ganze Abend zerstört.«

Ann-Mari versuchte, mehreren Ärzten und Psychologen ihr Verhalten zu beschreiben. »Ich benehme mich wie eine Alkoholikerin«, sagte sie, »oder wie eine Drogenabhängige.« Aber man wies sie sofort zurecht:

»Das dürfen Sie nicht sagen. Diese Esserei ist etwas ganz anderes.«

Ein Zeitungsartikel jedoch, in dem Babben Larsson von ihrer Zuckerabhängigkeit berichtete, brachte Ann-Mari dazu, aus eigenem Antrieb die im Text erwähnte Klinik anzurufen und einen Termin für ein Beratungsgespräch zu vereinbaren. Und dieses Gespräch ergab eindeutig: Sie war so krank, dass sie sich einer mehrwöchigen Behandlung unterziehen musste.

Endlich Rettung in Sicht! Ann-Mari hatte bereits gefühlt, bald sterben zu müssen, wenn nichts geschah. Mit ihren 35 Kilogramm Übergewicht war sie physisch, geistig, sozial und psychisch so am Ende gewesen, dass sie ihre Lage für ausweglos ansah.

Auf dem Weg zur Klinik kaufte sie im Zug einen Kaffee und einen Riesenmuffin und gab sich dann ein Weilchen dem Selbstmitleid hin. Sie wusste, diesen Genuss würde Sie sich in ihrem Leben nie mehr gönnen können, der Preis war: totale Enthaltsamkeit von Zucker und Weißmehl.

Aber bereits während der ersten Wochen ihrer Behandlung schwanden ihre Unruhe und das flaue Gefühl in der Magengrube – ihr Gehirn begann wieder zu funktionieren.

»Mit 57 Jahren habe ich in der Tat noch einmal zu leben begonnen«, sagt sie. »Vorher war ich wie im Nebel. Dies hier ist mit Ausnahme meiner Kinder und Enkel das Phantastischste, was ich je in meinem Leben erlebt habe. Ich finde es immer noch wahnsinnig stressig, ich muss wirklich noch kämpfen und gehe auf mehrere Zwölfschritt-Meetings in der Woche. Dieses Gesundwerden ist für mich so neu. Jeder Tag erfüllt mich mit enormer Dankbarkeit. Mein Körper heilt, ich esse gut und nehme trotzdem ab, und mein Gehirn funktioniert. Ich habe ein viel besseres Gedächtnis als vor fünf Jahren. Ich glaube, das Ausgebranntsein war eine Folge meiner Zuckersucht. Mit allen Gefühlen umzugehen, die plötzlich auftauchen, das fällt mir schwer. Damit habe ich wirklich keine Übung, denn ich habe sie ja immer mit meiner Esserei unterdrückt. Jetzt rufe ich einfach jemanden an, den ich in der Klinik oder in einer der Zwölfschritt-Gruppen kennen gelernt habe, statt irgendwo eine Zimtschnecke zu kaufen.«

Die Wirkung des Zuckers auf das Gehirn

»Wenn das Gehirn so simpel wäre, dass wir es verstünden, dann wären wir so simpel, dass wir es nicht verstehen könnten.«

Lyall Watson

Mutter Erde ist sehr erfindungsreich, was das Überleben betrifft, und wir Menschen sind unglaublich sinnvoll erschaffen. Denken Sie nur an die Nieren, was für eine phänomenale Kläranlage! Und die lebenswichtigen Organe Herz und Lunge, wie gut geschützt sie hinter den Rippen ruhen!

Und erst das Gehirn, das Zentrum von allem! Es befindet sich ganz oben, damit es den vollen Überblick hat. Innerhalb des Schädelknochens in Häute und Flüssigkeit eingebettet, gleicht es einer schwer zu erzwingenden Festung. Dieser grau-rosa Gallertklumpen ist so groß wie eine Grapefruit und schrumpelig wie eine Walnuss, aber Gold wert.

Das Gehirn ist in jeder Beziehung zentral – auch, was unsere Sensibilität für Zucker anbelangt, und was diese alles anrichten kann. Um das Warum und Wie richtig zu verstehen, benötigen wir einige nähere Kenntnisse über das Gehirn.

Wir wollen als Erstes einen Blick auf den ausgesprochen logischen Aufbau des Gehirns werfen: Die Systeme, die am wichtigsten sind, liegen ganz innen, wo sie am besten geschützt sind.

Am Ende des Rückenmarks befindet sich das Kleinhirn, dessen Hauptaufgabe darin besteht, dafür zu sorgen, dass wir aufrecht gehen und uns vorwärts bewegen können. Daneben liegt der ursprünglichste Teil unseres Gehirns, das limbische System, das die primitivsten Vorgänge steuert, die unser Überleben sichern, wie den Fluchtinstinkt, die Nahrungsaufnahme, die Fortpflanzung und die Selbstverteidigung.

Es folgt das Großhirn, mit Zentren für u. a. Revier- und Machtverhalten, Sammeln und Fürsorglichkeit (in erster Linie dem eigenen Nachwuchs gegenüber). Ganz außen schließlich die Hirnrinde, der Kortex, wo unsere Fähigkeit gesteuert wird, logisch zu denken, Liebe und Zuneigung zu empfinden, mit anderen Menschen auszukommen und Kontakt zu Gott oder der spirituellen Welt zu suchen. Hier ist auch unsere Persönlichkeit angesiedelt.

Der Mensch kommt nicht mit einem fertig entwickelten Gehirn auf die Welt. Es wächst und verändert sich das ganze Leben über, und Sie können es selbst beeinflussen – und damit auch Ihr eigenes Schicksal. Ein schlechtes Gedächtnis oder ein aufgewecktes und vitales Gehirn bis ins hohe Alter? Das liegt größtenteils ganz allein an Ihnen und daran, wie Sie mit diesem wichtigsten Teil Ihres Körpers umgehen und ihn pflegen. Das schreibt die amerikanische Medizinjournalistin Jean Carper in ihrem Buch »Your Miracle Brain« (Ihr Wunderhirn). Und um Wunder handelt es sich auch gemäß der jüngsten internationalen Forschung.

Das Gehirn ist in den Brennpunkt einer immer intensiveren Forschung geraten, weil neue Techniken es nun ermöglichen, in das Gehirn lebender Menschen zu sehen. Früher konnten die Wissenschaftler nur Mutmaßungen anstellen und sich die Gehirne Verstorbener ansehen.

Forschern ist es gelungen, die Nervenzellen des Gehirns von Menschen wiederzubeleben, die bis zu acht Stunden tot waren, und neue Erkenntnisse deuten darauf hin, dass es nicht von der Anzahl der Gehirnzellen abhängt, wie vital ein Mensch ist, sondern davon, wie gut die Verknüpfungen zwischen diesen Zellen sind. Diese Verknüpfungen kann man sowohl trainieren als auch mit dem richtigen Brennstoff auf Touren bringen. In den USA hat das Wissen darüber, wie stark Ernährung und Lebensstil das Gehirn beeinflussen, zu einer ganz neuen Fachrichtung geführt, der nutritional neurology (der Ernährungsneurologie). Laut Jean Carper ist das Rezept für eine optimale Gehirntätigkeit richtige Bewegung, richtige Ernährung sowie eine ergänzende Vitamin- und Mineralstoffzufuhr.

Früher – oder eigentlich vor kaum mehr als dreißig Jahren – glaubte man, dass die Ernährung Gehirn und Zentralnervensystem nicht beeinflusse. Man ging davon aus, die Blut-Hirn-Schranke sortiere alle Nährstoffe im Blut genauestens, um das Gleichgewicht des Zentralnervensystems zu wahren. Neue Forschungen ergaben, dass Nährstoffe, einschließlich Glukose und Fett, unmittelbar auf die Gehirnzellen und die Gehirnfunktion einwirken und zu Stimmungsschwankungen und langfristig zu drastischen Veränderungen des Verhaltens führen können.

Die aktuelle Forschung untersucht, wie das Gehirn die Nahrung verwertet und aus ihr chemische Stoffe gewinnt, die dann zur Herstellung und Regulierung wichtiger Signalsubstanzen verwendet werden. In der Tat verhält es sich so, dass das Gehirn bestimmte Nährstoffe als Bausteine für bestimmte Signalsubstanzen benötigt – die Verfügbarkeit eines Nährstoffs entscheidet somit über das Vorkommen einer Signalsubstanz.

Was Sie essen, nimmt also Einfluss darauf, ob Sie fröhlich und aktiv oder deprimiert und lustlos sind, ruhig und zufrieden oder irritiert und reizbar. Die Tatsache, dass unsere Ernährung die Produktion von chemischen Stoffen in unserem Gehirn direkt beeinflusst, unterscheidet dieses von allen anderen Organen unseres Körpers.

Einige Beispiele: Die Gehirnzellen benötigen Tryptophan (eine Aminosäure, die in Proteinen vorkommt), um Serotonin herstellen zu können – ein Antidepressivum, eine Wohlfühlsubstanz. Cholin, das sich in Eigelb findet, ist für die Herstellung der Signalsubstanz Acetylcholin notwendig – enorm wichtig für das Gedächtnis. Die Aminosäure Tyrosin, die in proteinreichen Lebensmitteln vorkommt, verwenden die Gehirnzellen, um die Signalsubstanz Dopamin herzustellen – notwendig für die Koordination. Und so weiter.

Aber es geht nicht nur um die Menge der Signalsubstanzen. Die neue Forschung rückt deren Aufnahme an den Nervenzellen in den Vordergrund – die Rezeptoren, die die Signalsubstanzen empfangen und bearbeiten und die Mitteilungen weiterleiten. Die Zusammensetzung der Signalsubstanzen und die Biochemie der Rezeptoren verändern sich ständig, und manche diese Veränderungen werden von unserer Ernährung und unserem Verhalten beeinflusst.

Hinter der Zuckerabhängigkeit und ihren Folgenerscheinungen stecken verschiedene Phänomene:

1. Extreme Schwankungen des Blutzuckerspiegels, die fatale Konsequenzen für das Wohlbefinden/die Laune haben. Das »Dr. Jekyll und Mr. Hyde-Syndrom«.
2. Die Chemikalien Dopamin, Endorphin und Noradrenalin werden von Zucker freigesetzt. Das hat entscheidende, sowohl positive als auch negative Auswirkungen auf Befindlichkeit und Antriebskraft.

Die Funktionen dieser chemischen Stoffe sind komplex. Um sie verstehen zu können, benötigt man einige Kenntnisse über das Gehirn – aber es lohnt sich, sich näher darauf einzulassen, sagt Prof. Charlotte Erlanson-Albertsson, Schwedens vermutlich fachkundigste Wissenschaftlerin auf diesem Gebiet. Dieses Wissen wird Ihr Selbstbewusstsein stärken, denn Sie werden Ihre eigenen Gefühle verstehen, wiedererkennen – und verstehen können, warum Sie so und nicht anders empfinden. Sie werden einsehen, dass es »nicht an Ihnen liegt«, Sie nicht »verrückt« sind, sondern dass es eine ganz natürliche Erklärung für Ihr Verhalten und Ihre Gefühle gibt – und sich darüber hinaus etwas dagegen unternehmen lässt!

Sie können lernen, wie sich Gefühle, die auf Schwankungen des Blutzuckerspiegels zurückzuführen sind, von solchen unterscheiden, die Serotonin- und Betaendorphinpegel hervorrufen.

Sie werden entdecken, was für ein phantastisches Gefühl es ist, um die exakten physiologischen Ursachen zu wissen, die Ihre Gefühle und Verhaltensweisen steuern. Damit haben Sie ein Werkzeug in der Hand, selbst über Ihr Leben zu bestimmen!

Serotonin und Betaendorphin werden auch Signalsubstanzen genannt – denn sie haben mit Signalen, Botschaften, zu tun, mit denen sich auch unser Gehirn hauptsächlich beschäftigt. Die Aufgabe unseres Gehirns ist es, Informationen zu verarbeiten und Botschaften zu versenden.

In jedem Augenblick kommunizieren Milliarden von Gehirnzellen untereinander mithilfe eines ausgeklügelten Systems verknüpfter Zellen. Diese Zellen sind jedoch nicht wirklich miteinander verknüpft. Zwischen allen klafft eine winzige Lücke, und dort kommen die Signalsubstanzen ins Spiel. Sie sind chemische Boten – sozusagen die eigene Briefträgertruppe des Gehirns, die die Information zwischen den Lücken befördern.

Es gibt viele verschiedene Boten/Signalsubstanzen für die unterschiedlichsten Mitteilungen – und jede empfangende Zelle besitzt Tausende verschiedener Rezeptoren, die nur darauf warten, Signalsubstanzen aufzunehmen.

Stellen Sie sich eine Reihe Briefkästen an einer Landstraße vor, die jeweils nur Post für Andersson oder Pettersson oder wen auch immer aufnehmen. Im Gehirn werden diese Briefkästen Neurorezeptoren genannt, und sie sind so maßgeschneidert, dass sie immer nur eine bestimmte Sorte Post/Information/Signalsubstanz entgegennehmen können. Ein Serotoninmolekül kann seine Botschaft nur an einen Serotoninrezeptor weitergeben, ein Betaendorphinmolekül nur an einen Rezeptor für Betaendorphin und so fort.

Wenn alles funktioniert und die Mitteilungen den richtigen Empfänger erreichen, reagiert die Zelle und schickt die Botschaft weiter zur nächsten Zelle – der Informationsfluss läuft. Dies geschieht blitzschnell und unentwegt. Was enthalten nun diese Botschaften? Das ist natürlich unterschiedlich.

- Betaendorphin hat die Aufgabe, physischen und emotionalen Schmerz zu lindern, das Selbstvertrauen aufzubauen, für eine stabile Gefühlslage zu sorgen – sogar für Euphorie –, die Angst in Schach zu halten, uns weniger paranoid und zornig werden zu lassen und gewisse Formen der Depression zu lindern.
- Serotonin beeinflusst die Stimmung und das Verhalten, es reguliert und unterdrückt beispielsweise impulsives Verhalten.

Betaendorphin ist im Gehirn sozusagen eingelagert und wird zum Beispiel ausgeschüttet, wenn man sich verletzt. Fällt Ihnen etwas auf die Zehen, so werden Schmerzsignale zum Gehirn ausgesandt, das daraufhin Betaendorphin freisetzt und zu den Zehen zurückschickt. Der Schmerz nimmt ab, sobald das schmerzstillende Mittel sein Ziel erreicht.

Menschen mit einer Zuckerübersensibilität weisen einen

niedrigen Betaendorphinspiegel auf. Das Gehirn gleicht dies aus, indem es die Anzahl der Rezeptoren erhöht, und somit reagieren diese Menschen viel stärker als andere auf Substanzen, die Betaendorphin freisetzen, wie beispielsweise Zucker.

So wohltuend, wie sich ein normaler Betaendorphinspiegel auf die Laune auswirkt – antidepressiv, kummervertreibend und so weiter –, so verheerend äußern sich Abweichungen. Wer einen natürlich niedrigen Betaendorphinspiegel aufweist, hat ein *biologisch* bedingtes schlechtes Selbstbewusstsein, das somit nicht allein mithilfe von Psychotherapie bewältigt werden kann.

Drogen wie Morphium, Heroin und Kodein wirken auf dieselben Rezeptoren wie das Betaendorphin, weil ihre Moleküle dieselbe Form haben. Das Gehirn wird an der Nase herumgeführt und glaubt, es sei mehr natürliches Betaendorphin ausgeschüttet worden. Das Resultat ist dasselbe: erhöhte Schmerzschwelle, Zustand der Euphorie, Optimismus, gutes Selbstbewusstsein. Alkohol beeinflusst die Rezeptoren zwar nicht direkt, veranlasst aber das Gehirn, mehr Betaendorphin auszuschütten. Personen, die empfindlich auf Zucker reagieren, reagieren auch stärker auf alles, das zu einer erhöhten Ausschüttung von Betaendorphin führt – sie werden »high«, und die Schmerzen lassen nach, sowohl die physischen als auch die gefühlsmäßigen.

Experimente mit Mäusen haben gezeigt, dass Zucker schmerzstillend wirkt. Elliot Blass untersuchte Mitte der 1980er-Jahre sowohl physische als auch gefühlsmäßige Reaktionen auf Schmerz und konnte nachweisen, dass Zucker die gleiche Wirkung auf das Mäusehirn ausübt wie Opiate.

Die meisten Zuckerabhängigen kennen das Bedürfnis, physischen und gefühlmäßigen Schmerz zu dämpfen und wissen, wie schmerzlindernd Eis, Schokolade, Getreideprodukte und Weißbrot wirken. Dass dieses Bedürfnis von ihrem eigenen Betaendorphinmangel hervorgerufen wird, davon haben sie keine Ahnung.

Serotonin ist ebenfalls im Gehirn vorhanden, und zwar bei allen Menschen in unterschiedlichen Mengen. Ist sein Spiegel niedrig, so ist der Austausch zwischen den Zellen gering und Informationen erreichen nicht ihr Ziel.

Man nimmt an, dass zuckerabhängige Personen und solche mit anderen Abhängigkeiten einen zu niedrigen Serotoninspiegel aufweisen und sieht darin eine Erklärung für deren versagende Impulskontrolle/-bremse. Dies hat zur Folge, dass man der Versuchung nicht widerstehen kann, doch noch ein Brot vor dem Essen nimmt oder Süßigkeiten oder Chips, obwohl man sich tausendmal vorgenommen hat, darauf zu verzichten. Weil das Serotonin nicht ausreicht, um die Mitteilung weiterzuschicken, dass es sich nur um einen Impuls handelt und nicht um richtigen Hunger, der gestillt werden muss, bleibt der erste Bissen im System hängen.

Wäre der Serotoninspiegel so hoch gewesen, dass eine ausreichende Anzahl Rezeptoren hätte aktiviert werden können, dann wäre die Information übermittelt worden und man hätte sich zum Verzicht entschließen können. Aufgrund der Serotonindusche hätte man sich wohler gefühlt (ohne das Brot/die Chips/die Süßigkeiten), die Irritation hätte sich gelegt, das Gefühl der Isolation und Depression wäre schwächer geworden, und Sie hätten das Gefühl genießen können, die Kontrolle über das Dasein und Ihr eigenes Verhalten zu haben.

Ist der Serotoninspiegel wie er sein soll, fühlt man sich entspannt und harmonisch. Das Serotonin erhöht auch die Fähigkeit, Impulshandlungen zu widerstehen. Menschen mit niedrigem Serotoninspiegel fällt es schwer, nein zu sagen. Da sie kaum Zeit zwischen Vorsatz und Handlung verstreichen lassen, bleibt ihnen keine Zeit, einen vernünftigen Beschluss zu fassen. Ehe sie sich versehen, stehen sie schon in der Kneipe, haben sich eine Hand voll Süßigkeiten gekauft oder eine frischgebackene Zimtschnecke in den Mund geschoben.

Ein niedriger Serotoninspiegel kann bei ihnen das Gefühl der Depression auslösen, und das löst das Verlangen aus, den Spiegel zu erhöhen – zum Beispiel durch den Verzehr schnell abbaubarer Kohlenhydrate, die in Brot, Nudeln oder Süßigkeiten enthalten sind.

Serotonin besteht aus der in Proteinen vorkommenden Aminosäure Tryptophan. Wenn Sie Proteine essen, nehmen Sie Tryptophan zu sich. Das Tryptophan bildet im Gehirn Serotonin – aber, um dorthin zu gelangen, braucht es die Hilfe der Kohlenhydrate. Kohlenhydrate erhöhen den Serotoninspiegel im Gehirn – vorausgesetzt man hat zuvor genügend Protein zu sich genommen.

Schokolade kann den Serotoninspiegel erhöhen und gleichzeitig antidepressiv wirken, aber alle Zuckerübersensiblen seien hier ausdrücklich davor gewarnt! Der Preis ist zu hoch: Das Verlangen nach Süßigkeiten wird stärker und die Abhängigkeit!

Gewisse Dinge bereiten dem Menschen Genuss, damit er als Spezies überlebt: Das Essen, das Trinken und der Sex. Ein Belohnungssystem im Gehirn vermittelt uns bei diesen Betätigungen ein Lustgefühl. Vor allem drei Signalsubstanzen sind bei diesem Belohnungssystem aktiv:

- Dopamin, das uns auf Touren bringt
- Serotonin, das uns beruhigt
- Endorphin, das sowohl physischen als auch psychischen Schmerz lindert

Aber wir kennen auch Abkürzungen zum Glück, andere Arten, sich das Belohnungssystem zunutze zu machen – und genau das tun wir, wenn wir uns mit Essen, Alkohol, Shoppen, Arbeit oder welchem Hilfsmittel auch immer berauschen.

Wie empfindlich dieses Belohnungssystem ist, unterscheidet sich von Person zu Person. Der eine kann einen Sonnenuntergang am Wasser genießen, während es für den anderen mindestens ein Fallschirmsprung sein muss. Angenehme Tätigkeiten wiederholen wir mit Vorliebe, aber wenn sich das Verhalten in Abhängigkeit verwandelt, ist es nicht mehr freiwillig, sondern zwanghaft, und man kann nicht mehr aufhören. Der Abhängige hat die Kontrolle verloren und macht trotz der negativen Folgen weiter.

Wissenschaftler, u. a. der schwedische Professor Jörgen Engel, bezeichnen die Entstehung eines überempfindlichen Belohnungssystems als Sensibilisierung des Gehirns. Obschon man immer dieselbe Dosis einer Droge nimmt, wird das Verlangen mit jedem Mal größer, und wenn ein Belohnungssystem das übersensible Stadium erreicht hat, ist es zu spät und das System für immer verändert.

Es hat sich gezeigt, dass die Sensibilität für eine Droge auch eine Sensibilität für andere Drogen mit sich bringt. Früh mit dem Rauchen zu beginnen, kann beispielsweise das Risiko erhöhen, später von Alkohol oder einer anderen Droge abhängig zu werden. Laut dem amerikanischen Ernährungsforscher Jeffrey Bland hat auch Zucker diesen Effekt. Er kann also früh im Leben die Weichen im Gehirn so stellen, dass dieses später auf andere Drogen vorbereitet ist. Es heißt, 75 Prozent der Menschen weisen eine angeborene Übersensibilität für Zucker auf.

Das Gehirn strebt ständig nach einem perfekten Gleichgewicht und versucht daher, jede Störung auszugleichen – durch Reduzierung, Steigerung oder Abstinenz.

Reduzierung: Wenn das Gehirn mit einer bestimmten Nachricht bombardiert wird, versucht es, diese zu unterdrücken, indem es einige der Rezeptoren abschaltet. Gibt es weniger Einfallstore, so wird weniger Serotonin oder Betaendorphin versendet, obwohl das Angebot groß ist. Dieser Mechanismus verbirgt sich hinter der Fähigkeit des Menschen, eine Unempfindlichkeit Drogen – auch Zucker – gegenüber zu entwickeln.

Schmerzstillende Mittel beispielsweise funktionieren, weil ihre Moleküle dieselbe Form wie die Betaendorphinmoleküle haben – und folglich zu denselben Rezeptoren passen. Die schmerzstillenden Mittel werden weitertransportiert. Durch die Medizin werden weitaus mehr Rezeptoren als normal angesprochen, und recht bald will das Gehirn wieder zum Gleichgewicht zurückkehren und stellt daher einen Teil der Rezeptoren ab. Die Folge: Dieselbe Menge Schmerzmittel hat eine geringere Wirkung. Man hat diesem Mittel gegenüber eine Toleranz entwickelt und benötigt eine größere Menge, um dieselbe Wirkung zu erzielen wie beim ersten Mal.

Diese Entwicklung verläuft schnell. So beschreibt Kathleen DesMaisons, dass man am ersten Tag noch mit 50 Milligramm Morphium zur Schmerzlinderung auskommt und zehn Tage später vielleicht schon 500 Milligramm braucht, um dieselbe Wirkung zu erzielen!

Steigerung: Wenn Sie über einen natürlich niedrigen Serotoninspiegel verfügen, hat Ihr Gehirn dies durch die Einrichtung zusätzlicher Serotoninrezeptoren ausgeglichen.

Das kann eine dramatische Wirkung haben, wenn Sie beispielsweise antidepressive Medikamente einnehmen. In einem System voller Rezeptoren kommt es dann zu erhöhten Serotonintreffern – Sie werden sich gestresst oder rastlos fühlen oder seltsame Träume haben.

Kinder von Alkoholikern – und laut Kathleen DesMaisons alle, die zuckerübersensibel sind – kommen mit einem zu niedrigen Betaendorphinspiegel zur Welt, was zur Folge hat, dass ihr Gehirn dies mit einer erhöhten Anzahl von Betaendorphinrezeptoren kompensiert und Sie auf alle Substanzen übertrieben reagieren, die dieselbe Reaktion wie Betaendorphin auslösen, wie zum Beispiel Alkohol. Der erste Alkoholgenuss eines Menschen mit zusätzlichen Betaendorphinrezeptoren hat eine enorme Wirkung: Eine Unmenge Betaendorphin wird ausgeschüttet, alle möglichen Schmerzen werden gelindert, auch die psychischen, und der Person geht es besser als je zuvor.

Wem es psychisch richtig schlecht geht, kann aufgrund dieser ersten Euphorie den Rest seines Lebens damit zubringen, nach einem ebenso starken Erlebnis zu suchen. Aber da die Reduzierung sofort einsetzt, hat diese Jagd keinen Sinn. Derselbe Effekt wie beim ersten »Kick« wird nie mehr erlebt – und für das Wohlbefinden sind ständig größere Dosen nötig oder ein Wechsel der Droge.

Abstinenz: Das ist die dritte Art, auf die das Gehirn für ein Gleichgewicht im System sorgt. Nach einiger Zeit gewöhnt sich das Gehirn an die zusätzlichen Serotonin- oder Betaendorphinduschen – man spricht dann von physischer Abhängigkeit von einer Substanz, sei es nun ein Schmerzmittel, Alkohol oder Zucker. Ihr Gehirn klagt nun, wenn es plötzlich diese Substanz nicht mehr erhält – und Sie erleben diese Klagen als Entzugserscheinungen: beispielsweise extreme Müdigkeit, Angstzustände, Verwirrung, Unruhe, Schweißausbrüche, Reizbarkeit, Kopfschmerzen, Durchfall, Gliederschmerzen und grippeähnliche Symptome. Wenn Sie dafür sorgen, dass die Rezeptoren erhalten, wonach sie verlangen, dann geht es Ihnen, zumindest für ein Weilchen, besser.

Sind Sie mit dem Erlebnis, dass es Ihnen sofort besser geht, wenn Sie Ihrem Körper das geben, wonach er verlangt, vertraut, so ist dies ein ernstes Warnsignal – denn das heißt, dass

Sie wahrscheinlich eine körperliche Abhängigkeit und daraus folgende Entzugserscheinungen aufweisen.

Der Kampf des Gehirns um die Wahrung des Gleichgewichts wird von jeder Art Stress, sowohl innerem als auch äußerem, behindert. Das Stresshormon Kortisol beispielsweise, das von den Nebennieren ausgeschüttet wird, raubt dem Gehirn seine einzige Energiequelle, die Glukose, und sorgt unter den Signalsubstanzen (den Boten) für Unordnung. Es fällt einem dann schwer, sich zu konzentrieren oder zu erinnern. Man sagt gelegentlich im Scherz, dass Menschen mit einer Abhängigkeit ein Teflongehirn haben, an dem Informationen einfach abgleiten.

Wenn das Gehirn abbaut, verliert es seine Fähigkeit, den Hormonausstoß der endokrinen Drüsen zu steuern, die Verbindung zwischen Körper und Seele. Dies führt zu Immunschwäche, verminderter Libido, Übellaunigkeit und allgemeiner Schwäche.

Gehirn und Verstand sind zwei grundverschiedene Dinge:

- Das Gehirn besteht aus Gewebe und Blut = Hardware.
- Der Verstand ist ein mystisches und unbegreifliches Produkt all dessen, was wir sind = Software.

Suchthandlungen wie die Einnahme gewisser Substanzen oder das Ausführen gewisser Betätigungen beeinflussen unser Gehirn, weil sie steuern, welche Impulse es erhält. Wir trainieren unterschiedliche Zentren unseres Gehirns, indem wir diese nutzen, und lassen andere verkümmern, die wir brachliegen lassen. Jeglicher Missbrauch beeinflusst das Gehirn, sowohl physisch als auch psychisch. Unser Gehirn kann sich während der Aufnahme neuer Informationen verändern, sein Denkvermögen entwickelt sich, indem wir ihm Impulse zuführen. Eingeübte Aktivitäten können wir sehr rasch und ohne nachzudenken ausführen, weil wir, bildlich gesprochen, Trampelpfade im Gehirn angelegt haben. Wenn wir neue Dinge tun und neue Gedanken denken, fordern wir unser Gehirn – es ergänzt und verändert seine Übersichtskarte von der Wirklichkeit neu. Was geschieht nun, wenn ein Mensch immer mehr Zeit, Engagement und intellektuelle Energie auf sein Suchtverhalten verwendet?

Beachten Sie bitte, dass sich der Begriff »Suchtverhalten« in diesem Buch sowohl auf Substanzen (Alkohol, Tabak, Drogen, Süßigkeiten und Kaffee) als auch Aktivitäten (Surfen im Internet, Glücksspiel, Sex, Shoppen, Arbeit, die Suche nach immer neuem Nervenkitzel, Gier oder Machtstreben) bezieht. Mit Suchtverhalten bezeichnen wir sowohl den Missbrauch an sich, als auch die intellektuelle Anstrengung, die notwendig ist, diesen zu ermöglichen, wie beispielsweise Geldbeschaffung und Heimlichtuerei.

Je mehr Zeit und Kraft ein Mensch auf die Drogen verwendet, desto weniger Möglichkeiten erhält sein Gehirn, um die anderen Systeme in Gang zu halten. Und da es das oberste Gesetz des Gehirns ist, den lebensnotwendigsten Funktionen Vorrang zu geben, stellt es jene, die in der Hirnrinde ganz außen liegen, als Erstes ab oder fährt sie runter. Bereits im Frühstadium seiner Abhängigkeit begeht ein Mensch deswegen die grundlegendsten logischen Fehler (Beispiel: »Wenn ich das Problem nicht beachte, so verschwindet es von allein«). Aus diesem Grund sind wahre Liebe, wahre Gemeinschaft und die Fähigkeit der Empathie (Mitgefühl) heute auch Mangelware. Das kann die Ursache dafür sein, dass so viele Menschen keinen Bezug zu Gott oder allgemeinen spirituellen Belangen haben, und sich keinerlei Gedanken über das Leben und den Sinn des Daseins machen. Ihr Gehirn wird gänzlich von den Gedanken an die Droge oder Drogen vereinnahmt – ob Zucker, Alkohol, Arbeitssucht oder Sexmissbrauch.

Seltsamerweise fällt dies Menschen, die ihrem Suchtverhalten frönen, nicht auf. Sie oder er kann sich vielleicht von Liebe zur ganzen Welt erfüllt und klüger und logischer denn je fühlen, möglicherweise auch in Harmonie mit Gott. Aber all dies spielt sich nur im Kopf der betroffenen Person ab. Sie benötigt keine Anregung von außen, und es wird auch nichts zur Tat. Alles findet in einer virtuellen Pseudowelt statt genau wie bei Menschen, die dem Rollenspiel verfallen sind oder so lange im Internet kommuniziert haben, dass sie vergessen haben, wie die wirkliche Welt aussieht und funktioniert.

Bei fortgeschrittenem Missbrauch genügt es dem Gehirn nicht mehr, die Funktionen der Hirnrinde abzuschalten, es muss auch Systeme im Großhirn drosseln. Die Fähigkeit des Menschen, sein eigenes Ich zu zügeln, wird geschwächt, er fühlt sich nicht mehr für seinen eigenen Nachwuchs oder andere Menschen verantwortlich, plant nicht mehr für die Zukunft und lebt im Jetzt. Schließlich sind nur noch die grundlegendsten Triebe vorhanden, die unser Überleben als Spezies und Individuum sichern: Hunger, der Sexual- und Selbsterhaltungstrieb. Man wird gewalttätig, egoistisch und fordernd, gibt nicht mehr, sondern ist nur noch darauf aus, zu nehmen.

Drogen verändern die Chemie des Gehirns, und dies wiederum verändert das Verhalten. Aber das Ganze funktioniert auch umgekehrt. Wenn Sie Ihr Verhalten verändern, verändern Sie auch die Chemie Ihres Gehirns. Einige allgemeine Kenntnisse über das Gehirn sind also ganz brauchbar, um zu verstehen, warum richtiges Essen, Bewegung, das Vermeiden von Stress, Meditation, Gebet, Yoga und das Zwölfschritt-Programm eine so große Bedeutung für den Intellekt und das Gefühlsleben haben. Im zweiten Teil dieses Buches, das von der Genesung handelt, können Sie mehr darüber lesen.

Annika, 36, Managementberaterin, verheiratet, zwei kleine Kinder

Darf man jetzt nicht mal mehr Obst essen? Diese Frage drängt sich bei Annikas Geschichte förmlich auf. Sie illustriert aber auch, um welch unglaublich komplexe Krankheit es sich hier handelt. Denn nicht alle Zuckerabhängigen sind Vielesser.

Annika mochte Süßigkeiten nie. Schon als Zehn- bis Zwölfjährige aß sie nur Obst, wenn alle in der Pause zum Kiosk liefen. Die reifste Banane, die sie finden konnte, je brauner, desto süßer. Heute glaubt Annika, dass sie Obst statt Süßigkeiten aß, weil es einfach schneller wirkte. Der Kick kam direkt.

Annika fühlte sich dank dieser schnellen Obstkicks so wohl, dass sie nichts anderes essen wollte. Sie begann heimlich zu essen und log. Wenn zu Hause zu Abend gegessen wurde, hatte sie immer schon bei einer Freundin gegessen oder in der Schule. Behauptete sie jedenfalls. Und wurde sie irgendwo zum Mitessen eingeladen, hatte sie immer schon zu Hause gegessen. Das Obst hatte sie immer in verschiedenen Verstecken greifbar, und sie kontrollierte ihren Verbrauch genauestens. Sie erzählt, dass das Verlangen sie in schlechte Laune versetzte und sie den Ehrgeiz entwickelte, zu widerstehen. Annika aß zu wenig, war fast schon anorektisch und hatte maximal Kleidergröße 36.

Alkohol stellte für sie nie eine Alternative dar.

»Das gab mir nichts«, erzählt Annika. »Ich war schließlich immer schon high vom Obst. Und das war vielleicht meine Rettung.«

Zusätzlich zum Obst verschaffte sie sich anderweitig Adrenalinkicks: Sie büffelte wie besessen. Drei Seminare an der Universität gleichzeitig hielten sie unentwegt auf Touren. Als sie ihre erste Stelle antrat, war sie bereits durch und durch arbeitssüchtig, ein Workaholic.

Als das erste Kind unterwegs war, las sie Buch um Buch über die richtige Ernährung während der Schwangerschaft. Annika aß genau das, was sie essen sollte, und hatte Angst davor abzunehmen. Aber sobald das Stillen hinter ihr lag, waren wieder die eigenen Antiorgien dran. Sie feierte damit, erst einmal eine Woche lang zu fasten.

»Das war ein gutes Gefühl«, sagt sie.

Beim zweiten Kind wollte sie es wieder genauso machen, aber ihr Körper verkraftete diese raschen Veränderungen nicht mehr. Annika wurde krank. Sie erlitt eine Schwangerschaftsvergiftung, ihre Werte waren sehr schlecht, und sie hatte große, offene Wunden am Kopf und auch im Mund. Sechs Monate nach der Geburt ihrer Tochter bekam sie eine Verhütungsspritze – und fiel in ein großes Dunkel.

»Ich war einfach sehr krank«, erklärt sie. »Manchmal konnte ich kaum gehen, und einmal, als ich in der Waschküche umgefallen war, hörte ich meine große Tochter zu ihrem Papa sagen: ›Jetzt ist Mama wieder umgefallen.‹ Wieder! Ich hatte nie daran gedacht, dass mir das öfter passiert!«

Annika ging zum Arzt, der ihr einen Psychologen empfahl, da ihre Probleme unmöglich eine körperliche Ursache haben konnten – alle Werte waren schließlich in Ordnung. Niemand wusste, was Annika fehlte. Sie war nur einfach todmüde, konnte nicht einmal mehr Zeitung oder Bücher lesen und hatte die Fähigkeit, abstrakt zu denken, total verloren. Arbeiten konnte sie auch nicht.

Die Wende kam, als sie zufällig in einer Gesundheitszeitschrift blätterte und auf einen Artikel über Zuckerabhängigkeit stieß. Plötzlich war sie ganz gebannt!

»Es gab da eine Liste von Symptomen, die für Zuckerabhängigkeit typisch sind. Und alles traf auf mich zu!«

Es gab dort auch eine Internetadresse, und bereits am selben Abend ging Annika online und bestellte ein paar Bücher,

u. a. *The Sugar Addict's Total Recovery Program* von Kathleen DesMaisons über die Überwindung der Zuckerabhängigkeit. Dieses Buch trug sie während der folgenden sechs Monate stets in ihrer Handtasche bei sich und las täglich darin.

Während sie noch auf die Behandlung wartete, änderte sie gemäß DesMaisons' Buch ihre Essgewohnheiten. Annikas Mann war eine Woche lang verreist, und diese Gelegenheit nutzte sie zu einem Neubeginn.

Den Samstagmorgen – sechs Tage später – wird sie nie vergessen.

»Ich hatte keine Kopfschmerzen mehr, mir war nicht übel, mein Gleichgewichtsgefühl war wiederhergestellt, ich fand es auf einmal wunderbar, morgens aufzuwachen und Appetit aufs Frühstück zu haben! Es war ganz einfach ein Wunder! Unglaublich!«

Annika hatte, als sie den Test im Internet entdeckte, sofort eingesehen, dass sie zuckersüchtig war. Ihr fiel auch ein, dass sie manchmal regelrecht verkatert aufgewacht war, wenn sie am Abend vorher eine Nachspeise gegessen hatte. Trotzdem hätte sie sich nie träumen lassen, dass die Wirkung einer veränderten Diät so dramatisch sein würde!

Jetzt genießt sie es, neue, leckere Rezepte für die Kinder auszuprobieren, und die neuen Ernährungsgewohnheiten der Familie haben auch die Kita der Töchter dazu angeregt, die Zwischenmahlzeiten zu verbessern. Dunkles Brot und ungesüßtes Kompott haben dort zu viel ruhigeren Nachmittagen geführt. Zu Hause hat die Familie sich angewöhnt, das Essen mithilfe verschiedener Gemüsesorten hübsch vielfarbig anzurichten. Und auf alles müssen sie nun wirklich nicht verzichten. Das Lieblingsessen der Kinder, dünne Pfannkuchen, machen sie aus Grahammehl, statt aus Weizenauszugsmehl, statt Marmelade verwenden sie zerdrückte Bananen und Schlagsahne. Auch die Freundinnen der Mädchen essen das mit Freude.

Die positiven Folgen sind augenfällig. Früher waren die Mädchen dauernd krank, jetzt sind sie seit anderthalb Jahren keinen Tag erkältet gewesen. Auch Annika ist kerngesund. Zeitweilig bewältigte sie weder ihre Arbeit noch den Haushalt, aber jetzt hat sie plötzlich wieder Kraft für alles.

Die Wirkung des Zuckers auf den Körper

Unsere Essgewohnheiten führen zu Stress. Bereits als Kinder nehmen wir allzu viele leere Kalorien zu uns. Leere Kalorien machen müde, reizbar und lustlos. Wir haben immer weniger Energie und gleichzeitig ein schlechtes Gewissen, weil Dinge unerledigt bleiben – das macht uns rastlos. Vielleicht beginnen wir fünf Sachen gleichzeitig, ohne je etwas fertig zu machen. Müdigkeit, gekoppelt mit Rastlosigkeit, führt dazu, dass wir schlechter schlafen, sowohl kürzer als auch weniger gut, und in der Folge kommt uns der Alltag immer anstrengender vor. »Das ist aber mühsam«, ist bald eine der häufigsten schwedischen Redensarten.

Dieses zwiespältige Gefühl, müde und gleichzeitig rastlos zu sein, stresst uns. Um überhaupt noch Kraft aufzubringen, greifen wir zu Junkfood, das uns rasch mit Energie versorgt, unserem Organismus aber, dessen Verdauung und Stoffwechsel sich immer noch auf Steinzeitniveau befinden, nur schlecht bekommt.

Wenn Sie sich in den Finger schneiden, dann heilt die Wunde genauso schnell oder langsam wie in der Steinzeit. Genauso verhält es sich mit Ihrem Verdauungssystem.

Missbrauch von Zucker/Fett	Abstinenz und Heilung
Physisch: Niedriger Blutzuckerspiegel, rastlos, Gefühl, eine brummende Maschine im Körper zu haben, Schlafstörungen, Magenbeschwerden, Rückenschmerzen, Gliederschmerzen, Muskelschmerzen, Kopfschmerzen oder Druck im Kopf, verstopfte Nase, Ohrensausen oder -klingeln, Sehstörungen. Herzklopfen, pochender, schwerer Puls, Atembeschwerden, hoher/niedriger Blutdruck. Schmerzen in den Beinen. Reisekrankheit, Schweißausbrüche, keine Energie, Hautprobleme (Juckreiz, Pilze, Ausschläge etc.). Steifheit, Ungeschicklichkeit, Schreckhaftigkeit, Geräusch-, Licht- und Schmerzempfindlichkeit.	**Physisch:** Morgens ausgeschlafen aufwachen, fröhlich, zufrieden und hungrig. Aufmerksam, neugierig, energisch sein, Bewegungsdrang haben, der durch mehr Bewegung nur noch zunimmt. Freude an körperlicher Arbeit. Wissensdurstig, humorvoll.
Psychisch: Unruhe, Rastlosigkeit, Müdigkeit, Depressionen, Panikattacken, extreme Stimmungsschwankungen. Konzentrationsschwierigkeiten, kreisende Gedanken, negative Gedanken, negative Gefühle, reizbar. Fühlt sich als Opfer oder Märtyrer, ist nörgelig, neidisch.	**Psychisch:** Man spricht darüber, was in einem selber vorgeht, über Gedanken und Gefühle, genießt das Entspannen, kann lesen und verstehen, empfindet Zugehörigkeit, nimmt teil. Alles hat einen Zusammenhang. Man sieht das Glück im Kleinen, empfindet Dankbarkeit, freut sich an anderen Menschen, wird von Liebe zum Leben erfüllt. Ausgeglichene Stimmung, Leben im Hier und Jetzt.

Sozial: Physisches oder psychisches Sich-Absondern, das Haus nicht verlassen wollen, niemanden treffen wollen, keine Lust auf die Kinder/Familie haben, von den Freunden ganz zu schweigen. Probleme in der Beziehung, bei der Arbeit, vor allen Dingen mit Stress haben, finanzielle Probleme, kein Überblick, Chaos.	**Sozial:** Man fühlt sich als Teil einer Gemeinschaft, bittet um Hilfe, erwirbt Wissen, ist nicht allein. Hat Überblick über die Finanzen, Selbstdisziplin, ist liebvoll, verspielt.
Geistig: Gefühl der Sinnlosigkeit, man sieht keine Zukunft, »Allein-ist-man-Stark«-Syndrom, Resignation, Bitterkeit, Nicht-Loslassen-Können, Angst, Zweifel.	**Geistig:** Man verfügt über spirituelle Wertvorstellungen und nicht nur materielle, genießt die Natur und die Liebe, glaubt an eine stärkere Kraft (das Leben), staunt über Kraft und Schwäche des Lebens. Hat Mut zu Widersprüchlichkeiten, ist lebensbejahend, empfindet Dankbarkeit.

Statt aus der Nahrung Kraft zu schöpfen, geraten Sie in einen Teufelskreis. Je mehr Junkfood Sie essen, desto müder werden Sie und desto mehr Süßes und Fettes möchten Sie essen.

Aber Zucker und Fett verändern die Chemie unseres Gehirns genauso wie Morphium und Heroin, nur nicht so stark und nicht so schnell. Wenn wir Zucker und Fett essen, steigt das Niveau unserer eigenen »Glückstoffe«, das der Betaendorphine, aber anschließend fühlen wir uns wieder niedergeschlagen. Und wenn wir schon das Gefühl haben, das

Leben sei ungerecht und langweilig, dann müssen wir doch zumindest gut essen und uns etwas gönnen! Leider führt dies nur dazu, dass wir uns eine lange, qualvolle Krankheitsperiode gönnen und einen verfrühten Tod. Die meisten Selbstmorde werden mit Messer und Gabel begangen …

Wie fühlt man sich eigentlich, wenn man »falsch« isst? Wenn man von dieser Zuckerübersensibilität betroffen ist und dem Verlangen nachgibt? In der linken Spalte der Tabelle sehen Sie, wie sich diejenigen fühlen, die von schnell abbaubaren Kohlenhydraten und Fett abhängig sind, wenn die Droge wirkt. In der rechten Spalte sehen Sie, wie man sich nach einer Entgiftung fühlt und die korrekte »Brennstoffmischung« für den Körper gegessen hat. Nach dem Genuss von Junkfood beeinflusst uns unser Opiatsystem genau wie bei Alkoholkonsum. Man wird müde und muss den »Rausch« ausschlafen, fühlt sich aber nach dem Erwachen nicht erfrischt.

Eine der einzigartigsten und bedeutendsten Erfindungen der modernen Zeit ist die Glühbirne: Sie markiert den Beginn eines Daseins, das nicht mehr auf den Körper hören muss. Wir können die Nacht zum Tag machen – im Haus –, müssen nicht mehr schlafen, wenn es dunkel wird. Der Tag hat plötzlich viel mehr Stunden … aber wozu hat das letztendlich geführt? Diejenigen, die nicht einsehen, dass Schlaf und Ruhe lebenswichtig sind, bekommen noch größere Probleme.

Neben den schlechten Ernährungsgewohnheiten trägt auch die neue Rund-um-die-Uhr-Gesellschaft zu dem ungesunden Stress unserer Zeit bei. Auf den Stress folgt Ungleichgewicht, das zu Krankheiten führt, die ihrerseits wiederum ein Ungleichgewicht herbeiführen, das Stress auslöst … Hier nun ein paar Beispiele dafür, was dieser Stress mit uns macht:

- Normale Symptome – Schweißausbrüche, Reizbarkeit, Gefühl der Unzulänglichkeit, Schlafstörungen, Probleme mit dem Essen, beim Sex, mit der Konzentration, Vergesslichkeit etc.
- Der Humor schwindet – kein Sinn mehr für Witze, Unverständnis, wenn andere lachen.
- Physische und psychische Müdigkeit – unnatürliche Müdigkeit, bleischwere Glieder, die geringste Aufgabe kostet unmäßige Überwindung, man weint oder explodiert, Ausruhen hilft wenig.
- Man lässt sich immer häufiger krankschreiben – Kopfschmerzen durch Verspannung, Migräne, Magenbeschwerden, Schmerzen überall – u. a. im Rückenbereich.
- Man geht aber immer häufiger trotz Krankheit zur Arbeit – ruht sich nicht zu Hause aus –, ist oft erkältet.
- Schlechtes Selbstbewusstsein – man fühlt sich wertlos, unfähig und machtlos, sieht nur die eigenen Schwächen. Man glaubt, an allem selber schuld zu sein, hat Selbstmitleid, sieht sich als Opfer/Märtyrer.
- Sich-Distanzieren und Isolieren – Mühe beim Zuhören, Selbstschutz durch Sich-Entziehen. Andere Menschen sind einem immer zu viel, man will am liebsten allein sein und in seinen Papieren kramen.

- Negative Einstellung, Verachtung und Zynismus – Misstrauen anderen gegenüber, man sieht nur das Negative, verwendet Ausdrücke wie hoffnungslos und unmöglich, verteidigt sich, ohne überhaupt angegriffen worden zu sein.
- Resignation – man hat nicht die Kraft sich zu kümmern, alles wirkt sinnlos, man entzieht sich, ist apathisch, alles bleibt unerledigt.
- Hyperaktivität – rastloses und überdrehtes Verhalten.
- Depression, Selbstmord und Tod – vollkommene Apathie, nachtschwarze Depression oder Tod (Herzinfarkt oder Schlaganfall).

Gehirnstress ist ...

1. Unausgewogenheit zwischen den Forderungen von außen (können auch nur eingebildet sein) und den Möglichkeiten des Individuums,
2. Ungleichgewicht zwischen den Gehirnhälften,
3. Ungleichgewicht der Signalsubstanzen

... und führt zu einem verfrühten Absterben der Zellen. Stress ohne Erholung schadet dem Gehirn.

Gehirnstress erhöht das Risiko, dem großen Leiden unserer Zeit zu verfallen: dem Burn-out-Syndrom. Aber was ist eigentlich der Unterschied zwischen Müdigkeit und Ausgebranntsein? Vereinfacht lässt sich sagen:

- Müde werden wir von dem, was wir getan haben,
- ausgebrannt von dem, was unerledigt geblieben ist.

Man kann nach der Arbeit müde sein, das ist dann ein angenehmes Gefühl, eine natürliche Müdigkeit verbunden mit der Zufriedenheit, etwas ausgerichtet zu haben. Aber man kann auch von der Arbeit, die einen umgibt und die man vor sich hat, ermatten. Die Aufgaben türmen sich zu unüberwindlichen Hindernissen vor einem auf – und man wird müde, wenn man nur daran denkt.

Man kann von Arbeit:
high werden
müde werden
ermatten.

Insbesondere folgende drei Faktoren führen zu ungesundem Stress:

- Die Arbeit an sich – wie Sie sie selber erleben.
- Der Charakter – wer Sie sind.
- Das Privatleben – ob es eine Quelle der Erholung darstellt oder zusätzlichen Stress.

Bei Stress geht es eigentlich nicht darum, was wir tun, sondern wie wir damit umgehen, was in uns und um uns herum geschieht. Und wenn unser phantastischer Körper nicht die richtige Nahrung erhält, beeinflusst das die Fähigkeit des Gehirns, gute Entscheidungen über unsere Lebensführung zu treffen. Bald irren wir ohne Sinn und Verstand herum.

Unsere Bauchspeicheldrüse hat in erster Linie die Aufgabe, Insulin, das wichtigste Hormon des Körpers, zu produzieren. Eine gestresste Bauchspeicheldrüse jedoch, die auf Hochtou-

Die häufigsten Folgen von zu viel Zucker sind:

- Schwankender Blutzuckerspiegel mit zu viel Insulin (das metabolische Syndrom)
- Ungleichgewicht der Darmflora
- Enzym- und Hormonschwankungen
- Signalsubstanzmangel oder -überfluss

ren Insulin produzieren muss, kann nicht mehr gleichzeitig die lebenswichtigen Enzyme herstellen, die im Dünndarm die großen Moleküle zersetzen. So können große Moleküle aus dem Darm entweichen und zu Autoimmunkrankheiten führen.

Unser westlicher Lebensstil mit seinen veränderten Essgewohnheiten (Fastfood, viel Zucker und raffinierte Lebensmittel), »verbesserter« Hygiene, Reisen, zunehmender Einnahme von Medikamenten, dem Einfluss der Stresshormone, der Pille etc. haben uns eine veränderte Darmflora beschert.

Das scheint der Grund für die zunehmende Zahl von Darmkrankheiten zu sein, wie ein reizbarer Dickdarm, Stressmagen, ulzeröse Kolitis, Magengeschwür, Morbus Crohn, Gastritis etc. Um sich zu schützen, produziert der Darm einen dicken Schleim, der vor allem den Abbau der Stärke (Kohlenhydrate) verhindert, indem er die Enzyme, die dieser Arbeit nachkommen, bindet. Die unverdaute Stärke wird jetzt zur Nahrung für Pilze und schädliche Bakterien, deren Anzahl rasant zunimmt und das Gleichgewicht zwischen gesunden und krankheitserregenden Bakterien stört. Nun können wir wichtige Nährstoffe nicht mehr aufnehmen – unser Verlangen nach Essen wird immer stärker.

Mehrere Studien haben bewiesen, dass dies auch zu gefühlsmäßigen Störungen führt, wie autismusähnlichen Verhaltensweisen, Hyperaktivität und Apathie.[6] Zudem hat sich gezeigt, dass Menschen mit ulzeröser Kolitis zwischen 20 und 22 Prozent mehr Saccharose zu sich nehmen als gesunde Vergleichspersonen.[7] Es scheint, als sei ein großer Verbrauch von Stärke bei manchen Menschen der erste Schritt in folgenden Teufelskreis: Die Zunahme von Bakterien und Pilzen, verursacht von zu viel Stärke, verändert die Stärke dergestalt, dass sie den Darm schädigt, der daraufhin Schleim produziert und so weiter.

Die Ursachen einer erschwerten Stärkeverdauung im Darm sind:

- Zu wenig Salzsäure aufgrund von Arzneimitteln wie Losec und Link.
- Zu wenig Salzsäure aufgrund von fortgeschrittenem Alter.
- Nährstoffarme, stark verarbeitete Nahrungsmittel.
- Penizillinkuren.
- Ein hoher Spiegel des Stresshormons Kortisol.

Unser Darm ist ein ökologisch empfindliches System. Männer haben etwa 1 Kilo Darmbakterien, Frauen 800 Gramm – und die Darmflora ist alles andere als zufällig zusammengesetzt. Wenn sie aus dem Gleichgewicht gerät, kommt es zu allen möglichen Problemen. Leider übersehen wir das oft als

Krankheitsursache. Wie viele Frauen suchen jahraus, jahrein ihre Gynäkologin wegen Pilzinfektionen in der Scheide auf! Aber wie vielen hat man geraten, auf alle Arten von Zucker und auf schnell abbaubare Kohlenhydrate mindestens drei Monate lang zu verzichten? Äußerst wenigen! Oft bekommt man stattdessen ein Rezept für ein Mittel, das eine Weile hilft, und dann kehren die Beschwerden zurück, und wir fragen uns, was mit uns eigentlich nicht in Ordnung ist.

Eines der ersten Enzyme, die zerstört werden, ist die Laktase, die zur Verdauung von Milch benötigt wird. Die Laktase wird auch zuletzt neu gebildet, wenn der Darm heilt, und sie kann auch ganz verschwinden. Ein Laktasemangel führt zur Unverträglichkeit von Milchprodukten – der Laktoseintoleranz. Ein Mensch mit gesunder Darmflora produziert im Darm nach dem Genuss von ca. zwei Esslöffeln Milch 50 ml Gase, Menschen ohne Laktase können in der gleichen Situation bis zu hundertmal so viel produzieren. Kein Wunder, dass sich der Bauch ab und zu vollkommen aufgebläht anfühlt!

Kommt es bei Ihnen aufgrund von Zucker zu psychischen und physischen Folgeerscheinungen? Bewerten Sie jedes aufgeführte Symptom auf der Grundlage Ihres typischen Gesundheitsprofils während der letzten 30 Tage.

Bewertungsskala

0 = Ich hatte noch nie oder sehr selten Symptome
1 = Gelegentliche, leichte Symptome
2 = Gelegentliche, jedoch schwere Symptome
3 = Häufige, leichte Symptome
4 = Häufige, schwere Symptome

Kopf

- ☐ Kopfschmerzen
- ☐ Flauheit
- ☐ Schwindel
- ☐ Probleme beim Einschlafen

Summe ______

Augen

- ☐ Tränende oder juckende Augen
- ☐ Geschwollene, rote oder verklebte Lider
- ☐ Tränensäcke oder dunkle Ringe um die Augen
- ☐ Verschwommenes Sehen oder Tunnelblick (es gelten nicht Weit- oder Kurzsichtigkeit)

Summe ______

Ohren

- ☐ Juckende Ohren
- ☐ Ohrenschmerzen, Ohrenentzündungen
- ☐ Sekretbildung
- ☐ Pfeifen, Schwerhörigkeit

Summe ______

Nase

- ☐ Verstopfte Nase
- ☐ Nebenhöhlenentzündung
- ☐ Heuschnupfen
- ☐ Häufiges Niesen
- ☐ Zu starke Sekretbildung

Summe ______

Mund/Hals

- ☐ Chronischer Husten
- ☐ Ständiges Würgen, sich dauernd räuspern wollen
- ☐ Halsschmerzen, Heiserkeit, Verlust der Stimme

- ☐ Geschwollene oder verfärbte Zunge/Zahnfleisch/Lippen
- ☐ Verschorfte Mundwinkel

Summe ______

Haut

- ☐ Akne
- ☐ Nesselfieber, Ausschlag oder trockene Haut
- ☐ Haarausfall
- ☐ Rötungen oder Schwellungen
- ☐ Übertriebenes Schwitzen

Summe ______

Herz

- ☐ Unregelmäßiger oder aussetzender Puls
- ☐ Rasche oder pochende Herzschläge
- ☐ Schmerzen in der Brust

Summe ______

Lunge

- ☐ Stauungen in der Brust (Mühe beim Atemholen)
- ☐ Asthma, Bronchitis
- ☐ Atemnot, Kurzatmigkeit
- ☐ Atembeschwerden

Summe ______

Verdauungsorgane

- ☐ Erbrechen oder Übelkeit
- ☐ Durchfall
- ☐ Verstopfung
- ☐ Gefühl des Aufgeblähtseins
- ☐ Aufstoßen oder Blähungen
- ☐ Sodbrennen

Summe ______

Gelenke/Muskeln

- ☐ Gelenkschmerzen
- ☐ Gelenkentzündungen (Arthritis)
- ☐ Steifheit, Mühe beim Bewegen
- ☐ Muskelschmerzen
- ☐ Gefühl der Schwäche oder Müdigkeit

Summe ______

Gewicht

- ☐ Übermäßiges Essen/Trinken oder Bulimie
- ☐ Starkes Verlangen nach einer bestimmten Speise
- ☐ Übergewicht
- ☐ Zwanghaftes Essen

- ☐ Ansammlung von Flüssigkeit (Ödem)
- ☐ Untergewicht

Summe ______

Energie/Aktivität

- ☐ Müdigkeit, Lustlosigkeit
- ☐ Apathie, Trägheit
- ☐ Hyperaktivität
- ☐ Rastlosigkeit

Summe ______

Sinnesorgane

- ☐ Schlechtes Gedächtnis
- ☐ Verwirrung, schlechte Auffassungsgabe
- ☐ Konzentrationsschwierigkeiten
- ☐ Koordinationsbeschwerden
- ☐ Mühe, Entschlüsse zu fassen
- ☐ Stottern
- ☐ Undeutliche Aussprache
- ☐ Lernschwierigkeiten

Summe ______

Gefühle

- ☐ Stimmungsschwankungen
- ☐ Angst, Furcht oder Nervosität
- ☐ Wut, Verärgerung oder Aggressivität
- ☐ Depression

Summe ___

Anderes

- ☐ Wiederkehrende Krankheiten
- ☐ Häufiges Wasserlassen oder Inkontinenz
- ☐ Juckende Genitalien oder Ausfluss

Summe ______

Gesamtsumme ______

Ergebnis:

Wenn Sie auf über 50 Punkte kommen oder bei einem Organ auf 16 oder mehr, empfehlen wir eine Entgiftungskur. Sie können sich vom Arzt oder einem Heilpraktiker beraten lassen oder die Diätvorschläge hier im Buch ausprobieren.[8]

Miriam, 34, Geschäftsführerin eines mittelgroßen Unternehmens, verheiratet, zwei kleine Kinder

Eine Liebesbeziehung mit dem Essen, so ließe sich Miriams bisheriges Leben beschreiben – eine unglückliche, verzehrende und anstrengende Liebesbeziehung. Alles andere im Leben ist ihr mit Bravour gelungen – beste Noten in den naturwissenschaftlichen Hauptfächern im Gymnasium, Topstudentin an der Technischen Hochschule, sofort danach eine tolle Anstellung, mit knapp dreißig Jahren Geschäftsführerin, Mann und Kinder, großer Freundeskreis …

Nur ihre Ernährung und ihr Gewicht bekam sie nicht in den Griff.

Bereits mit zwanzig Jahren nahm sich Miriam gelegentlich einen Tag frei, nur um zu essen. Manchmal verbrachte sie ein ganzes Wochenende essend zu Hause – sie ging nicht einmal ans Telefon.

»Ich habe immer Zucker gegessen, immer Süßes geliebt, schon als Kind«, erzählt sie. »Sobald ich Geld bekam, kaufte ich Süßigkeiten und aß sie heimlich. Schließlich wusste ich ja, dass es falsch war, regelrecht tabu.«

Bereits als Zehnjährige schämte sich Miriam ständig dafür, das Unerlaubte nicht lassen zu können. Lange glaubte sie, ihre Gier sei dadurch verursacht worden, weil es bei ihnen zu Hause nie Limo und Ähnliches gab. Ihr Vater war Arzt und ihre Mutter Krankenschwester, und beide nahmen es sehr genau mit der gesunden Ernährung: Gemüse und Obst. Unter der Woche gab es vorzugsweise Gemüse. Nudeln mit Sahnesauce und Nesquick wären undenkbar gewesen.

»Und zum Sonntagsessen mit den Gästen gab es dann immer drei Gänge. Eine typische Mittelklassekindheit«, meint Miriam. Sie liebte es, bei ihren Freundinnen zu essen, wo man Zucker auf die Dickmilch streute, Ketchup bekam, Saftschorle trank und Kekse aß.

In ihrer Erinnerung war sie während ihrer ganzen Kindheit und Jugend dick, sieht sie jedoch Fotos von damals an, erkennt sie, dass es gar nicht so schlimm war. Etwas rund, aber auch nicht mehr. Schon früh begann sie mit Schlankheitskuren und wurde dafür gelobt. Aber immer wieder nahm sie rasch zu. Nachdem sie in der neunten Klasse längere Zeit krank gewesen war, tauchte bei ihr ein wahnsinniges Begehren nach Nudeln und Reis auf. Während ihrer letzten drei Schuljahre aß sie nur noch Junkfood, ständig Chips und Pizza.

»Ich hatte immer das Gefühl, mich dranhalten zu müssen, mir irgendwie immer etwas zu essen zu gönnen.«

Mit zwanzig meldete sich Miriam erstmals bei den Weight Watchers an, und es gelang ihr, 20 Kilogramm abzunehmen. Jetzt werde ich nie wieder dick, beschloss sie – und nahm sofort wieder 20 Kilogramm zu.

So ging es weiter, bis vor einem Jahr ernsthafte gesundheitliche Probleme auftauchten. In der ersten Urlaubswoche bekam sie 40 Grad Fieber und geriet fast in Panik. Schließlich hatten sie jeden Abend Gäste zum Essen eingeladen, und zum Kaffee sollte es Plunderteilchen geben – alles nur, um Kuchen, Süßigkeiten und Unmengen von Lebensmitteln kaufen zu können.

»Irgendwann einmal habe ich sogar gesagt, dass sich Alkoholiker sicherlich genauso fühlen«, erinnert sich Miriam.

»Das war zwar mehr als Witz gemeint, aber schließlich ist es dasselbe Begehren, das einen mitten in der Nacht vor die Tür treibt, um Süßigkeiten zu kaufen.« Und das immer darauf achtet, dass man an Geselligkeiten teilnimmt, bei denen gegessen wird.

Manchmal kaufte ich Unmengen von Süßigkeiten und begründete es damit, dass vielleicht jemand zu Besuch käme und es immer ratsam sei, einen kleinen Vorrat anzulegen. Dann gelobte ich hoch und heilig, diese nicht anzurühren, um es dann doch zu tun – und aß auch noch die Süßigkeiten der Kinder auf. Ich verlor ganz einfach total die Kontrolle und begriff nicht, was los war.«

Miriam versucht anhand absurder Situationen zu beschreiben, wie besessen sie vom Essen war. Beispielsweise als sie einmal einen Film ansah, in dem sich ein Paar streitend vom gedeckten Tisch erhebt und geht.

»Diese Szene gibt es recht oft«, sagt sie, »und dann sitze ich da und denke: das Essen! Warum essen sie nicht erst auf? Und verpasse einen Großteil des Films.«

Oder sie geht auf ein Fest mit Büfett. Die ganze Zeit bleibt sie beim Essen stehen und denkt ständig nur darüber nach, was sie nehmen kann und ob es wohl jemand merkt, wenn sie noch einmal nimmt – und allein weil sie sich in der Nähe von viel Essen befindet, gerät sie in Feststimmung.

Miriam hat sich nie für Alkohol interessiert, denn das Essen war ihr Muntermacher.

»Mir hat es nie etwas ausgemacht, auf Alkohol zu verzichten«, sagt sie. »Aber seit ich keinen Zucker mehr esse, finde ich manche Feste wahnsinnig langweilig.«

Die Wende kam, als sie sich während ihres Urlaubs vor einem Jahr vollkommen ausgelaugt und gestresst fühlte. Sie wurde auf einen Artikel über einen Koch aufmerksam, der sowohl Alkoholiker als auch zuckerabhängig war – und hier ließ sich alles nachlesen: Miriams Leben auf den Punkt gebracht! Sofort rief Miriam bei der Klinik in Hudiksvall an und ließ sich einen Termin für ein Aufnahmegespräch geben. Einen ganzen Nachmittag lang sprach sie dann mit Bitten Jonsson.

»Ich erzählte ihr Sachen, die ich noch nie zuvor einem Menschen erzählt hatte«, erinnert sich Miriam. »Und Bitten wusste sofort, wovon ich sprach, sie hatte diese Dinge schon oft gehört. Alles ergab plötzlich einen Sinn. Im Zug nach Hause weinte ich. Es war eine enorme Erleichterung. Als ich endlich begriff, dass ich wirklich krank war, wusste ich auch, was ich tun musste. Ich warf alle schnell abbaubaren Kohlenhydrate weg und kaufte stattdessen gesunde Nahrungsmittel – und seitdem habe ich überhaupt keinen Zucker mehr gegessen. Früher schaffte ich kaum zehn Minuten ohne! Ich traf ganz einfach zur rechten Zeit auf die richtige Person«, sagt Miriam. »Die Begegnung mit Bitten hat mein Leben wirklich verändert.«

Da Miriam ein wissensdurstiger Mensch ist, hat sie natürlich unzählige Bücher zum Thema Sucht, Zucker und Essen gelesen. Aber sie hat auch zweimal an Intensivwochen im Bitten Jonsson Center teilgenommen, geht in Stockholm zur Nachbehandlung und nimmt regelmäßig an Zwölfschritt-Meetings teil.

Inzwischen hat sie 25 Kilogramm abgenommen, aber noch

wichtiger ist, dass sie sich viel wohler fühlt, sowohl psychisch als auch physisch. Es muss nicht mehr alles so wahnsinnig schnell gehen, und zu Hause wie auch bei der Arbeit richtet sie viel mehr aus. Auch ihre Finanzen sind besser.

»Ein süchtiger Mensch gibt leicht einmal zu viel Geld aus«, sagt sie. »Mir zerrann es einfach zwischen den Fingern, und ich konnte keine Öre sparen, obwohl wir beide gut verdienen. Jetzt machen wir einen Haushaltsplan und haben ganz andere Möglichkeiten!«

Und das Essen? Ja, damit gehe es unwahrscheinlich gut, versichert Miriam. Sie kocht immer noch gerne und findet auch, dass sie kochen kann, worauf sie Lust hat. Man müsse nur lernen, welche Nahrungsmittel durch gesündere auszutauschen sind. Auch Geschäftsessen bereiten ihr keine Schwierigkeiten mehr.

Der Körper – Freund oder Feind?

Zuerst eine Situation, die Sie vielleicht kennen? Für jemanden, der eine Abhängigkeit entwickelt hat, ist es nämlich typisch, Regeln aufzustellen – um dann dagegen zu verstoßen …

Regel 1

Sie beschließen, auf keinen Fall eine Tüte ihrer Lieblingssüßigkeiten zu kaufen, wenn Sie in den Laden gehen. Sie stehen vor dem Regal mit den Süßigkeiten. Sie kaufen die Tüte. (Regel 1 ist gebrochen.)

Regel 2

Sie stellen eine neue Regel auf: »Ich esse nur drei Stück.«

Regel 3

Sie nehmen sich vor, die Tüte nicht zu öffnen, bevor Sie zu Hause sind. Die Süßigkeiten legen Sie ganz oben in die Einkaufstüte. Im Auto öffnen Sie die Tüte (Regel 3 ist gebrochen). Sie essen die drei Stück. An einer roten Ampel müssen Sie halten.

Regel 4
Sie entschließen sich, nur noch drei weitere Stückchen zu nehmen (Regel 2 ist gebrochen). Sie essen vier (Regel 4 ist gebrochen). Sie fahren damit fort, Regeln aufzustellen und diese zu brechen, bis die Tüte leer ist. Sie fühlen sich miserabel.

Regel 5
Als Strafe essen Sie nichts zu Mittag und beschließen, auf dem Heimweg die Einfahrt zu McDonald's nicht zu beachten – biegen dann aber doch dort ein (Regel 5 ist gebrochen).

Regel 6
Sie beschließen, den kleinsten Hamburger zu nehmen, bestellen aber einen doppelten, eine große Portion Pommes, einen Milchshake und eine Cola (Regel 6 ist gebrochen).

Regel 7
Sie entschließen sich, direkt nach Hause zu fahren, halten aber an einem anderen Lieblingslokal an, und so weiter …

Folgende Anekdote hörte ich bei einem Kurs, den Don Travins zum Thema Rückfällen vorbeugen hielt. Travins ist Alkohol- und Drogentherapeut und hat langjährige Erfahrung in der Behandlung Suchtkranker, u. a. in Indianerreservaten. Eines Tages sprach er über die heimtückische, listige und falsche Stimme, die wir »Krankheit« nennen. Nach einer Weile meinte einer der Teilnehmer:

»Don, Sie sprechen über den roten Hund!«

»Was für einen roten Hund?«, fragte Don.

»Es gibt bei uns eine Geschichte, die man den Kindern erzählt«, meinte einer: »Ein kleiner Indianerjunge spielt. Plötzlich tut er Dinge, die ihm sein Vater nicht erlaubt hat. Der Vater kommt und fragt: ›Mein Sohn, warum hast du das getan?‹ Der Sohn erwidert, ›weil in meinem Kopf ganz oft ein roter Hund mit einem blauen Hund kämpft, und wenn der rote gewinnt, dann tue ich das, was ich eigentlich nicht tun will.‹«

Die Geschichte endet damit, dass dem kleinen Jungen beigebracht wird, wie er selbst beeinflussen kann, welcher der beiden Hunde letztendlich gewinnt. Es gewinnt nämlich derjenige, den man nährt und umsorgt.

Man muss sich also darauf konzentrieren, den blauen Hund zu ernähren. Aber es ist ebenfalls wichtig, mit dem roten Hund vertraut zu werden, um mit ihm umgehen und ihm widerstehen zu können. Das gilt für Suchtkrankheiten, aber auch für andere Situationen im Leben.

»Geliebtes Kind hat viele Namen«, sagt man in Schweden, und auch unsere heimtückische, listige und durchtriebene Seite hat in den verschiedenen Kulturen unterschiedliche Namen: der Schatten, der Teuflische, das Monster, die dunkle Seite, der kleine Teufel … Die meisten wissen vermutlich, dass wir in uns eine Stimme haben, die uns lockt und verführt, Dinge zu tun, die für uns oder andere nicht gut sind. In der Bibel sagt Paulus: »Denn das Gute, das ich will, das tue ich nicht; sondern das Böse, das ich nicht will, das tue ich.«

(Römer 7,19). »Der Geist ist willig; aber das Fleisch ist schwach« (Matthäus 26,41) heißt es an einer anderen Stelle, und es lassen sich noch viele ähnliche finden.

Wir alle scheinen die Gabe zu besitzen, Dinge zu tun, die wir bereuen – manche Menschen mehr, andere weniger. Aber warum ist das so? Wer das herausfindet, hat sicherlich einen Nobelpreis verdient! Schließlich wollen alle klug und gesund sein und Gutes tun.

Viele glauben, man sei entweder »gesund« oder »krank«, aber ich wage zu behaupten, dass wir uns bei unseren täglichen Unternehmungen auf einer Skala zwischen 100 Prozent gesund und 100 Prozent krank hin- und hergleiten.

Einige von uns streben danach, perfekt zu sein, und wir sind uns unserer negativen Entscheidungen nicht bewusst, verdrängen sie einfach. Gleich einem Vogel Strauß stecken wir den Kopf in den Sand und kritisieren stattdessen andere in Bezug auf ihre Ernährung oder ihren Mangel an Bewegung oder was auch immer. Wir können uns darüber beklagen, dass sie das Falsche essen oder übermäßig oder zu wenig. Dasselbe bei der Bewegung – sie machen alles falsch. Denken Sie nur daran, wie einfach es ist, anderen gute Ratschläge zu geben. Bedeutend schwieriger ist es, diese selber zu befolgen. Das gilt für alles in unserem Leben. »Ich habe noch nie so viele Probleme mit einem Menschen gehabt wie mit mir selbst«, hat einmal jemand gesagt. Es fällt nicht schwer, sich in dieser Aussage wiederzuerkennen.

Haben wir Probleme mit Missbrauch und Abhängigkeit, dann ist es besonders wichtig herauszufinden, wie unser eigener Selbstzerstörungsinstinkt funktioniert – wir können ihn nach dem alten Indianermythos roter Hund nennen. Aber wie auch immer wir diesen Saboteur bezeichnen, er ist ein Teil unseres Gehirns, der eigenmächtig und gegen unsere Interessen agiert.

Sie wissen sicher, wie das ist: Sie haben sich vorgenommen, heute einmal nichts Süßes zu essen, aber dann stehen Sie an der Tankstelle mit der Abendzeitung in der Hand, wollen bezahlen, und plötzlich, ohne sich etwas dabei zu denken, nehmen sie vier Eiswaffeln und eine große Tüte Süßigkeiten und legen alles neben die Kasse. Sie zahlen, fahren nach Hause, setzen sich auf die Couch und essen alles auf einmal auf – und vermutlich noch mehr.

Anschließend begreifen Sie nicht, was Sie sich dabei gedacht haben. Sie schämen sich und haben das durchdringende Gefühl, versagt zu haben und vollkommen wertlos zu sein. Sie nehmen sich vor, dass dies nie mehr wieder passieren soll. Niemals! Aber das tut es natürlich, vielleicht zehn-, vielleicht hundertmal oder noch häufiger.

Uns bringt dies ungut zu Bewusstsein, dass unser Gehirn, ein Opiatsystem, das Verlangen nach einer Droge entwickelt hat und die Möglichkeit besitzt, uns die absurdesten Dinge tun zu lassen, nur um an die Droge zu kommen. Man sagt, die Droge »kidnappt« das Gehirn und zwingt es, Dinge zu tun. Hat das Gehirn erst eine Abhängigkeit entwickelt, so glaubt es »vor die Hunde zu gehen«, wenn es die Droge nicht bekommt – damit ist klar, hier handelt es sich um sehr starke Kräfte, und der »Charakter« spielt keine Rolle.

Deshalb ist es auch so unglaublich wichtig, dass Sie möglichst viel darüber lernen, wie Gehirn und Biochemie funktionieren, und die stärksten Gegenkräfte mobilisieren können, zu denen Sie fähig sind. Nur mithilfe Ihres Wissens und unterstützt von anderen, die es verstehen, starke und deutliche Strategien und eine supereffektive Verteidigung zu entwickeln, die auf Sie zugeschnitten ist, entkommen Sie der Falle. Unzählige Male wurde das von uns allen, die wir auf der ganzen Welt gesundet sind, bewiesen.

Wie wollen Sie jemandem, dessen Impulskontrolle funktioniert, erklären, warum Sie so viel gegessen haben? Geht das überhaupt? *Nein,* man schaut Sie an, als kämen Sie von einem anderen Stern, schüttelt den Kopf und sagt: »Aber warum hast du denn alles auf einmal gegessen, ein Eis hätte doch genügt?« Weil die anderen dieses Begehren nicht so stark empfinden wie wir, wenn das Gehirn förmlich nach mehr schreit und man das Gefühl hat, Zahnschmerzen im ganzen Körper zu bekommen, und weil sie nie in diese vollkommene Orientierungslosigkeit geraten wie wir, in der wir das Gefühl haben, unser Gehirn sei durchgebrannt, begreifen sie auch gar nicht, was da passiert. Sie glauben ernsthaft, es ginge um so etwas wie Charakterschwäche und habe nur mit Willensstärke zu tun. Dabei gibt es keinen Willen auf der Welt, der dem widerstehen könnte.

Pu der Bär sagt gelegentlich, der Kopf einiger sei mit grauer Watte gefüllt. Genauso ist es! Aber wie soll jemand, der so etwas nie erlebt hat, uns verstehen? Jemand, dessen roter Hund nie geflüstert hat: »Nur heute, weil du es heute fertig bringst, wie alle anderen zu essen«, weiß nämlich nicht, um was es überhaupt geht, und das können wir auch gar nicht verlangen.

Und doch gibt es überall wohlmeinende Menschen, die unablässig sagen: »Man darf alles essen, aber nicht ständig.« Und: »Es ist besser, seinem Verlangen nach Süßem nachzugeben, schließlich geht von einem Stück Schokolade die Welt nicht unter«, und so weiter.

Das sagen sie aufgrund *ihrer* Erfahrungen, daran muss man immer denken. Sie kennen nichts anderes! Bei einem Raucher oder Alkoholiker würden das heute die meisten Leute glücklicherweise nicht mehr sagen. Wir selbst wissen viel zu gut, wie das funktioniert. »Wie bitte, eins?«, sage ich. »Wer begnügt sich denn mit einem Stück Schokolade? Das ist doch nur ein Appetitanreger!« Stellen Sie sich vor, man würde zu einem Süchtigen sagen: »Meinetwegen darfst du spritzen, aber nur einmal in der Woche.«

Wenn Sie sich in dem Bild der Abhängigkeit in diesem Buch wiedererkennen, dann lassen Sie sich sagen, dass Sie weder verrückt sind noch ein schlechter Mensch, nicht versagt haben, dumm sind oder an einem Charakterfehler leiden! Sie haben ganz einfach eine körperliche Krankheit, die vom Gehirn ausgeht. So einfach ist das – oder so kompliziert.

Ihr Opiatsystem funktioniert nicht so wie das vieler anderer, und Sie müssen lernen, damit zu leben, ohne dass die Droge Sie umbringt. Versuchen Sie erst gar nicht, dies anderen Menschen zu erklären, die es ohnehin nicht verstehen! Schließlich zwingt man diese auch nicht dazu, Ihnen zu erklären, wie es ist, alles unter Kontrolle zu haben. Reden Sie stattdessen mit denen, die es begreifen.

Eine gute Erinnerung daran, wie wichtig es ist, Gleichgesinnte zu finden, ist mein Lieblingszitat aus dem Buch »Frauen, die mit den Wölfen ziehen«: »Du musst heulen können, um dein Rudel zu finden.«

Wenn Sie einsehen, dass Sie zuckerabhängig sind, dann suchen Sie nach Menschen mit derselben Krankheit, und versuchen Sie von ihnen zu lernen, wie man damit lebt.

Gewiss kann unser Körper manchmal wirklich unser Feind sein, aber in diesem Buch werden Sie lernen, wie man sich sowohl Körper als auch Seele zum Freund macht. Sie werden lernen, mit dem roten Hund umzugehen, und ihn dann erkennen und vertreiben können, lange bevor er die Kontrolle über Ihr Gehirn übernommen und Sie auf Abwege gebracht hat.

Bertil, 58, Therapeut, geschieden, eine erwachsene Tochter

Bertil fing schon mit sieben Jahren an zu arbeiten und besaß somit eigenes Geld, um Süßigkeiten zu kaufen. Dass er damit sein Gehirn auf einen zukünftigen Alkoholismus vorbereitete, war ihm natürlich nicht bewusst. Vielleicht klingt es ja unbegreiflich, aber die Forschung hat gezeigt, dass eine Droge der nächsten den Weg ebnet, indem sie das Gehirn ganz besonders empfänglich macht.

Bertils Leben war geprägt von Zucker und Alkohol. Tüchtig zu sein und gemocht zu werden war ihm immer sehr wichtig. Bereits als kleiner Junge begann er deshalb, Lose zu verkaufen und bei den benachbarten Bauern auszuhelfen. Mit zwölf verfügte er dank seiner vielen Nebenjobs bereits über sehr viel Geld – das meiste gab er für Süßigkeiten aus, die ihm ein tröstliches Gefühl des Wohlbefindens vermittelten.

Bertil, der älteste von drei Geschwistern, sagt selbst, er habe sich in seiner eigenen Familie nie recht wohl gefühlt. Auch auf der Schule fand er sich nicht sonderlich gut zurecht. Als Arbeiterkind hatte er Mühe Fuß zu fassen, und im Alter von fünfzehn oder sechzehn tauchten zudem Hüftprobleme auf, die ihn dazu zwangen, sich stationär behandeln zu lassen. Die Gelenkköpfe waren auseinander geglitten und mussten fixiert werden. Wie schon zuvor tröstete er sich mit Arbeit, mehr Geld und mehr Süßigkeiten. Auch auf der Berufsschule fuhr er damit fort, obwohl die Zeit dort eigentlich seine schönste Schulzeit war, denn er hatte einen gerechten und guten Lehrer. Bertil hatte sich bereits daran gewöhnt, immer Geld zu haben – und immer Süßigkeiten.

Mit zwanzig Jahren ersetzte er die Bonbons durch Alkohol. Das ging von einem Tag auf den anderen, und immer noch kann er sich an den Kick erinnern, den ihm der Alkohol gab.

»Das war wirklich mein Ding, das spürte ich sofort«, erzählt er. Die körperlichen Schmerzen verschwanden und ebenso seine Schüchternheit.

»Die Wirkung war die gleiche wie bei den Bonbons, die schnell verdaulich waren und rasch wirkten. Nun wirkte der Alkohol rasch und effektiv.«

»Schnaps fährt ein«, pflegt er zu sagen.

Trotz der ganzen Sauferei war Bertil tüchtig. Er arbeitete immer mehr, baute ein Haus und gründete eine Familie. Mit

26 Jahren wurde er Vater einer Tochter. Nur sein Gewicht verriet, dass nicht alles perfekt war. Aus den 125 Kilogramm wurden bald 138 Kilogramm. Da unterzog sich Bertil einer Magenoperation und nahm innerhalb weniger Monate 35 Kilogramm ab.

»Es ging mir sehr schlecht dabei«, erzählt er. »Ich verlor alle Kraft, hatte gerade eine Firma gegründet, konnte mich aber zu nichts mehr aufraffen. Ich konnte das Essen nicht bei mir behalten. Damals, vor über zwanzig Jahren, gab es noch keine Ernährungstipps und Ähnliches. Solche Operationen waren noch ganz neu, man musste selber experimentieren. Psychisch ging es mir viel schlechter als vorher.«

Bertil, der arbeiten und niemandem auf der Tasche liegen wollte, bekam große Probleme, weil er keine Kraft mehr hatte – und er trank noch mehr. Ein Jahr nach der Operation folgte die Scheidung. Die Tochter entschied sich dafür, bei Bertil zu wohnen.

»Aber ich hatte ja nicht einmal genügend Kraft, mich um mich selbst zu kümmern«, sagt er. »Ich soff, aß Süßigkeiten und versuchte es mit jeder erdenklichen Abmagerungskur.«

Die Firma lief immer schlechter. Nach acht Jahren kam der Gerichtsvollzieher, und zum Schluss hatte Bertil über eine Million Kronen Schulden. Er trank bis zu drei Flaschen Schnaps am Tag, fuhr betrunken Auto, litt unter Agoraphobie und hatte eine Heidenangst, Leuten zu begegnen, die ihn kannten.

Seine Angestellten versuchten, ihn vom Trinken abzubringen, und er absolvierte eine Entziehungskur nach der anderen. Bertil litt an Magen-Darm-Katarrh, hatte Probleme mit der Bauchspeicheldrüse und Diabetes, aber erst als seine Tochter ihren siebzehnten Geburtstag feiern wollte, und er erkannte, den ganzen Tag über nicht nüchtern bleiben zu können, kam die Wende, wie er selbst sagt. Erst da konnte er vor seiner Krankheit kapitulieren und Hilfe suchen. Nach einigem Hin und Her kam er schließlich in eine Klinik, in der nach dem Minnesota-Modell gearbeitet wird, und wurde nüchtern.

Danach ging es Bertil etwa ein Jahr lang gut, bis plötzlich eine Flut von Gefühlen über ihn hereinbrach. Er wusste nicht, wie er mit ihnen umgehen sollte, da er sie ja nicht mit Alkohol betäuben durfte.

»Ich dachte nur, jetzt ist es wirklich an der Zeit zu sterben«, erinnert er sich. »Aber stattdessen aß ich – auch Süßigkeiten. Das war schließlich die einzige Methode, die ich mit Ausnahme von Spirituosen kannte. Ich war einfach so unglaublich naiv!«

Ein trockener Alkoholiker vermittelte Bertil den Kontakt zum Mullingstorp Zentrum für persönliche Entwicklung. Nach der Lektüre des Buches »*Begegne dir selbst jenseits aller Vernunft*«, das der Arzt und Gründer des Zentrums, Bengt Stern, geschrieben hat, verspürte Bertil eine intensive Sehnsucht danach, sich selbst und seinen Problemen auf den Grund zu gehen.

Das war der Beginn eines ganz neuen Lebensabschnitts. Bertil gelang es, das Geld für einen Kurs zusammenzukratzen, und er lernte, mit seinen Gefühlen umzugehen, die er früher immer von sich geschoben hatte. Danach nahm er wiederholte Male an Aufbaukursen und an einer längeren Therapieausbildung in Dänemark teil. Nun ging es Bertil besser denn je.

Nur sein Gewicht bereitete ihm immer noch Schwierigkeiten, denn Bertil aß weiterhin Süßes und fette Gerichte. Trotz aller neuen Einsichten hatte er das Gefühl, sein Leben zu ruinieren. Ein Fernsehprogramm über Männer und Frauen, die über 400 Kilogramm wogen, brachte ihm schließlich die Einsicht, dass sein Verhalten genau dem der beschriebenen Personen entsprach, und er hat eine Schreckensvision: Selbst einmal 450 Kilogramm wiegen!

Aber gleichzeitig eröffnete sich ihm die Rettung in Form einer erfolgreichen Behandlung der Zuckerabhängigkeit. Bereits nach der einwöchigen Entgiftung vom Zucker konnte er seine Insulindosis um 70 Prozent senken und auf blutdrucksenkende Mittel verzichten.

Nun ist Bertil seit einem Jahr zuckerfrei und sowohl physisch (minus 33 Kilogramm) als auch psychisch (viel gelassener) geht es ihm viel besser. Er hat seine Firma verkauft, hilft bei der Selbsthilfegruppe BaraVara (»NurSein«) mit, leitet Meditationsgruppen an seinem Wohnort und besucht regelmäßig die Treffen der Anonymen Alkoholiker.

»Ich bin ganz und gar von diesem Modell überzeugt«, sagt er. »Ich verstehe inzwischen, dass es nicht reicht, einfach nur mit dem Alkohol aufzuhören, wenn man diese Zuckerübersensibilität besitzt. Es war eine lange, aber auch eine wertvolle Reise. Ich führe ein ganz neues Leben und habe inzwischen ein ausgezeichnetes Verhältnis zu meiner Tochter, die mittlerweile eigene Kinder hat. Sie hat an einer Minnesota-Behandlung für Familienangehörige von Abhängigen teilgenommen, und wir haben über alles reden können, was in all den Jahren schwierig war. Jetzt ist da einfach viel Liebe!«

Wie die Zuckersucht zu anderem Suchtverhalten führt

Vielleicht finden Sie, es klinge unwahrscheinlich, dass ein Kind, das heimlich Süßigkeiten isst, später im Leben einer größeren Gefährdung ausgesetzt ist, Alkoholiker zu werden. Oder dass die erste Zigarette eine ganz andere Wirkung auf jemanden mit einer Zuckerübersensibilität hat als auf andere Menschen.

Heute kann die neurowissenschaftliche Forschung solche Zusammenhänge klar nachweisen. Beispielsweise, dass Rauchen die Gefahr des Alkoholismus erhöht. Allem Anschein nach verändert Nikotin das Belohnungssystem unseres Gehirns, und es wird empfänglicher für Alkohol. Die Forscher sprechen von Sensibilisierung.

Neunzig Prozent aller Alkoholiker rauchen. Mit Experimenten wurde nachgewiesen, dass an Nikotin gewöhnte Ratten eher Alkohol trinken als andere. Genauso sensibilisiert Haschisch das Gehirn für Amphetamin, Kokain und Heroin[9].

Da alle sinnesverändernden Mittel dasselbe System und dieselben Bahnen im Gehirn beeinflussen, bedeutet dies: Man kann eine lebenslängliche Abhängigkeit mit etwas scheinbar so Unschuldigem wie Zucker beginnen. Hat der Zucker erst einmal die Bahnen empfindlich gemacht oder sensibilisiert, so reagiert das System auch auf das nächste Mittel.

Voraussetzung ist eigentlich nur, dass man eine besondere Empfindlichkeit auf sinnesverändernde Stoffe geerbt hat.

Ein deutliches Beispiel sind Alkoholiker, die früher während der Entgiftung Schlaf- und Beruhigungsmittel bekamen und rasch von diesen neuen Mitteln abhängig wurden.

Ebenfalls allgemein bekannt ist: Wer mit dem Rauchen aufhört, nimmt leicht zu. Wieso das? Weil viele Ex-Raucher zu Zucker/Fett greifen. Ohne eigentlich zu wissen, warum und wieso, haben sie nämlich entdeckt, dass sie sich dann besser fühlen.

Zucker und Fett lindern die Entzugserscheinungen, indem sie dieselben Signalsubstanzen wie das Nikotin beeinflussen. Mehrere anscheinend vollkommen unterschiedliche Stoffe – Nikotin, Zucker/Fett, Alkohol, Amphetamin, Haschisch etc. – bedienen sich im Großen und Ganzen derselben Bahnen in unserem Nervensystem.

Diese Bahnen werden auch aktiviert, wenn wir etwas Spaßiges oder Aufregendes tun, etwas erleben oder in den Armen eines geliebten Menschen liegen, an einem Baby schnuppern, uns massieren lassen etc. Deshalb ist es auch so ungeheuer wichtig, parallel zu einer Zuckerentgiftung spaßige und angenehme Dinge zu tun – dies gilt im Übrigen auch für den Entzug bei allen anderen Drogen. Darüber können Sie mehr im zweiten Teil dieses Buches lesen, in dem beschrieben wird, wie man von einer Zuckerabhängigkeit gesundet.

Die Sensibilität wird immer vorhanden sein, damit muss man leben. Aber die Gewöhnung, die dazu führt, dass man immer mehr haben muss, damit der Zucker, das Essen oder welche Droge auch immer dieselbe Wirkung hat, verschwindet. Je nachdem wie das Gehirn beeinflusst wird, kommt es zu neuroadaptiven Veränderungen. Unser Gehirn ist sehr plastisch, viel mehr, als man früher glaubte. Gewisse Spuren scheinen nie zu verschwinden. Die Übersensibilität auf äußere Stimuli, die an die Droge erinnern, kann beispielsweise noch lange andauern, wenn die physischen Entzugserscheinungen bereits ausgestanden sind. Zehn Jahre nach der Behandlung kann ein trockener Alkoholiker nach großem Stress plötzlich eine Kneipe entdecken und ein wahnsinniges Verlangen empfinden.

Da wir wissen, dass Zucker/Fett das Opiatsystem beeinflusst – wie Heroin und Morphium – und dies wiederum Auswirkungen auf das Dopaminsystem und die Stimmung hat, ist es leichter zu verstehen, dass Kinder mit einer angeborenen Übersensibilität, was Abhängigkeiten anbelangt, sehr gerne alle Arten von Junkfood essen sowie Limonade trinken, um dann als gestresste Teenager auch recht früh mit dem Rauchen anzufangen: Sie entspannen sich bei einer Zigarette. Und die jungen Mädchen, die rauchen, um den Hunger zu zügeln und abzunehmen – warum sind die eigentlich so hungrig? Ganz einfach, weil ihre Ernährung zum größten Teil aus Zucker besteht, der zu einer enormen zusätzlichen Insulinproduktion führt – dieser hohe Insulinspiegel facht den Hunger zusätzlich an, es kommt zu schwankenden Blutzuckerwerten mit allen Konsequenzen, wie Stress, Rastlosigkeit und Unruhe – und dies führt wiederum zu einem erhöhten Kortisolspiegel, zu mehr Stress, in der Folge zu einem erhöhten Konsum von Zucker/Fett und schließlich einer Sensibilisierung des Opiatsystems … und so geht es dann immer weiter.

Wenn es schlimm kommt und der Teenager, der schon immer ein Schleckermaul war, anfängt zu rauchen – dann wird er entdecken, dass ihm Zigaretten viel besser schmecken als allen anderen, weil seine Gehirnbahnen bereits auf Drogen vorbereitet sind. Hier braucht es keine Gewöhnung, der Teenager ist vom ersten Tag an Gewohnheitsraucher.

Das Rauchen ist als Gewohnheit und als Kulturphänomen außerdem eng mit Kaffee und Kuchen oder Cola verknüpft, drei Genüsse, die das Gehirn auf dieselbe Art und Weise beeinflussen. Wenn unser Beispielkind als Teenager auch noch Alkohol trinkt, ist sein Risiko, abhängig zu werden, ungeheuer groß. Ein Kater führt dann sowohl zu Kopfschmerzen als auch Stress, und wenn das Schleckermaul zum Beispiel Karriere machen will und überarbeitet ist, verschreibt ihm (oder ihr) der Arzt vielleicht Beruhigungs-, Schlaf- oder Schmerztabletten (Opiate). Aufgrund der Übersensibilität und dem »bereits vorbereiteten« Gehirn ist das Risiko, tablettensüchtig zu werden, für diese Person nun sehr groß. Die Spirale abwärts hat begonnen.

Ein weiteres häufiges Szenario sieht folgendermaßen aus: Jemand lebt nach einer Entziehungskur (Alkohol, Tabletten und/oder Drogen) mühelos die ersten ein, zwei Jahre vollkommen drogenfrei. Doch dann beginnen Depressionen und Niedergeschlagenheit, ohne dass der Betroffene versteht, warum. Schließlich tut er alles, was man ihm in der Klinik geraten hat. Er besucht die Zwölfschritt-Meetings der Anonymen Alkoholiker oder Anonymen Drogenabhängigen – und trotzdem ist das Leben grau und quälend.

Ihm kommt der Gedanke, wieder zu trinken, und viele werden in diesem Augenblick rückfällig. Andere haben möglicherweise den Verdacht, es lägen noch andere Probleme vor, die bislang niemand entdeckt hat, und suchen erneut Hilfe. Mit etwas Glück geraten sie dann an die richtige Adresse. Sie erkennen, dass heute dort im Heizungskeller, wo einst der Schnaps versteckt war, die Salami liegt. Statt Bier sind jetzt Butterbrote angesagt. Eine Sucht hat die andere abgelöst.

Kinder, die in einer gestörten Familie mit Missbrauch, Arbeitssucht oder vielleicht auch religiösem Fanatismus aufwachsen und deswegen schwer gestresst sind, haben oft einen hohen Kortisolspiegel und essen Süßigkeiten, um die schwankenden Blutzuckerwerte zu beruhigen. Einen Augenblick lang lindern Zucker/Fett die Angst/Sorge. So beginnt häufig der Weg in die Sucht.

Aber egal, wie eine Abhängigkeit beginnt, die Ursache ist immer dieselbe – eine ererbte Empfindlichkeit. Hat man ein sensibles limbisches System, dann wird die Krankheit von bestimmten Stoffen in einem bestimmten Umfeld ausgelöst. Alle Wege führen nach Rom, sozusagen.

Heute gibt es eine Menge Beispiele dafür, wie die Abhängigkeit von einer Droge zu einer neuen Abhängigkeit führt. Es ist höchste Zeit, damit aufzuhören, jede Abhängigkeit für sich und unabhängig von den anderen zu therapieren. Die Entwicklung sowohl in der Suchtmedizin als auch in der Neurophysiologie hat die einseitige Fixierung auf Alkoholismus, Tablettensucht, Drogensucht oder Bulimie überholt. Es ist an der Zeit, alle Kräfte darauf zu konzentrieren, die Abhängigkeit zu behandeln – mit allen ihren Folgen, die sie für den Betroffenen hat. Die eigentliche Voraussetzung für eine Gesundung ist eine nahrhafte Kost, kombiniert mit Nahrungsergänzungsmitteln. Das Gehirn muss die Chance haben, zu gesunden, wenn Sie ein gesundes Leben mit hoher Lebensqualität leben wollen – und das sind Sie sich wert!

Monika, 52, Gemeindeschwester, verheiratet, zwei erwachsene Kinder

Monika könnte sich fast schon als Spezialistin für Abmagerungskuren bezeichnen, so viele hat sie bereits hinter sich. Fünf Mal war sie nun schon gewissenhaft und hoch motiviert bei den Weight Watchers dabei.

»Es ging immer rauf und runter, sowohl mit der Laune als auch mit dem Gewicht. Gelegentlich aß ich auch heimlich, beispielsweise wenn es irgendwo drei Schokoriegel für zehn Kronen gab. Die Papierchen habe ich immer weggeworfen, bevor ich nach Hause kam.«

Aber vor sechs Jahren ging Monikas Vielesserei in Missbrauch über. Sie behauptet das selber mit großer Entschiedenheit und weiß, wann und weshalb es so kam. Sie war ausgebrannt und gestresst und brauchte Trost. Nachdem sie an ihrem Arbeitsplatz lange gemobbt und schikaniert worden war, konnte sie nicht mehr. Sie hatte keine Kraft mehr – es kam zum Kollaps. Monika wurde krankgeschrieben, erhielt aber anfänglich keine weitere Hilfe. Sie blieb also zu Hause und musste sich, so gut es ging, zurechtfinden. Natürlich tröstete sie sich auf altbewährte Art und Weise: Sie aß – und nahm zu. Darunter litten ihr Herz und ihre Gelenke. Als sie 107 Kilogramm wog, konnte sie nicht einmal mehr 25 Meter weit gehen, ohne außer Atem zu kommen.

Demnächst wird sie jedoch tatsächlich – nach sechs Jahren – an ihren alten Arbeitsplatz zurückkehren. Sie freut sich darauf!

Für Monika ist nichts mehr wie früher. Eine Homepage im Internet über Zuckerabhängigkeit veränderte alles. Monika erinnert sich noch sehr gut an den Samstag vor nun fast zwei Jahren, an dem sie online ging – ihr Mann unternahm gerade eine Fahrradtour. Tränen liefen während des Lesens über ihre Wangen, weil sie die beschriebenen Situationen so deutlich wiedererkannte. Endlich!

»Ich hatte schließlich alles Erdenkliche ausprobiert und auf die verschiedensten Diäten gehofft! Aber es war mir nie gelungen abzunehmen, und ich hatte auch nie begriffen, warum es mir so mies ging. Plötzlich gab es eine Erklärung für alles. Es war nicht meine Schuld, sondern eine Krankheit! Und es gab Hilfe!«

Monika suchte einige Ärzte auf, bis es ihr gelang, eine Überweisung an die einzige Klinik für Zuckersüchtige in Europa zu bekommen – in Hälsingland.

Noch nie hatte sie so viel gegessen, wie jetzt jeden Tag in

der Klinik. Trotzdem nahm sie ab. Es war das reinste Wunder. Jahrelang hatte sie gegen Krampfadern in der Speiseröhre fünf Tabletten täglich genommen, nun konnte sie die Medikamente absetzen.

»Anfangs wollte ich noch die ganze Welt bekehren«, sagt Monika. »Was ich während der Behandlung lernte, gab mir wirklich ein neues Leben. Jetzt erkenne ich die Muster. Ich habe jede Gelegenheit wahrgenommen, um zu essen. Wenn es etwas zu feiern gab oder wenn ich Trost brauchte. Jahrelang aß ich auch, um meine Magenschmerzen zu betäuben. Ich hatte mir nie intensivere Gefühle gestattet, aber während der Zuckerentgiftung flossen die Tränen in Strömen. Ich musste erst 45 Jahre alt werden, um richtig weinen zu lernen!

Heute bin ich gelassen und harmonisch, weiß jedoch, dass dieses neue Leben genaueste Planung erfordert, um einen Rückfall zu vermeiden. Ich kenne die riskanten Situationen: wenn sich etwas ereignet, was mich beunruhigt, oder wenn ich essen war und etwas Falsches gegessen habe. Letzten Sommer habe ich ein Gläschen Schnaps getrunken. Ich hatte nie Probleme mit Alkohol und dachte, das sei nicht so gefährlich, aber drei Tage später bemächtigte sich meiner ein enormes Verlangen. Ich sehnte mich zum Beispiel nach Reiscrackern mit Butter, obwohl ich Butter verabscheue. Ich aß zehn Stück auf einmal!

So etwas kommt vor, aber es gilt, dem Verlangen nicht vollkommen nachzugeben. Jeden Tag sage ich mir: Heute hast du einen abstinenten Tag. Das funktioniert nämlich Tag um Tag. Heute hast du einen abstinenten Tag … Morgen ist ein neuer

Tag, aber das interessiert mich heute noch nicht. Aus kurzfristiger Perspektive wirkt das gar nicht so beschwerlich.«

Monika hat noch einen weiteren Trick auf Lager: Sie kocht im Voraus, um nicht einfach zu essen, was ihr in die Hände gerät, wenn sie Hunger hat.

»Das ist ganz leicht, wenn man nur ein bisschen plant«, sagt sie. »Abends bereite ich die Sachen für das Mittagessen des nächsten Tages vor. Ich habe Mahlzeiten im Gefrierschrank, die ich nur aufwärmen muss. Am besten geht es mir, wenn ich bestimmte Zeiten einhalte und die Tage überhaupt sehr regelmäßig verlaufen. Also kommt es mir auch sehr gelegen, dass ich jetzt wieder anfange zu arbeiten.«

Einem Rückfall vorbeugen

Lernen, das ist wie im Unterholz einen Pfad bahnen. Hat man einmal etwas auf eine bestimmte Art gemacht, dann ist es am einfachsten, es wieder genauso zu machen, und je öfter man es tut, desto ausgetretener wird der Pfad. Er wächst nur langsam wieder zu und verschließt sich erst dann ganz, wenn man ihn nicht mehr benutzt.

Für Leute wie uns, die wir von Kindesbeinen an zuckersüchtig waren, geht es jedoch nicht um einen kleinen Trampelpfad, sondern um eine Autobahn quer durch den Wald. Sich statt des gewohnten Weges in einer anderen Richtung durch das Unterholz zu schlagen, erfordert eine Willensstärke, die – zumindest ohne fremde Hilfe – nur wenige Menschen aufbringen.

In Kapitel »Konsum, falscher Konsum, Missbrauch und Sucht«, in dem es um die Abhängigkeit ging, haben Sie gelernt, dass Zucker sowohl das Lustzentrum des Gehirns als auch den Körper so verändert, dass Leute wie wir, die wir auf gewisse Stoffe übersensibel reagieren, riskieren, ernsthaft abhängig zu werden.

Bei meinen Vorträgen mache ich mit den Zuhörern immer

ein kleines Experiment. Ich bitte sie zunächst, die Arme auf der Brust zu verschränken, und dann bitte ich sie, die Arme umgekehrt zu verschränken. Alle lachen verlegen. Die Pointe ist: Wenn man einmal gelernt hat, etwas auf eine bestimmte Weise zu tun, ist es sehr schwer, es anders zu machen.

Die eigentliche Schwierigkeit ist nicht, mit Zucker, Nikotin, Alkohol oder was auch immer aufzuhören, denn dafür ist faktisch nur ein Entschluss nötig. Das Schwere kommt anschließend: das Nicht-wieder-Anfangen! Hier spielt die Arbeit gegen den Rückfall eine große Rolle. Für alle, die unsere Methode ausprobieren wollen, um das Verlangen nach Zucker loszuwerden, ist dies hier eines der wichtigsten Kapitel des Buches.

Man muss einsehen, dass Rückfälle ein Teil der Krankheit sind. Sie gehören ganz einfach dazu, und es gibt keinen Grund, in Panik zu geraten, wenn es dazu kommt. Deswegen haben Sie noch lange nicht versagt! Betrachten Sie Rückfälle als instruktive Etappen auf dem Weg zu Ihrem gesünderen Leben und als Indiz dafür, dass Sie Ihr Gesundungsprogramm verändern müssen. Entweder tun Sie etwas, was Sie nicht tun sollten, oder umgekehrt.

Es ist also an der Zeit, gründlich in sich zu gehen, um dann auf dem eingeschlagenen Weg zu bleiben und zwar mit einem Programm, das noch verfeinerter und genauer auf Sie zugeschnitten ist! Obwohl die amerikanische Raumfahrtbehörde NASA die Landung der Apollo auf dem Mond jahrelang bis ins kleinste Detail plante, wurden während der Reise 90 000 Korrekturen vorgenommen. Es gibt keine Erfolgsgeschichten ohne Hindernisse. Fallen Sie vom Pferd, müssen Sie so schnell wie möglich wieder in den Sattel. Das ist das Geheimnis. In diesem Kapitel lernen Sie, wie es geht.

Zunächst einmal ein paar Worte darüber, was wir mit Rückfall meinen. Geht es um Alkohol oder Nikotin, lässt sich ein Rückfall recht leicht definieren. Er tritt dann ein, wenn man wieder die erste Zigarette raucht oder das erste Glas trinkt. Rückfälle ereignen sich jedoch nicht aus heiterem Himmel – obwohl es manchmal fast den Anschein hat.

Alles ist wunderbar. Ich verlasse den Lebensmittelladen, aber weh und ach, was ist da in meine Einkaufstüte geraten? Wenn das nicht ein großer Eisbecher und eine Tüte Süßigkeiten sind! Irgendwie muss ich das alles loswerden, und das beste Versteck ist doch wohl immer noch der Magen? Einige Stunden später schäme ich mich und bereue. Jetzt habe ich auch auf einmal wieder dieses richtige Verlangen. Ich will einfach immer mehr, bin vollkommen besessen. Nichts macht mehr Spaß. Aber wie konnte es eigentlich so weit kommen?

War das überhaupt ein Rückfall? Um sagen zu können, man sei rückfällig geworden, muss man erst einmal gut sechs Monate lang vollkommen abstinent gelebt haben, d. h. ganz ohne Zucker oder andere Drogen. Wenn Sie acht Wochen lang abstinent waren, und dann zu Ihrem alten Leben zurückkehren, gilt das normalerweise nur als »fortgesetzter Missbrauch«, da Sie zu diesem Zeitpunkt noch nicht voll genesen waren. Denken Sie daran: Umlernen dauert – viel Zeit und Geduld sind dafür nötig.

Drei Faktoren, die zu einem Rückfall führen:

- Starkes Verlangen
- Schwache Kontrolle der eigenen Impulse
- Unentschlossenheit

Drei Faktoren, die einem Rückfall vorbeugen:

- Kenntnisse über die Krankheit
- Richtiges Essen und Nahrungsergänzung
- Die Zwölfschritt-Philosophie

»Eins nach dem anderen.« »Leben und leben lassen.« »Erst mal nachdenken.« »Das Wichtigste zuerst.«

Bitte schön, diese vier Lebensregeln können Ihnen auf dem Weg zu einem gesunden Leben nützlich sein. Auf der Buchseite sehen sie nach nicht viel aus, aber Sie werden schon sehen, welche Kraft sie besitzen! Halten Sie sich an einer der Regeln fest, wenn Sie hängen bleiben, wenn alles mühsam erscheint, Sie nicht mehr weiterwissen, oder wenn Sie das Gefühl haben, dass alles keine Rolle mehr spielt, wie sehr Sie auch kämpfen – es geht doch alles zum Teufel. Sagen Sie sich eine dieser Lebensregeln immer wieder vor. Vielleicht haben Sie sich ja einfach zu viel vorgenommen? Vielleicht haben Sie alles auf einmal ändern wollen? Eins nach dem anderen! Das Wichtigste zuerst. Versuchen Sie es, Sie werden schon sehen, dass Sie so wieder auf die richtige Bahn kommen!

Die drei Phasen der Krankheit Sucht

Phase I – auch Übergangsphase genannt In dieser Phase weiß der Betroffene überhaupt nichts über seine Krankheit. Er leugnet und ist dem Suchtdenken verfallen (siehe später). Das lässt sich mit dem Schlaf vergleichen. Man weiß nicht, dass man schläft, während man schläft. Erst wenn man aufwacht, weiß man, dass man geschlafen hat. Hier »schläft« man also. In dieser Phase ist man oft gekränkt, wütend, verletzt oder versteht überhaupt nichts, wenn jemand etwas Negatives oder Abschätziges über die eigenen Essgewohnheiten sagt. »Was sagst du? Was soll das heißen?«, fragen wir aufgebracht zurück, wenn jemand auch nur andeuten will, dass wir irgendwo ein Problem haben.

Häufig rufen Leute bei der Bitten Jonsson Klinik an und bitten um Informationsmaterial, wollen später aber nicht zu dieser Bitte stehen. Vielleicht hatten sie einen Augenblick der Klarheit oder haben einen Artikel über uns gelesen und sind neugierig geworden. Aber Monate später, wenn wir ihnen einen Newsletter schicken, dann rufen sie an und beschimpfen uns, weil wir glauben, dass ausgerechnet sie (bisher waren es immer Frauen) Gewichtsprobleme haben. So sei es wirklich nicht, faucht man uns an – obwohl man um die 100 Kilogramm wiege. In dieser Phase glaubt man, das Umfeld sei an dem eigenen Problem schuld und jemand (Arzt) oder etwas (Pillen) werde schon die Rettung bringen. In dieser Phase ist man nicht therapierbar. Um weiterzukommen, ist eine Motivationsbehandlung notwendig (siehe: Motivationsstadium).

Phase II – die betroffene Person wird zum »Primärpatient« Damit meinen wir, sie sieht ein, dass mit ihren Essgewohnheiten etwas nicht stimmt. Offenbar ist es doch nicht die Schuld des Ehepartners, der Kinder, der Gene, der Freunde. In dieser Phase ist man sehr empfänglich für eine Behandlung. Man ist motiviert und Veränderungen gegenüber aufgeschlossen. Man versteht, dass man nur selbst das Problem lösen kann. Hier gilt es, effektive und richtige Wege zu finden. Siehe das Kapitel »Notwendige Voraussetzungen für die Genesung«.

Phase III – Rückfallphase Der Betroffene hat in einem Zeitraum von sechs Monaten markante Änderungen seines Lebensstils durchgeführt, erlebt aber Rückfälle. Er leugnet die Krankheit nicht mehr, weiß sehr viel über sie und hat auch kein Problem mehr damit, jedem x-Beliebigen zu sagen: »Ich bin zuckerabhängig.« Es gibt jedoch einige Fallen, die einen Rückfall auslösen können – sie gilt es zu kennen, um diese Hürde zu nehmen. Bei der Behandlung in dieser Phase handelt es sich um eine spezielle Antirückfallbehandlung, die dem Betroffenen dabei hilft, die oftmals verborgenen Warnsignale zu erkennen, die dem eigentlichen Rückfall vorausgehen, um in Zukunft rechtzeitig innehalten zu können.

Die fünf Stadien der Genesung

1. Motivationsstadium
2. Stabilisierung
3. Frühe Gesundung
4. Gesundung in der Zwischenphase
5. Späte Gesundung

Motivationsstadium: Dieses Stadium kann das ganze Leben über bestehen bleiben – immer wieder kommt es zu Problemen im Zusammenhang mit Drogen, die man mit »normalen« Methoden zu lösen versucht. Man beginnt die Probleme mit der eigentlichen Droge zu verwechseln, will aber nicht einsehen, was das heißt. Man kämpft damit, das Essen unter Kontrolle zu halten, glaubt, die Maxime »Iss alles, aber nicht ständig« träfe zu, und man leide an einer Charakterschwäche, oder es liege an der Arbeit oder an sonst etwas, dass man wieder einmal nicht konsequent bleiben konnte. Man leugnet, dass die Droge ein Problem darstellt. Beispiel: Sie haben Gäste, es bleibt sehr viel Nachtisch übrig. Am nächsten Tag taucht die Frage nach diesem Rest auf. Sie tun so, als wüssten Sie von nichts und als hätten nicht Sie ihn aufgegessen. Gleichzeitig sind Sie überzeugt davon, dass es die Schuld der Gäste ist, denn die haben schließlich nicht genug gegessen. Das Ganze ist vollkommen irrational.

Stabilisierung: Man bittet um Hilfe und beginnt mit einem strukturierten Behandlungsprogramm und einer Entgiftung. Ohne zum Essen/zur »Droge« zu greifen, übersteht man die Entzugserscheinungen und bewältigt akute Krisen. Besessenheit und Zwanghaftigkeit nehmen ab. Man sieht ein, dass Stress Auswirkungen auf die Krankheit hat und es bei dieser um mehr als um das Essen geht.

Stadien der Genesung

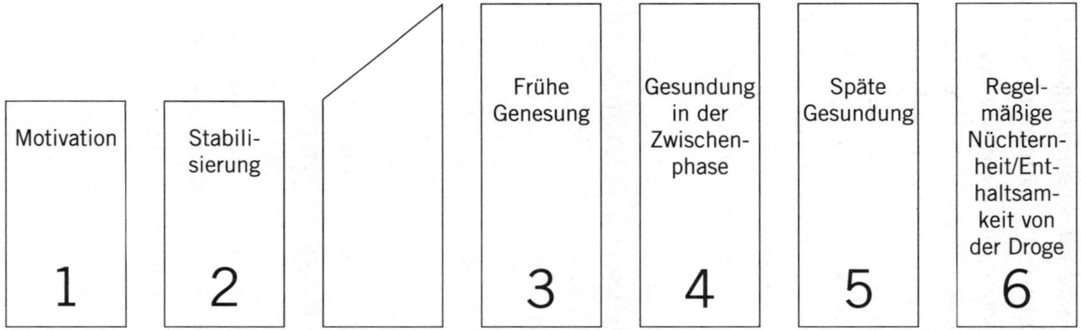

1. Entdeckung der Sucht. Versuch eigener Lösungen wie verschiedener Abmagerungskuren.
2. Entgiftung, Umgehen mit Entzugserscheinungen und Krisen. Ein Treuejahr – »Erste Weihnacht, erste Grillparty.«
3. Frühe Gesundung – Akzeptanz und Veränderung von Gedanken, Gefühlen und Handlungen.
4. Gesundung in der Zwischenphase – ausgeglichener Lebensstil.
5. Späte Gesundung – Persönlichkeitsveränderung. Von einem süchtigen, kranken Denken zu einem gesunden, logischen.
6. Regelmäßige Nüchternheit/Enthaltsamkeit von der Droge – Wachstum und Entwicklung.

Frühe Gesundung: Ein Süchtiger hat keinen Zugang zu seinen Gefühlen, wird aber gleichzeitig vollkommen von ihnen beherrscht – ohne zu begreifen, was eigentlich passiert. Er beginnt sein Verhalten zu ändern und lernt dadurch seine negativen Denkmuster zu erkennen, die zu negativen Gefühlen führen. Er arbeitet aktiv daran, sein Suchtdenken zu verändern und negative Gefühlsäußerungen im Auge zu behalten, um diese dann mit einer Selbsthilfegruppe oder einem Therapeuten bearbeiten zu können. Er verändert ständig sein Verhalten, um Fallen zu vermeiden. Dies führt zu einem Revidieren der Werte.

Gesundung in der Zwischenphase: Man behebt die entstandenen Schäden, das Leben kommt wieder ins Lot. Man verwirklicht die neuen Ideen oder Werte.

Späte Gesundung: In diesem Stadium können Sie sich selber am besten helfen. Noch immer steht die Genesung an erster Stelle. Sie sehen ein, dass die Zuckersucht eine chronische Krankheit darstellt. Sie sind weiterhin ehrlich, offen und stehen weiteren Veränderungen aufgeschlossen gegenüber.

Mit diesem Hintergrund ist es leichter zu verstehen, dass es nicht nur einen Grund für einen Rückfall gibt, sondern mehrere – je nachdem, in welcher Genesungsphase Sie sich befinden. Es ist jedoch wichtig zu verstehen, dass jeder Missbrauch während der ersten Motivationsphase nicht als Rückfall gilt, sondern nur als weiterer Missbrauch, da in diesem Stadium Leugnen und Suchtdenken immer noch stark präsent sind. Von Genesung kann hier noch nicht die Rede sein.

Noch ein paar Bemerkungen über das Suchtdenken, früher sprach man auch von Suchtlogik. Das bedeutet: Weil man nichts über die chemische oder andere Sucht weiß, hat man keine Chance einzusehen, auf welche Art man krank ist. Vielleicht findet man nicht einmal sein eigenes Verhalten – das Lügen und das heimliche Essen – auch nur im Geringsten krank. Das ist doch gar nicht so seltsam, finden wir, schließlich könnte einem jemand etwas wegessen. Im Übrigen geht das niemanden etwas an und so weiter.

Als Süchtige erschaffen wir uns eine eigene Welt mit eigenen Wahrheiten, und wenn jemand diese bedroht, so ist das ein Idiot. Auch der folgende Satz ist leicht zu verstehen: »Es ist schwer als Adler in den Himmel zu steigen, wenn man mit den Truthähnen fliegen muss.« Eingebildeter kann man kaum sein. Männliches Suchtdenken ist oft von Größenwahn geprägt. Alle anderen sind dumm – ich weiß und kann alles am besten. Eine Frau, die abhängig ist, ist oft das, was wir einen »Elendsjunkie« nennen – sie fühlt sich als Opfer und Märtyrer. Beide Typen Süchtiger benutzen diese Verhaltensweisen, um ihr Umfeld zu brüskieren, damit niemand merkt, was sie eigentlich tun, und sie in Ruhe mit der Esserei fortfahren können. Kurz gesagt: Suchtdenken tritt dann ein, wenn man die Wirklichkeit so wahrnimmt, dass Krankes gesund wird.

Hilfe bringen in dieser Phase nur die Fakten und ein größtmögliches Wissen, das ständig wiederholt wird. Aber – und auch das ist wichtig – ohne Ansehen der Person, ohne Wertung. Als Angehöriger, Freund oder Kollege ist es nicht Ihre Aufgabe, eine Diagnose zu stellen. Überlassen Sie das den Profis, die dafür ausgebildet sind. Sie sollen nur sagen, was Sie sehen, empfinden und hören.

Teil II
Die Lösung

Helena, 56, Gesundheitsberaterin, zwei erwachsene Kinder

Helena besaß alles, was sie sich nur wünschen konnte, und trotzdem war sie so deprimiert, dass sie nicht mehr leben wollte.

Ein Artikel über Zuckerabhängigkeit in einer Boulevardzeitung brachte die Wende. Noch nie hatte Helena etwas von Zuckerübersensibilität gehört, erkannte aber die beschriebene Situation sofort.

»Ich brach in Tränen aus, als ich das las. Dass ich nicht allein war! Dass es nicht an meinem Charakter lag, sondern dass es sich um eine Krankheit handelte! Und dass es Hilfe gab!«

Helena hatte ihr ganzes Leben lang Abmagerungskuren gemacht und danach sofort wieder zugenommen. Sie hatte alles ausprobiert, die Stewardessen-, Weight Watcher- und Kohlenhydratmethode und sich jeden Tag auf die Waage gestellt. Aber nichts half. Immer hatte sie das Verlangen nach Zucker und Fett recht bald wieder in den Krallen. Wenn sie einen Rührteig machte, aß sie ihn häufig direkt aus der Schüssel. Sie aß den Kindern ihre Schokoladenostereier weg und nahm in Kauf, dass sie sich anschließend gegenseitig die Schuld gaben.

»Ich schämte mich so wahnsinnig, konnte es aber nicht unterlassen. Die Gier war zu groß.«

Nachdem Helena den Artikel gelesen hatte, setzte sie sich mit der genannten Klinik in Verbindung und ließ sich einen Termin für ein Gespräch geben. Nur wenige Wochen später nahm sie schon an einem Behandlungsprogramm teil. Dort lernte sie, Gerichte ohne Zucker und Auszugsmehl zu essen. Heute weiß sie, dass ihr die bewusste Ernährung ein ganz neues Leben gegeben hat, aber die Entzugserscheinungen waren furchtbar.

»In der ersten Woche zitterte ich am ganzen Körper. Ich hatte Kopfschmerzen und sah alles doppelt. Dazu kam die Verzweiflung darüber, nicht einfach etwas Süßes essen zu können, um alles zu betäuben.«

Die gewohnten Verhaltens- und Reaktionsmuster waren außer Kraft gesetzt, und Helena geriet in Panik. Was passiert jetzt? Wie soll ich damit fertig werden? Sie kam sich vollkommen ausgeliefert vor, nackt, schließlich hatte sie ohne den beruhigenden Zucker keine Ahnung, wer sie eigentlich war.

Ihr einziges Gegenmittel war ein Wille aus Stahl. Sie hatte sich entschieden. Jetzt wollte sie leben, nicht nur überleben.

Als nach dem fünften Tag die schlimmsten physischen Entzugserscheinungen nachließen, folgten die psychischen. Helena fand es furchtbar, in einer Gruppe über ihr Befinden und ihre Gefühle sprechen zu müssen.

»Man will sich viel lieber zurückziehen und verstecken.«

Nach kurzer Zeit sah Helena jedoch ein, dass sich die anderen Teilnehmer in der gleichen Lage befanden. Die zwei Unterrichtsstunden am Tag, in denen sie erfuhr, was mit süchtigen Menschen in psychischer, physischer, sozialer und geistiger Hinsicht geschieht und was passiert, wenn sie auf die Droge verzichten, waren etwas Konkretes, woran sie sich festhalten konnte – ihre Rettung, wenn alles andere ins Schwanken geriet.

»Das gab mir eine enorme Sicherheit«, sagt Helena. »Das war wirklich das beste Hilfsmittel!«

Und was war das Schlimmste?

»Der vollkommene Verzicht auf Zucker! Das Essen schmeckte nach nichts. Anfänglich gab es nichts, was mich mit allem versöhnt hätte. Alles war nur grau in grau.«

Während ihres Klinikaufenthaltes führte Helena Tagebuch. Sie erinnert sich noch genau, wie sie sich fühlte: als hätte sie einen nahen Verwandten verloren!

»Oder einen Teil von mir selbst!«

Es war eine regelrechte Trauerarbeit. Soll mein zukünftiges Leben so aussehen? Nur grau und langweilig? Sie musste mit sich ringen. Schließlich wusste sie, was allem von jetzt auf nachher Farbe verleihen würde, gleichzeitig aber schädlich und fast lebensgefährlich war!

Das erste große Wunder nach einigen Behandlungswochen wird sie nie vergessen. Eines Tages verspürte sie zum ersten Mal seit ihrer Kindheit ganz gewöhnlichen Hunger! In ihrer Jugend und als Erwachsene hatte sie nie mehr regelmäßig gegessen, sondern fast ständig etwas gekaut. So war sie immer schon vor den Mahlzeiten, die sie selbst zubereitet hatte, satt gewesen.

Seit der Behandlung sind nun drei Jahre verstrichen, und Helena betont, wie gut es ihr geht, sowohl physisch als auch psychisch.

»Ja, vermutlich geht es mir besser als den meisten in meiner Umgebung!«

Sie hat sich für ihre Genesung Zeit genommen, und von dem Zeitpunkt an, als sie wieder zu Hause war, und niemand richtig begriff, was eigentlich mit ihr los war, Beschwerliches in Kauf genommen: »Ein bisschen was wirst du doch wohl noch essen dürfen?«

Die Nachbehandlung und die Zwölfschritt-Meetings bei den FAA, den Food Addicts Anonymous, den Anonymen Überessern, totale Zuckerenthaltsamkeit, eine strenge Diät, um ihre Pilzerkrankung loszuwerden und körperlich zu gesunden, sowie verschiedene Therapien, trugen wesentlich zu ihrer Genesung bei, und Helena hat immer noch engen Kontakt zu ehemaligen Mitpatientinnen aus der Klinik.

»Es war wirklich wahnsinnig anstrengend. Eine harte Arbeit, aber auch eine herrliche Reise! Heute fühle ich mich ungeheuer dankbar. Ich liebe meinen Körper und esse das, wonach er verlangt. Ich bin ein ganz neuer Mensch mit einer inneren Ruhe und Harmonie, die ich früher nicht gekannt habe. Das merken auch die anderen.«

So befreien Sie sich von Ihrem Verlangen nach Zucker – Entgiftung und biochemische Wiederherstellung

Wenn Sie sich entschlossen haben, vom Zuckermissbrauch oder von der Zuckersucht zu gesunden, so ist der erste Schritt die physische Entgiftung. Das bedeutet, dass sie auf Limonade, Saftschorle, Alkohol (alle Formen von gelöstem Zucker) verzichten sowie auf alle Arten von Lebensmitteln, die Zucker enthalten, also Marmeladen, Cornflakes, Fruchtjoghurt und viele so genannte Lightprodukte, in denen das Fett aus Gründen des Geschmacks durch Zucker ersetzt wurde, und auf viele Fertiggerichte und Kräutermischungen. Was Sie meiden sollen, können Sie in den Kapiteln »Der Stellenwert des Essens« und »Hilfe, was soll ich essen?« nachlesen.

Die ersten Tage der Zuckerentgiftung sind immer die härtesten, und obwohl die ersten Symptome an eine beginnende Grippe erinnern, sind sie deswegen noch lange nicht ernsthaft krank.

Einige der häufigsten Symptome während der ersten Entgiftungstage

- Fürchterliche Müdigkeit, gepaart mit einer inneren Rastlosigkeit, so als säße man bei Vollgas in einem Sportwagen, der am Boden festgeschraubt ist.
- Schlafstörungen. Mühe beim Einschlafen und/oder Aufwachen. Man kann nicht wieder einschlafen.
- Benommenheit, Unfähigkeit, klar zu denken.
- Man friert und/oder schwitzt, häufig gleichzeitig.
- Kopfschmerzen, besonders dann, wenn Sie immer viel Schokolade gegessen und Kaffee und Cola getrunken haben (Koffeinmangel).
- Muskel- und Gliederschmerzen.
- Stimmungsschwankungen. Jemand meinte einmal, es sei wie mit dem Fahrstuhl zwischen Himmel und Hölle auf und ab zu fahren. Wutausbrüche wechseln mit Phasen der Trauer und Melancholie ab.
- Verwirrung, Unruhe.
- Panikanfälle.
- Verschwommenes Sehvermögen, Schleier vor den Augen.
- Pfeifen in den Ohren. Man glaubt, Tinnitus zu haben.
- Verstopfung und/oder Durchfall.
- Schwellungen am ganzen Körper.
- Mundgeruch.
- Geschmack von Metall im Mund.

- Schwarz-Weiß-Denken (von einem Extrem zum anderen).
- Bedürfnis, etwas zu tun, Geld auszugeben, wegzufahren.
- Man fühlt sich in der eigenen Gesellschaft nicht mehr wohl, will »aus der Haut fahren«.
- Das Verlangen nach etwas Süßem gibt einem gefährliche Gedanken ein – und zwar gegen besseres Wissen: »Ich glaube, ich gehe kurz in die Küche.«
- Verlust des Urteilsvermögens – man sieht nicht ein, dass die Gefühle der Entgiftung wegen so sehr schwanken.
- Gedächtnisverlust – plötzlich kauft man ein Eis, weil man vollkommen vergessen hat, dass man auf Entzug ist.

Klingt das furchtbar? Dann lassen Sie sich sagen: Die schlimmsten Entzugserscheinungen sind nach vier bis acht Tagen vorüber. Anschließend werden Sie mit einer neuen Ruhe und einem befreienden Gefühl der Klarheit belohnt, das Sie vielleicht noch nie erlebt haben! Aber Sie müssen damit rechnen, dass es dann zwischen drei und acht Wochen dauert, bis sie zu einem neuen Tagesrhythmus gefunden haben. Die längste Zeit benötigt das Gehirn, bis es wiederhergestellt ist. Erst nach 18 Monaten ist seine Biochemie ausgeglichen.

In dieser Situation sollten Sie beachten, dass Ihre Sucht auch andere Ventile kennt, die möglicherweise überlagert wurden. Ungefähr sieben von zehn Alkoholikern sind nicht nur vom Alkohol abhängig, sondern außerdem noch tablettensüchtig. Beides gehört zusammen (siehe das Kapitel »Wie die Zuckersucht zu anderem Suchtverhalten führt«) – man kann in der Tat Alkoholiker sein, obwohl man nur selten und wenig trinkt.

Entscheidend ist, dass der Alkohol als sinnverändernde Droge wirkt. Es geht nicht um den eigentlichen Rausch – alle Menschen werden von Alkohol berauscht, aber verändert es auch ihre Persönlichkeit, wenn sie trinken? Fühlen Sie sich ausgelassen und unschlagbar, wenn Sie ein Glas getrunken haben? Groß, stark und unbesiegbar? Oder ruhig und gelassen, Sorge und Angst wie weggeblasen? Fällt es Ihnen schwer aufzuhören, wenn Sie einmal angefangen haben? Trinken Sie häufig ein Glas zu viel?

Und wie sieht es mit Ihren Finanzen aus? Viele Zuckerabhängige entdecken, dass Sie mit Geld nicht umgehen können. Geld und Essen haben viel miteinander zu tun – hier geht es um Schuldgefühle. Für viele von uns ein heikles Thema.

Wer zu Anorexie neigt, geizt auch. Man gönnt sich nichts, kauft die Kleider im Secondhandladen und Brot, das schon einen Tag alt ist. Die Bulimikerin gibt ihr Geld dagegen mit vollen Händen aus. Es verschwindet einfach, und sie weiß anschließend nicht, wo es geblieben ist. Sobald Sie ein zwanghaftes Verhalten bei sich entdecken, ist es an der Zeit, kalte Füße zu bekommen. Es ist wichtig, diese anderen Ventile einer Abhängigkeit im Zusammenhang mit der Entgiftung zu erkennen, weil das Gehirn die Droge, auf die Sie verzichten, ersetzen möchte. Wir wollen die unerfreulichen Entzugserscheinungen auch gerne mit Medikamenten beseitigen – der Ersatz funktioniert. Vielen Alkoholikern ist es mithilfe von Süßigkeiten gelungen, nüchtern zu werden.

Besonders aufmerksam sollten Sie sein, wenn Sie sich einer Operation unterziehen müssen oder Penizillin einnehmen. Im Zusammenhang mit der Operation bekommen Sie möglicherweise Medikamente, die das Verlangen nach Zucker auslösen. Natürlich können Sie diese Medikamente nicht verweigern, nehmen Sie aber nie mehr als unbedingt nötig und schließen Sie die Behandlung wie vom Arzt verschrieben ab. Sorgen Sie dafür, dass Sie in einer solchen Situation besonders viel Hilfe erhalten, und sagen Sie Ihrem Arzt, dass Sie zuckersüchtig sind. Penizillin erhöht bei Menschen, die zu viel Zucker essen, das Risiko einer Pilzinfektion. Nehmen Sie zur Vorbeugung deshalb immer Probiotika ein.

Es ist wichtig, dass man sich während der Entgiftung in seinem Körper wohl fühlt, dazu trägt regelmäßiges Essen bei.

Um Energie, Kraft und Willen aufzubringen – das Baumaterial für die so wichtigen Signalsubstanzen – müssen Sie genügend Proteine essen (Fleisch, Fisch, Käse, Bohnen, Eier, Tofu) und zwar besonders zum Frühstück und Mittagessen (siehe dazu die Kapitel »Der Stellenwert des Essens« und »Hilfe, was soll ich essen?«).

Eine Nahrungsergänzung mit Vitaminen, Mineralstoffen und Aminosäuren ist während der Entgiftung und auch anschließend wichtig. Der Körper braucht nach den Jahren des

Überkonsums und Nährstoffmangels jede Unterstützung, die er bekommen kann. (Welche Nahrungsergänzungsmittel Sie nehmen sollten, sagen Ihnen Diätassistenten, die sich mit der Zuckerabhängigkeit auskennen.) Langfristig wird man jedoch allein von einer Nahrungsergänzung und von Kuren nicht gesund, sondern man muss gesund essen und seinen roten Hund in Schach halten. Nehmen Sie sich für Ihre Gesundung Zeit – rechnen Sie ruhig mit einem Jahr, es gibt keine Abkürzungen. Geben Sie sich ein Trauerjahr: Die erste Weihnacht ohne Zucker, der erste Sommer ohne Ketchup beim Grillen und so weiter – vermeiden Sie andere große Veränderungen in dieser Phase! Schaffen Sie sich hinsichtlich Ihrer Essgewohnheiten eine ordentliche Basis, damit Sie nachher umso sicherer stehen.

Sucht ist eine facettenreiche Krankheit. Wenn Sie von ihr gesunden wollen, ist es wichtig, dass Sie Ihre Genesung ganzheitlich angehen.

Ganzheitliche Genesung

Physische Genesung: Neben Nahrung und Nahrungsergänzung ist die körperliche Aktivität am wichtigsten! Beginnen Sie Ihren Körper zu trainieren, auf eine neue Art zu funktionieren. Es ist extrem wichtig, dass Sie ernsthaft damit beginnen sich zu bewegen – und seien Sie beruhigt, es wird Ihnen viel leichter fallen, denn die Entgiftung beschert Ihnen neue Kräfte und Energie.

Nach den wiederholten Fastenkuren und dem anschließenden Zunehmen ist Ihr Körper eingerostet – stellen Sie sich darauf ein. Bei den meisten Abhängigen verläuft alles in Perioden. Eine Woche lang nehmen sie es mit der Ernährung und Bewegung sehr genau, dann interessiert sie es wieder überhaupt nicht. Es ist jedoch lebenswichtig, physische Aktivität in Ihr tägliches Programm zur Gesundung einzubauen.

Dieses Programm ist nichts für Faulpelze! Wenn es Ihnen anfangs nicht gut geht, denken Sie daran, dass Ihre Biochemie noch gestört ist, und Sie deswegen keine Kraft haben. Geben Sie sich mit kleinen Fortschritten zufrieden.

Beginnen Sie Tag eins damit, sich die Schuhe zum Spazierengehen an- und dann wieder auszuziehen. An Tag zwei ziehen Sie die Schuhe an und öffnen dann die Haustüre usw. Schaffen Sie mehr auf einmal, ist das natürlich umso besser, aber dies hier ist auf jeden Fall die Grundidee, um neue Gewohnheiten zu etablieren und mit Ihrer Gesundung Erfolg zu haben – Schritt für Schritt.

Ein persönlicher Fitnesstrainer klingt vielleicht nach Luxus, aber bei mir war dies eine der klügsten Investitionen meines Lebens und noch dazu viel billiger als mein Wochenverbrauch an Süßigkeiten.

Psychische Genesung: *Jetzt* ist die Zeit zum Leben, nicht erst, wenn Sie etliche Kilos abgenommen haben. Was können Sie heute tun, denken, fühlen, was Ihr Wohlbefinden steigert und Ihre Gesundung beschleunigt? Wann haben Sie das letzte Mal richtig herzhaft gelacht? Wann gespielt und sich lächerlich gemacht? Ist das lange her, dann fangen Sie sofort wieder damit an!

Die meisten von uns schleppen eine Menge Ballast in Form negativer Gedanken mit sich herum: Ich schaffe das nicht, ich bin dazu zu dumm, so geht das doch nicht, was sollen die anderen denken usw. Wir haben oft einen inneren Kritiker, einen Feigling, einen Nörgler und Märtyrer in uns, der jammert und uns einengt, und das hat eine Menge negativer Gefühle zur Folge – Hoffnungslosigkeit, Niedergeschlagenheit, Angst und Irritation, aufgrund derer wir dann reagieren. Viele Menschen mit Abhängigkeiten sind auch in einem schädlichen Sinne fremdbestimmt: Es ist für sie das Wichtigste, wie andere sie sehen, beurteilen und einschätzen. Was man selber empfindet und meint, ist nicht wichtig.

Bei der psychischen Gesundung ist es wichtig, dass man übt, seinen eigenen Weg zu gehen und stolz auf sich zu sein. Darüber können Sie mehr im Kapitel »Notwendige Voraussetzungen für die Genesung« lesen.

Soziale Genesung (Beziehungen): Von einer Droge wie Zucker abhängig zu sein, das gleicht einer so starken Bindung wie einer Liebesbeziehung. Phasenweise ist man von den Gedanken an Süßigkeiten, Kuchen und Essen so besessen, dass es einem nicht gelingt, ein näheres Verhältnis zu sich selbst zu entwickeln. Stellt man sich vor, wie die Lieblingssüßigkeiten auf der Zunge zergehen oder in eine Schale fallen, plant man detailliert, wie sich das Gewünschte beschaffen lässt, ohne dass es jemand merkt, und zugleich fasst man immer wieder neue Vorsätze – jetzt ist es das letzte Mal, nie wieder usw.

Eine Beziehung zu sich selbst ist die Voraussetzung für eine nähere Beziehung zu anderen.

Geistige Genesung: Wenn eine Droge wie Zucker die Hauptrolle im eigenen Leben spielt, geschieht dies auf Kosten von einem selbst und von Dingen – außerhalb von uns –, die dem Leben einen anderen Sinn hätten geben können. Alle Drogen haben die Kraft, auf der Bühne Ihres Lebens immer mehr Raum einzunehmen. Sie selber spielen dann eine immer unbedeutendere Nebenrolle und haben immer weniger Einfluss auf das, was geschieht – und auch alle äußeren Kräfte können nichts ausrichten, wenn die Droge freies Spiel hat.

Bei der Entgiftung ist es wichtig, dass Sie für Ihre Genesung nach etwas Neuem suchen, das Ihre geistige Leere ausfüllen kann.

Die Entgiftung

Die Entgiftung lässt sich in drei ineinander übergehende Perioden unterteilen.

Periode 1 – Die ersten vier Tage

Erster Tag: Keine Probleme. Sie sind vielleicht etwas high und kribbelig, aber fest entschlossen durchzuhalten. Jetzt ist es noch neu und aufregend, zumindest bis zum Mittagessen. Vielleicht werden Sie rastlos, da Essen früher einen Großteil ihres Tages eingenommen hat. Am Nachmittag sind Sie müde und unkonzentriert, aber immer noch entschlossen. Jetzt wird es Ihnen gelingen.

Zweiter Tag: Sie fühlen sich merkwürdig. Etwas fehlt. Leichte Besorgnis. Wie soll das gehen? Jetzt kommen folgende Gedanken auf: Ist das Leben noch lebenswert ohne … (hier können Sie eintragen, was Sie lieben), darf ich *nie* wieder … (hier können Sie auch eintragen, was Sie lieben) essen. Aber Sie sind immer noch fest entschlossen, wenn auch etwas irritiert – sind die anderen Leute nicht auf einmal vollkommen dumm, ja regelrecht bescheuert? Sie ärgern sich über Kleinigkeiten, über die Sie sich früher beim Essen rasch hinweggetröstet hätten. Sie können mit der Situation jedoch immer noch umgehen.

Dritter Tag: Ständiges, unangenehmes Verlangen. Unruhe macht sich in Ihrem ganzen Körper breit. Gedächtnisverlust und Leugnen. Sie werden vergesslich, bösartig und jähzornig. Ein Teil von Ihnen, der rote Hund, findet zeitweilig, dass dieser ganze Plan äußerst schwachsinnig ist, und hört auf diejenigen in der Umgebung, die früher schon Ihre Diäten mit Misstrauen betrachtet und gefunden haben, dass man Ihnen alles einreden kann, wenn Sie wieder einmal einen Rückfall erlitten hatten. Zweifel tauchen auf, warum es gerade Ihnen glücken soll, wenn es sonst niemandem gelungen ist. »So etwas wie Zuckerabhängigkeit gibt es natürlich nicht. Alles nur dummes Gerede. Es geht doch nur darum, sich zusammenzureißen. Die anderen haben Recht, ich leide wirklich an Charakterschwäche …«

Vierter Tag: Rastlos, irritiert. »Muss los und was kaufen.«
Das ist häufig der schwierigste Tag. Der rote und der blaue

Hund führen einen offenen Krieg. Der rote lautstark und selbstbewusst: »Was für eine Idee, was soll denn das sein, Zuckerabhängigkeit, zuckerübersensibel, dass ich nicht lache!« Der blaue, leiser, bescheidener: »Du weißt doch, dass das richtig ist, instinktiv weißt du das seit Jahren. Du hast das Recht, wieder gesund zu werden, mach weiter, bitte um Hilfe!« Der rote: »Was soll das, Hilfe? Man muss das selber auf die Reihe bringen. *Niemand* kann mir helfen!«

Aufgepasst! Hier kommt man leicht zu Fall …

Periode 2 – Die Tage 5 bis 21

Fünfter Tag: Wie zuvor, aber etwas leichter. Sie sind froh, so lange durchgehalten zu haben. Vielleicht, vielleicht, vielleicht geht es ja doch? Sie haben besser geschlafen, und die schlimmsten Kopfschmerzen und die schlimmste Müdigkeit sind vorüber. Die fitten Augenblicke geben Ihnen Hoffnung.

Sechster Tag: Wie zuvor, aber gemischt mit Trauer, einem Gefühl der Leere und Angst. Starke Stimmungsschwankungen.

Siebter Tag: Unruhe und Rastlosigkeit nehmen ab. Sie sind fitter und ruhiger und haben vielleicht das Gefühl, dass der »Turbomotor«, diese ständige Unruhe in Ihrem Innern, zum Stillstand gekommen ist. Geräusche, Farben und Düfte werden deutlicher.

Achter Tag: Phasen der Klarheit. Das Unbehagen klingt ab. Augenblicke der Freude wie nie zuvor. Kann das wirklich wahr sein, dass man sich so fühlt? Es ist einem seit vielen Jahren nicht mehr so blendend gegangen ... Die Leute, die von Zuckerabhängigkeit sprachen, hatten Recht, man hat es nur nicht selbst begriffen! Wieso hat einem das niemand früher gesagt/einem schon früher geholfen? Die Hochstimmung ist gepaart mit Wut, weil so viele Jahre in diesem Nebel vergangen sind.

Neunter Tag: Sie sind immer noch gelegentlich vergesslich, wütend und uneinsichtig. Sie verstehen allmählich, wie schlecht es Ihnen so viele Jahre gegangen ist – und sehen die Vorteile der Enthaltsamkeit. Mehr Hoffnung als je zuvor!

Zehnter Tag: Es geht noch besser.

Für die meisten geht es jetzt recht gut weiter, bis etwa drei Wochen um sind.

Periode 3 – Nach drei Wochen

Um eine Gewohnheit, ein Verlangen oder eine Begierde abzulegen, ist eine Zeit von mindestens 21 Tagen erforderlich. Nach drei Wochen wird alles leichter. Dann sind Sie zwar körperlich entgiftet, aber sowohl Ihr Körper als auch Ihre Seele müssen noch tiefgehend und umfassend regenerieren. Und im Unterschied zu Menschen mit anderen Drogenabhängigkeiten müssen Sie mit etwas weiterleben, das Sie an Ihre Droge, den Zucker, erinnert – dem Essen. Sie müssen essen, um zu überleben. Das ist ungerecht. Schließlich bleibt es Alkoholikern erspart, wiederholt Alkohol zu trinken. Für Zuckerabhängige gilt es deshalb, besonders vorsichtig zu sein.

Beherzigen Sie folgende Regeln:

- Halten Sie sich von der Küche fern, wenn Sie nicht kochen und essen.
- Planen Sie vor besonderen Anlässen genau, beispielsweise vor Feiertagen, wenn Sie eingeladen sind oder selbst einladen.
- Lassen Sie nie eine Mahlzeit aus. Legen Sie eine Zwischenmahlzeit ein, wenn sich eine Mahlzeit um eine Stunde oder mehr verzögert.

Drei Wochen sind eine kurze Zeit, um zu gesunden. Glauben Sie nur ja nicht, dass die Gefahr jetzt vorüber ist! Das Verlangen kann Sie überraschend stark und heimtückisch überkommen, besonders wenn Sie müde und/oder gestresst sind. Rechnen Sie damit, dass Sie immer noch Dinge heimlich tun und immer noch nicht den vollen Überblick haben. Viele von uns erleben in der Tat ab und zu ein starkes Verlangen, selbst wenn der Gesundungsprozess schon etliche Jahre angehalten hat. Besuchen Sie jede Woche Selbsthilfegruppen (siehe den Abschnitt über Zwölfschritt-Gruppen) und sprechen Sie jeden Tag mit jemandem, der sich in derselben Situation befindet oder den Sie zu Ihrem besonderen Vertrauten erklärt haben.

Um enthaltsam bleiben zu können, müssen Sie in jeder Beziehung auf sich aufpassen. Wenn Sie Ihre Gedanken und Gefühle leugnen, dann riskieren Sie, das gewonnene Terrain wieder zu verlieren und nicht mehr enthaltsam sein zu können. Wenn es Ihnen nicht mehr gelingt, enthaltsam zu sein, ist das verständlich. Sie benötigen ganz einfach noch mehr Hilfe und Wissen. Vielleicht erleichtert es Ihnen die Sache ja, zu wissen, dass ein Rückfall eigentlich nur ein Schritt auf dem Weg zur Gesundung ist!

Der Heilungsprozess verläuft nicht gerade und reibungslos. Blättern Sie zurück, und wiederholen Sie dieses Kapitel, sobald Sie das Gefühl überkommt, es nötig zu haben – und wiederholen Sie alles, was Sie zuvor übersehen haben. Haben Sie sich einmal entschieden, dann gehen Sie nur in eine Richtung – auch wenn es nicht immer geradeaus geht!

Logbuch, Essenstagebuch und Speiseplan

Wenn Sie in diesem Buch so weit gekommen sind, dann dreht sich in Ihrem Kopf sicher alles. Vielleicht glauben Sie ja kein Wort von dem, was Ihnen jetzt so viele über Ihr Verhältnis zum Essen erzählt haben. Vielleicht halten Sie es auch für unrealistisch und weit hergeholt, Zucker und Kohlenhydrate – also ganz normale Lebensmittel – mit Alkohol und starken, süchtig machenden Mitteln wie Heroin zu vergleichen? Meinetwegen müssen Sie nicht weiterlesen, aber das nächste Mal, wenn Sie von einer neuen wissenschaftlichen Entdeckung hören, die sich auf das Essen und die Gesundheit von Körper und Gehirn bezieht, dann können Sie das Buch wieder zur Hand nehmen. Bis dahin!

Vielleicht finden Sie ja aber auch, dass alles sehr interessant und überwiegend glaubwürdig klingt, Sie jedoch gar nicht betrifft. Damit könnten Sie durchaus Recht haben. Es gibt nämlich viele Menschen, die diese angeborene Sensibilität für verschiedene Formen der Abhängigkeit nicht besitzen. Haben Sie das Gefühl, zu diesen zu gehören, dürfen Sie dennoch gerne weiterlesen, denn dann werden Sie Menschen in Ihrem Umfeld, die mit dieser Übersensibilität und/oder dieser Krankheit kämpfen, besser verstehen. Aber denken Sie während der Lektüre trotzdem darüber nach, was Sie wiedererkennen und was nicht, damit Sie sich nicht selbst belügen. Denn Sie wissen doch: Deutlichstes Symptom einer Suchterkrankung ist das Abstreiten!

Es kann auch durchaus sein, dass Ihnen einige unserer Vorschläge bekommen, obwohl Sie weder zuckerübersensibel noch zuckersüchtig sind. Das heutige Angebot an Junkfood und Fertiggerichten führt in Kombination mit einer stressigen Lebensführung dazu, dass die meisten von uns mehr Zucker zu sich nehmen als ihren Steinzeitkörpern bekommt. Forschungsergebnisse deuten darauf hin, dass wir länger jung und gesund bleiben würden, wenn wir nur klüger essen würden – und zwar weniger Zucker und stark verarbeitete Lebensmittel.

Oder haben Sie das Gefühl, dass Sie zu den Leuten gehören, für die dieses Buch geschrieben wurde? Haben Sie in den Beschreibungen der anderen Zuckerabhängigen Ihr eigenes Leben wiedererkannt und nun den Verdacht, dass Ihr Stress, Ihre Ohnmacht und Ihr schleichendes Gefühl des Ausgebranntseins auf den Zucker zurückzuführen sind?

Willkommen im Club! Ich behaupte, dass Zucker mit zu den wichtigsten Faktoren zählt, die hinter der großen Müdigkeit und Lustlosigkeit stecken, die sich immer weiter in unserer Gesellschaft ausbreiten und denen nicht mit schwer zu verstehenden Diagnosen wie Ausgebranntsein oder psychische Erschöpfungsdepression beizukommen ist.

Vielleicht fühlen Sie sich im Augenblick geradezu enttarnt, sitzen da und vergießen mit dem Buch in der Hand Tränen über Ihr eigenes Elend und beneiden alle gesunden und starken Menschen, die die Willenskraft haben, die Ihnen zu fehlen scheint, und Erfolg, wo Sie scheitern?

Natürlich können Sie einem Leid tun! Sie leiden an einer schweren Krankheit, die in Ihrem Leben viel zerstört hat. Aber das ist nicht Ihre Schuld, und Sie brauchen sich dafür nicht zu schämen. Die Entscheidung, in der Krankheit zu verharren oder den Weg aus dem Leiden zu beschreiten, liegt hingegen bei Ihnen. Und deshalb ist es höchste Zeit, damit aufzuhören, sich selbst Leid zu tun. Das hilft nämlich nicht, und zudem ist Selbstmitleid eine sehr häufige Todesursache.

Logbuch der Genesung

Wenn Sie den Versuch unternehmen wollen, von Ihrer Krankheit zu gesunden, so müssen Sie erst einmal einsehen, dass dies ein langwieriger Prozess ist. Menschen mit Suchterkrankungen haben jedoch nur wenig Geduld. Wir wollen alles und das immer sofort.

Die Rekonvaleszenz erfordert jedoch sowohl Zeit als auch Kraft, das muss man einfach einsehen. Wenn Sie das Gefühl haben, dass Ihnen genau diese Kraft fehlt, kann das an Ihrer Krankheit liegen, die Ihnen eine Menge Energie raubt. Aber seien Sie sicher, durch eine Genesung können Sie nur gewinnen. Sie werden mehr Zeit und Kraft zurückgewinnen, als Sie für die Gesundung aufwenden müssen.

Beginnen Sie damit, indem Sie sich ein Logbuch der Genesung zulegen. Wollen Sie das Ganze etwas feierlicher gestalten und ein Zeichen setzen, dass Sie sich nun wirklich für ein neues Leben entschieden haben, dann kaufen Sie ein schön gebundenes Notizbuch. Als Logbuch kann aber auch ein normales Schulheft dienen – oder lose Blätter, die Sie in eine Mappe legen oder einheften. Sie können es sich aussuchen.

Während Ihrer Arbeit an dem Logbuch, das Ihnen bei der Genesung helfen wird, sollten Sie stets bedenken, dass Sie in den Konsum von Junkfood zurückfallen, wenn Sie Ihre Mahlzeiten nicht genauestens planen. Sie bekommen verschiedene Aufgaben, über die Sie nachdenken und die Sie dann niederschreiben sollen. Aber auch Ihre Gedanken und Gefühle können Sie in Ihr Logbuch eintragen.

Hier nun bereits die erste Aufgabe für Ihr Logbuch: Beschreiben Sie Ihren Entschluss, Ihr Verhältnis zum Essen zu ändern. Fassen Sie den Grund dafür in Worte, und schreiben Sie ihn auf die erste Seite Ihres Logbuchs. Datieren Sie Ihre Zeilen, und unterschreiben Sie. Mit Sicherheit werden Sie während Ihrer Arbeit an der Gesundung oft zu dieser ersten Seite zurückkehren. Es lohnt sich also, etwas Zeit auf die Formulierungen zu verwenden und gründlich darüber nachzudenken, was Sie zu diesem Schritt bewogen hat.

Es geht nicht darum, besonders gut oder schön zu schreiben. Das ist nicht wichtig. Wichtig ist, dass Sie nachdenken und Ihre Gedanken in Worte fassen, damit Sie sich diese später wieder in Erinnerung rufen können. Gedanken, die nicht niedergeschrieben werden, verschwinden leicht in einem Nebel. Bewahren Sie das Logbuch so auf, dass es niemand ohne Ihre Zustimmung lesen kann, aber so, dass Sie jederzeit damit arbeiten können – am besten jeden Tag. Und wenn das nicht möglich ist, dann versuchen Sie, sich zumindest einmal in der Woche Zeit dafür zu nehmen.

Das Essenstagebuch

Ein Essenstagebuch zu führen, das wirkt vielleicht trostlos und langweilig und begeistert Menschen mit einer Suchtproblematik, bei denen immer alles sofort passieren soll, nicht unbedingt, aber gerade deswegen ist es wichtig. Spontane Lösungen sind in diesem Zusammenhang nicht angebracht. Essgewohnheiten lassen sich nun einmal nicht über Nacht verändern. Dafür muss man sich Zeit nehmen. Es gibt nichts, was bei allen funktioniert, denn jeder von uns verfügt über ein einzigartiges Genom, und so müssen Sie herausfinden, was bei Ihnen und Ihrem Körper möglich ist.

In diesem Zusammenhang ist ein Essenstagebuch ein unschätzbares Werkzeug. In ihm halten Sie genau fest, was Sie wann und in welchem Zusammenhang essen und wie Sie sich vorher und nachher fühlen. Zwischen den Zeilen werden Sie hier die Lösungen für die Zukunft finden. Das Essenstagebuch ist ein Eckpfeiler Ihres Rekonvaleszenzprogramms. Vielleicht empfinden Sie es anfangs als Zwang – wie das Zähneputzen, aber mit der Zeit, wenn Sie gesunden, wird es zu einer wichtigen Informationsquelle über Ihren Körper und Ihre Gehirnchemie. Ihr Essenstagebuch wird zur Stimme Ihres Körpers.

Folgendes müssen Sie tun: Schreiben Sie alles auf, was Sie essen oder trinken und wie es Ihnen körperlich und gefühlsmäßig geht. Schreiben Sie nicht nur über Ihre Gefühle beim Essen, sondern über alle, die Ihnen auffallen. Wenn Sie beispielsweise eine halbe Stunde nach dem Mittagessen müde werden, dann schreiben Sie das auf. Notieren Sie Ihre Betätigungen, wie Spaziergang, einstündiger Mittagsschlaf, Besuch im Fitnessstudio etc.

Wenn Sie sich die Zeit nehmen, all dies wahrzunehmen und in Ihrem Essenstagebuch aufzuschreiben, dann führen Sie Ihrem eigenen Heilungsprozess Energie zu und teilen damit Ihrem Körper mit, dass Sie ihn ernst nehmen. Sie registrieren, was Sie essen, tun und empfinden. Vielleicht glauben Sie, es sei unnötig, diese Dinge aufzuschreiben, schließlich »wissen« Sie ja, was Sie essen und unternehmen. Aber wenn Sie wirklich damit anfangen, ein Essenstagebuch zu führen, dann werden Sie erstaunt feststellen, dass Ihre Vorstellungen mit der Wirklichkeit nicht übereinstimmen!

Halten Sie an Ihrem Essenstagebuch fest. Es ist ein unschätzbares Hilfsmittel, um die eigenen Bedürfnisse, den eigenen Rhythmus und die Veränderungen verstehen zu lernen. Indem Sie auf Ihren Körper hören, können Sie Dinge verändern. Wenn Sie Ihrem Körper Beachtung schenken, geben Sie ihm damit zu verstehen, dass er wichtig ist, und wenn sich Ihr Körper wichtig fühlt, wird er mehr mit Ihnen sprechen. Er wird Ihnen Botschaften zukommen lassen, und Sie können klarer miteinander kommunizieren. Schon viel zu lange haben Sie nichts von dem Befinden Ihres Körper wissen wollen. Entweder Sie haben seine Signale ignoriert oder sie beantwortet, ohne zu wissen, was sie eigentlich zu bedeuten hatten. Viele Male haben Sie sicher geglaubt, hungrig zu sein, obwohl es sich eigentlich nur um die Abstinenzsymptome der Betaendorphine handelte. Ihr Essenstagebuch wird Ihnen dabei helfen herauszufinden, was in Ihrer Gehirnchemie und Ihrem Körper eigentlich vorgeht.

Vielen fällt es schwer, mit dem Essenstagebuch zu beginnen, weil sie eigentlich nicht wissen, wie sie sich fühlen. Sie schreiben einfach »gut«, »okay« oder manchmal auch »furchtbar« oder »deprimiert«. Sie haben die Sprache der Gefühle vergessen oder vielleicht auch nie gelernt. Kommt Ihnen das bekannt vor? Nehmen Sie die Liste am Ende dieses Kapitels zur Hand und überlegen Sie, was am ehesten auf Sie zutrifft.

Allmählich werden so im Zuge Ihres Gesundungsprozesses neue Gefühle auftauchen, und egal, welche Gefühle das sind, nehmen Sie diese zur Kenntnis – ohne sich zu kritisieren. Wichtig ist, dass Sie überhaupt etwas empfinden und dies selber wahrnehmen. Sie sind vielleicht wütend oder frustriert, weil Sie ein Essenstagebuch schreiben sollen. Schreiben Sie das auf. Denken Sie daran, dass Worte für Gefühle weder gut noch schlecht sind. Sie helfen Ihnen dabei zu verstehen, was geschieht. Sie finden vielleicht, dass Ihr Leben langweilig ist. Schreiben Sie das auch auf. Ihr Tagebuch ist Ihr Freund. Es wird Sie alles über Ihren phantastischen Körper lehren.

Sie müssen Ihre Gefühle auch nicht sortieren oder erklären. Nachdem Sie Ihr Tagebuch eine Zeit lang geführt haben, werden Sie entdecken, dass zwischen dem, was Sie gegessen haben, und Ihrem Befinden ein Zusammenhang besteht. Sind Sie hinsichtlich der Gefühle unsicher, so konzentrieren Sie sich auf Ihren Körper. Versuchen Sie, darauf zu achten, wann

Sie weniger müde sind, mehr Energie besitzen. Wenn Sie normalerweise an Kopfschmerzen leiden und feststellen, dass Ihnen diese an einem Tag erspart bleiben, dann sollten Sie das aufschreiben. Wenn Sie normalerweise Gliederschmerzen, Ausschläge oder eine laufende Nase haben und jetzt feststellen, dass diese Probleme geringer geworden sind, schreiben Sie es in Ihr Tagebuch. Nehmen Sie nach Möglichkeit einmal wöchentlich den Test im Kapitel »Die Wirkung des Zuckers auf den Körper« zur Hilfe, um Ihre Fortschritte zu messen.

Ein Jet, ein Auto und ein Mähdrescher benötigen unterschiedliche Treibstoffmischungen – die Bestandteile sind dieselben, die Mengenverhältnisse aber unterschiedlich. Das Essenstagebuch stellt die einzige Möglichkeit dar herauszufinden, wie Ihre ideale Treibstoffmischung aussieht. Da wir biochemisch alle einzigartig sind, können Sie sich nicht nach den Speiseplänen anderer Personen richten. Sie haben sicher schon Ratschläge unzähliger Experten über sich ergehen lassen, was Sie essen und nicht essen sollen, aber jetzt müssen Sie die Verantwortung selber übernehmen.

Falls Ihnen das Schreiben sehr widerstrebt, dann können Sie auch eine andere Strategie ausprobieren: Machen Sie eine Collage aus Zeitungsausschnitten, malen Sie Bilder oder benutzen Sie Sticker! Experimentieren Sie mit Methoden, die Ihnen spannender erscheinen. Wenn Sie erst einmal eingesehen haben, dass Ihr Tagebuch eine Möglichkeit darstellt, um mit Ihrem Körper zu kommunizieren, dann wird sich alles verändern. Ihr Körper will eine Beziehung zu Ihnen aufbauen, mit Ihnen darüber reden, wie es ihm geht und wie er sich fühlt. Er will Sie lehren, was er braucht, aber das ist ihm nur mithilfe von Symptomen möglich. Symptome sind die Sprache des Körpers. Wenn Sie sich besser fühlen, sind Sie auf dem richtigen Weg. Wenn nicht, dann müssen Sie etwas an dem Prozess und an Ihrer Ernährung verändern, aber ohne ein Essenstagebuch wissen Sie nicht, welche Veränderungen nötig sind.

Ihr Körper ist Ihr Freund. Obwohl Sie ihn nicht geliebt haben, will er Ihnen dienen und Ihnen helfen. Denken Sie daran, wenn Sie Ihr Essenstagebuch führen oder darin lesen. Ihr Körper hat eine Stimme – und es ist höchste Zeit, auf sie zu hören!

Der Speiseplan

Zusätzlich zum Essenstagebuch, bei dem es darum geht, auf das zurückzublicken, was Sie bereits getan haben, benötigen Sie einen Speiseplan für die nähere Zukunft. Bestenfalls stellen Sie einen Speiseplan für den nächsten Tag auf. Sie legen darin fest, was Sie während der verschiedenen Mahlzeiten zu sich nehmen wollen, und wo Sie – wenn Sie zu Hause essen, rechtzeitig alles Nötige besorgen. Kommt Ihnen ein ganzer Tag wie eine Ewigkeit vor, so sollten Sie zumindest versuchen, sich auf die nächste Mahlzeit vorzubereiten. Bereits beim Frühstück ist es also klug, sich zu entscheiden, was man zu Mittag essen will und dann alles Nötige zu besorgen. Beim Mittagessen ist es an der Zeit, ans Abendessen zu denken usw.

Der Sinn eines Speiseplans ist: sich nie von einem Begehren oder Hunger überfallen zu lassen und irgendetwas zu essen, nur weil man nichts für eine richtige Mahlzeit im Haus hat. Und ich kann Ihnen versichern: Zwischen Mittag- und Abendessen ist noch nie jemand verhungert.

Die gründliche Planung der Mahlzeiten ist ungeheuer wichtig, damit man nicht plötzlich aufgrund eines zu niedrigen Blutzuckerspiegels Hunger bekommt. Regelmäßig essen, ist für alle Menschen das Beste. Für einen Zuckerabhängigen auf dem Weg zur Genesung ist es jedoch unabdingbar! Planung ist die Grundlage der Gesundung.[10]

Verschiedene Gefühle – Ein Leitfaden

abgestempelt
abgewiesen
abscheulich
aggressiv
albern
allein gelassen
am Boden zerstört
angespannt
ängstlich
anhänglich
aufgebracht
ausfällig
ausgelassen
ausgenutzt
bedroht
begehrlich
bekümmert
beleidigt
betäubt
betreten
beunruhigt
bewundert
bitter
deprimiert
destruktiv
dick
down
dumm
dummdreist
düster
eifersüchtig
eingebildet
einsam
ekstatisch
enthusiastisch
entrüstet
entsetzt
entspannt
enttäuscht
entwurzelt
entzückt
erleichtert
erregt
erschrocken
erwartungsvoll
erzürnt
feindlich
frech

freundlich
froh
furchtsam
geborgen
gedemütigt
geduldig
gefangen
gekränkt
gelähmt
gelangweilt
gemein
geschätzt
gewalttätig
gleichgültig
glücklich
groggy
harmonisch
hässlich
high
hilflos
hoffnungslos
hoffnungsvoll
inkompetent
irritiert
isoliert
jämmerlich
kess
kraftlos
kühn
lächerlich
lebhaft
leer
leidenschaftlich
liebevoll
lustlos
machtlos
melancholisch
missachtet
missmutig
misstrauisch
mitgenommen
munter
mutig
nervös
niedergeschlagen
nörgelig
optimistisch
panisch
provoziert
rachsüchtig
rasend
ratlos
reizbar
reuevoll
ruhig
sauer
schüchtern
schuldbewusst
schulderfüllt
schwach
sehnsüchtig
selbstsicher
sich aufspielend
stolz
störrisch
taff
trauernd
traurig
trotzig
überwältigt
unbeachtet
unbefriedigt
unbeherrscht
unerwünscht
unglücklich
unnütz
unruhig
unsicher
untröstlich
unzufrieden
unzulänglich
verächtlich
verängstigt
verlegen
verletzt
verloren
vernichtet

verspielt	wertlos	zu nichts taugend
vertrauensvoll	wütend	zufrieden
verwirrt	zärtlich	zutraulich
verzweifelt	zittrig	zuversichtlich

Notwendige Voraussetzungen für die Genesung

Marie, 52, seit einigen Jahren krankgeschrieben, zum zweiten Mal verheiratet, ein erwachsenes Kind

»Eine Krankheit, deren man sich schämt.« So beschreibt Marie ihre Zuckerabhängigkeit mit Vorliebe. Ihr Übergewicht war nicht einmal das Hauptproblem, wog sie doch nur etwa 13 Kilogramm zu viel. Nein, was ihr am meisten geschadet hat, war von außen gar nicht sichtbar.

Die Schande, mit dem Essen nicht umgehen zu können. Und die Schande, Vertrauen enttäuscht und dumme, unbedachte Dinge getan zu haben und zwar nur, weil ihr Gehirn nicht funktionierte. Mit diesen Gefühlen versucht sie sich jetzt auszusöhnen, aber die Erinnerung lässt sie nicht los: Die Partys, sowohl zu Hause als auch bei der Arbeit, auf denen sie sich immer schämte, und die vorausgehende Furcht, dass jemandem auffallen könnte, wie besessen sie war, wie sie aß, was und wie viel.

Sie stand also auf Partys rum und schämte sich. Kann mich jemand sehen? Mache ich etwas falsch? Nehme ich zu viel? Esse ich zu schnell? Was denken die anderen eigentlich? Denken sie vielleicht: »Die kann aber auch gar nicht aufhören zu essen!« Auf Geschäftsreisen passten oftmals die Kleider, die sie für die Heimreise vorgesehen hatte, nicht mehr. Rückblickend ist ihr klar, dass die enorme zusätzliche Insulinproduktion dazu führte, dass ihr Körper bei diesen Gelegenheiten anschwoll. Aber damals schämte sie sich einfach nur, weil sie zu viel gegessen hatte.

»Ich habe nie eine Kühltruhe leer gegessen«, sagt Marie. »Auf diese Art habe ich mir nie den Bauch voll geschlagen, aber von einer Tüte Chips blieb nie etwas übrig, und gab es einen Kuchen, dann habe ich immer in der Küche die Reste aufgegessen.

Bei den Weight Watchers war ich mehrfach. Bei einigen Leuten funktioniert das wunderbar, aber nicht bei allen. Dort habe ich mich dann auch immer dafür geschämt, dass es mir nie gelang, das Programm durchzuziehen. Für einen Zuckerabhängigen ist das de facto auch unmöglich. Die Weight-Watcher-Kost enthält zu viel Zucker und zu viele leicht verdauliche Kohlenhydrate. Schon allein der Geruch gewisser süßer Sachen wie beispielsweise Schokoladensauce löst bei mir ein enormes Verlangen aus.«

Marie hielt sich eine Woche lang in der Klinik für Zuckerabhängige auf und nahm anschließend an der Nachbehandlung teil. Sie erhielt jedoch nie die Gelegenheit an einem mehrwöchigen, so genannten Primärprogramm teilzunehmen, und es ist ihr nicht gelungen, ihr Verlangen abzuschütteln, obwohl sie im Alleingang versuchte, richtig zu essen. Lange aß sie Schwarzbrot, weil das angeblich okay war, aber allein der Duft von frischgebackenem Brot reichte aus, um bei ihr ein wahnsinniges Verlangen nach Süßigkeiten auszulösen. Inzwischen verzichtet sie ganz auf Brot.

Marie arbeitet im Gesundheitswesen und bemängelt, dass die Belohnung für die Angestellten meist aus Süßem besteht. Gerade im Gesundheitssektor sollte man klug genug sein und zum Kaffee lieber Obst als Zimtschnecken und Cremetörtchen servieren.

»Zumindest sollte es eine Alternative geben«, sagt sie. »Alle wissen, wie wichtig der richtige Brennstoff ist. Aber in Bezug auf die Menschen scheint das irgendwie egal zu sein.«

Marie war immer eine unternehmungslustige und aktive Person und setzte daher voraus, dass sie ihr Verlangen nach Essen irgendwie mit reiner Willenskraft in den Griff bekommen würde. Aber sie scheiterte. Inzwischen hat sie eingesehen, dass sie eigentlich immer von künstlicher Energie, die sie selbst als chemische Energie bezeichnet, angetrieben wurde. Schon früh lernte sie, dass andere wichtiger sind als sie selbst, und entschied sich daher für einen Pflegeberuf – auf sich und ihren eigenen Körper zu hören, hat Sie nie gelernt.

»Manchmal habe ich aus reiner Erschöpfung auf dem Weg zur Arbeit nur noch geheult«, erzählt sie. »Aber ich wusste, dass ich fitter sein würde, sobald ich Zucker aß. Das hatte ich bereits als Kind gelernt.«

Dass sowohl ihr Gehirn als auch ihr Gefühlsleben Schäden davongetragen hatten, merkte sie erst, als sie lernte, auf den Zucker zu verzichten.

»Ich habe in meinem Leben Dinge getan, mit denen ich mich jetzt aussöhnen muss«, sagt sie. »Ich habe Dinge gesagt, die ich nicht hätte sagen sollen. Ich habe geklatscht und auf diese Art Freunde verloren. Ich hatte ganz einfach keinen Zugang mehr zu der echten Marie, die wusste, wo die ethischen Grenzen verlaufen. Mein Kopf und mein Herz waren nicht dabei, haben nicht funktioniert. Ich habe viel zu schnell, ohne zu überlegen, Dinge getan, die ich anschließend bereute.«

So gingen mehrere Freundschaften in die Brüche, aber auch eine Ehe, die sie eigentlich gegen ihren Willen eingegangen war. Heute sagt sie, dass sie sich selbst gegenüber unehrlich war, da ihr die Übung fehlte, auf ihre eigenen Gefühle zu hören. Im Nachhinein begreift sie, dass sie vor allem heiratete, um die Zustimmung ihrer Mutter zu erlangen, die ihren Mann mochte.

»Ich habe sein Vertrauen aufs Schrecklichste missbraucht«, sagt Marie. »Glücklicherweise konnte ich das wieder gutmachen. Heute sind wir befreundet.«

Die Ehe hielt fünf Jahre – während derer sich Marie essend über ihre beschämende Unehrlichkeit hinwegzutrösten suchte. Zucker und Essen waren eine Droge, Shoppen eine andere. Heute weiß Marie, dass sie Warenhäuser und Einkaufszentren meiden muss. Sie kann dort ihre Impulse einfach nicht steuern. Oft brachte sie Dinge nach Hause, von denen sie glaubte, sie zu benötigen. Sehr oft hatte sie Dinge gekauft, die sie sich nicht leisten konnte.

»Es ist leicht, auf die falsche Spur zu geraten«, sagt sie, »– bis sich die Konsequenzen nicht mehr verleugnen lassen und man sich wieder schämt.«

Inzwischen ist Marie davon überzeugt, dass sie mit einer Übersensibilität geboren wurde, die ihr in ihrem Beruf sehr genutzt hat. Dort war Hellhörigkeit ein Plus, sie erkannte die Bedürfnisse anderer, noch ehe diese selbst davon wussten. Aber jeden Abend nach der Arbeit war Marie vollkommen ausgelaugt. Für jemanden, der nie auf sich selbst hört, kann eine solche Sensibilität fatale Folgen haben.

Nun versucht sie, dies Schritt für Schritt zu ändern. Beispielsweise geht sie zur Lichttherapie, die ihr ihre schweren Winterdepressionen erspart. Mithilfe eines Suchttherapeuten und von Zwölfschritt-Gruppen trainiert sie, sich jenen Gefühlen zu stellen, die nach dem Wegfall der Zuckerdroge an die Oberfläche kommen.

»Ich habe Gefühle, die ich früher kaum dem Namen nach kannte«, sagt sie. »Beispielsweise Wut und Trauer. Ich wusste nicht, was das ist! Wo sitzen diese Gefühle? Wie fühlt man sich dabei? Ungefähr so war meine Reaktion, wenn ich diese Worte hörte.«

Langsam aber sicher ist Marie auf dem Weg zu sich selbst und zu ihren echten Gefühlen zurückzufinden.

»Nie habe ich eine solche Gemeinschaft erlebt wie in den Selbsthilfegruppen, wo Menschen zusammenkommen, die an ihrer eigenen Gesundung arbeiten. Dieses gegenseitige Vertrauen ist unglaublich heilsam. Mittlerweile habe ich eingesehen, dass es mir diese Ehrlichkeit ermöglicht, meinen eigenen Schwächen nachzuspüren, und mich tatsächlich auch dazu befähigt, meine starken Seiten zu entdecken – neue Stärken. Aber dazu musste ich zuerst meine Tüchtigkeit und mein Kontrollbedürfnis aufgeben, obwohl diese Eigenschaften in unserer Gesellschaft hoch im Kurs stehen.«

Gesundung und Psyche – Die Bewältigung des Schamgefühls

Kaum etwas schränkt unser Leben so ein und hält uns davon ab, uns selbst zu verwirklichen, wie die Scham.

Unendlich viele Menschen werden heutzutage von dem Gefühl geplagt, nicht gut genug zu sein. Mangelndes Selbstbewusstsein führt zu der Überzeugung, den Ansprüchen anderer nicht genügen zu können. Jährlich fühlen sich Tausende so wertlos, dass sie sich das Leben nehmen.

Woher kommt dieses Gefühl? Teilweise wird es uns von außen aufgezwungen. Werbung und Fernsehen präsentieren eine gestylte und beschönigte Wirklichkeit mit Idealen, die nicht zu verwirklichen sind. Menschen um uns herum erzählen uns, wie wir uns zu verhalten haben und dass wir Versager sind, wenn wir die Normen nicht erfüllen. Die Botschaft, die langsam, aber stetig in unsere Seelen vordringt, ist: So wie du bist, bist du nicht gut genug.

Bestenfalls vermitteln uns unsere Eltern während unserer Kindheit eine andere Wirklichkeit, in der man uns trotz unserer Fehler liebte und ungeachtet unserer Erfolge und unseres Gehorsams anerkennt. Wem dies schon von klein auf vermittelt wurde, der ist gegen Angriffe von außen und diese Art von Selbstzweifel gefeit. Dann verfügen wir über eine feste Basis gesunden Selbstvertrauens, die es uns ermöglicht, besser mit Problemen umzugehen. Waren die Voraussetzungen nicht ganz so optimal, so gab es während unserer Kindheit und Jugend andere nahe stehenden Personen, die uns dieselbe Botschaft vermittelten: dass wir gut genug, dass wir in

Ordnung sind. Wie oft haben uns schon Menschen von ihrer schweren Kindheit, von Misshandlungen und von Inzest erzählt, und auf unsere Frage, wie sie dies denn alles nur ausgehalten haben, bekamen wir die Antwort, es sei da eine Tante Stina oder eine Tante Greta im Nachbarhaus oder ein Lehrer Müller gewesen. Diese Personen nahmen das Kind wahr, das es schwer hatte, und gaben ihm zumindest eine Überlebensdosis dessen, was ihnen zu Hause vorenthalten wurde: Bestätigung und Ermutigung. Gott segne diese rettenden Engel!

Damit sei gar nicht über die Eltern von heute moralisiert. Diese werden von vielen Seiten unter Druck gesetzt – stressige Arbeit oder nicht minder stressige Arbeitslosigkeit, finanzielle Probleme, zu wenig Zeit. Die Unfähigkeit, den eigenen Kindern Bestätigung zu geben, kann auch auf eigenem Missbrauch beruhen, oder darauf, dass man selber in seiner Kindheit keine Bestätigung erfahren hat. Diese Schamgefühle werden oft von einer Generation auf die nächste übertragen.

Heutzutage sprechen Ärzte, Geistliche und Psychotherapeuten von »toxischen Schamgefühlen«, also Schamgefühlen, die so tief sitzen und so ausgeprägt sind, dass sie zu einem psychischen Gift werden, das körperliche Auswirkungen hat. Sie können sich in Form von Schlafstörungen, Burnout-Syndrom, Angstzuständen, Schmerzen, Depressionen oder Suchtverhalten äußern. Der Zusammenhang zwischen körperlichen und psychischen Beschwerden ist viel ausgeprägter als früher angenommen. Und Schamgefühle sind ungeheuer ansteckend. Eine effektive Methode, sich einen Moment der Linderung zu verschaffen, ist nämlich, sich einzureden, man sei auch nicht schlechter als andere. Weil man sich selbst wertlos vorkommt, müssen andere mindestens ebenso wertlos sein. Ein Mensch mit Schamgefühlen gibt deshalb häufig Menschen seiner Umgebung zu verstehen, dass sie ebenfalls wertlos sind. Vielleicht nicht so direkt und deutlich, aber jeder von uns erinnert sich sicher an gemeine und kränkende Bemerkungen, die genau diese Botschaft übermitteln sollten: Wir seien zu dumm, zu dick oder zu klein, unser Lachen klinge hässlich, wir sähen dämlich aus oder seien nur eingeladen worden, weil eine wichtigere Person abgesagt habe.

Werden diese Worte von einer Person ausgesprochen, die wir lieben, schmerzen sie umso mehr. Wenn sie von der Person kommen, die wir am meisten von allen lieben und die wir für unser tägliches Überleben brauchen – beispielsweise wenn ein kleines Kind sie von seinen Eltern hört –, dann versteht es sich fast von selbst, dass wir sie für bare Münze nehmen. Das Kind glaubt, es sei wertlos. Ein neuer Mensch mit Schamgefühlen wächst heran.

Göran Larsson, Pfarrer und Psychotherapeut aus Falun, weiß sehr viel darüber, wie sehr Schamgefühle unser Leben bestimmen. Er spricht von einem Kompass des Schamgefühls mit vier Richtungen:

- Vernichten – andere angreifen oder herabwürdigen.
- Verführen – anderen alles recht machen und sich die ganze Zeit den ausgesprochenen und unausgesprochenen Forderungen der Umgebung anpassen.

- Verschwinden – das unsichtbare Kind, das nicht im Weg sein will und das deswegen niemand bemerkt.
- Verwandeln – der Abhängige verwandelt die Welt, in der er lebt, und seine Befindlichkeit kurzfristig durch Drogen und dauerhafter durch Leugnung.

Göran Larsson gebraucht dafür, wie Schamgefühle durch Worte und Blicke von einem Menschen auf einen anderen übertragen werden, den Ausdruck »beschämen«. Wer einen anderen Menschen mit Worten, verächtlichen Blicken oder handgreiflich kränkt, beschämt ihn. Wenn mich jemand verletzt oder meine Integrität kränkt, werde ich beschämt. Ich muss die Schamlosigkeit eines anderen als Schamgefühle in meinem Körper und in meiner Seele mit mir herumtragen. Meine Schamgefühle wachsen aufgrund dessen, was mir jemand anders angetan hat.

Göran spricht weiterhin von roter und weißer Scham. Die rote Scham ist unsere natürliche Verteidigung gegen die Kränkungen anderer Menschen. Werden wir gekränkt, so löst dies Beschämung aus, was uns ein Gefühl der Gefahr vermittelt. Wir merken auf und nehmen eine Verteidigungsposition ein. Gleichermaßen stellen körperliche Schmerzen ein Warnsignal dar, das wir benötigen, um uns gegen die Ursachen dieser Schmerzen zu schützen, beispielsweise wenn wir uns verbrennen oder auf etwas Spitzes treten. Für Menschen mit chronischen Schmerzen stellen diese Warnsignale jedoch keine Verbündeten mehr dar, sondern haben sich in Feinde verwandelt. Das ganze Schmerzsystem ist überaktiv. Der Schmerz gibt nicht mehr Auskunft darüber, wo sich die Gefahr befindet, und somit können wir uns auch nicht verteidigen. Er ist nur noch quälend, behindert uns und hält uns in unserem eigenen Leiden gefangen. Postwendend stellt sich dann auch das Selbstmitleid ein …

Ebenso verhält es sich mit der weißen Scham – sie ist ein innerer Feind, der unseren Glauben an das Gute in uns selbst und anderen untergräbt. Die Welt wird somit zu einem sehr unbehaglichen Aufenthaltsort und unser Alltag zur Hölle. Alternativen gibt es nur wenige, vornehmlich Kampf oder Flucht. Auf diese Weise führt Schamgefühl zu Stress, und Stress führt zu Schamgefühl. Die Stressgesellschaft wird automatisch zu einer Gesellschaft der Schamgefühle – und macht wohlmeinende und liebevolle Eltern zu Menschen, die beschämen und zwar unbewusst und gegen ihren eigenen Willen.

Viele glauben, dass Scham und Schuld dasselbe ist, aber es handelt sich um zwei grundverschiedene Dinge. Schuld empfindet man wegen Dingen, die man getan hat, Scham empfindet man darüber, wie man ist. Unsere Schuldgefühle handeln davon, wie wir unser Leben gestalten sollen, während unsere Schamgefühle mit unserem Lebensrecht generell zu tun haben. Schuld entsteht, wenn wir selbst etwas Falsches tun, Scham, wenn uns andere schlecht behandeln, uns kränken oder unsere Grenzen überschreiten. Schuldgefühle darüber, etwas Dummes getan zu haben, sind eine gesunde und natürliche Reaktion. Sie unterstützen uns darin, unsere Fehler nicht zu wiederholen und andere Menschen nicht unnötig zu verletzen.

Scham dagegen ist ein grundlegendes Gefühl des Versagens. Das wichtigste Hilfsmittel gegen die weiße Scham ist ein Netzwerk aus Menschen, die einen so nehmen, wie man ist, und einem Bestätigung und, wenn nötig, Rückhalt bieten. Gönnen Sie sich mehr Zeit mit diesen Menschen und verbringen Sie weniger mit jenen, die Sie beschämen. Beschämenden Menschen zu begegnen, ohne sich von ihnen beeinflussen zu lassen, ist eine lebensnotwendige Fertigkeit. Aber am Anfang Ihrer Genesung tun Sie gut daran, solche Menschen auf Abstand zu halten – selbst wenn sie Ihnen nahe stehen. Wenn Sie sich stärker und zuversichtlicher fühlen, können Sie langsam üben, es sich nicht zu Herzen zu nehmen, wenn andere versuchen, Sie zu beschämen.

Olaf, 59, verheiratet, erwachsene Kinder

Bevor sich Olaf einer Intensivwoche in einer Klinik für Essstörungen unterzog, hatte er wochentags nie länger als eine halbe Stunde zu Tisch gesessen. Er war Tag und Nacht in Eile und mit seinen Gedanken irgendwo in der Zukunft bei dem nächsten oder übernächsten Projekt. Aber auf einmal hatte er schlappgemacht – plötzlich war es eines Tages mit dem alten Konzept nicht mehr weitergegangen.

Eines Morgens war er zusammengebrochen, hatte auf dem Boden gelegen und vor Verzweiflung nur noch geschrien. Er kann sich nicht daran erinnern, wie er es zur Arbeit geschafft hat, alles verschwindet im Nebel. Einen Monat war er krankgeschrieben und lag mit einem Kissen unter dem Kopf auf dem Sofa, dann überwies ihn der Betriebsarzt an das Bitten Jonsson Center: Burn-out-Syndrom und Depressionen lautete die Diagnose. Olaf erwartete Gesprächstherapie, Blutproben und Ähnliches. Mehrmals hatte er sich schon mit dem Gedanken getragen abzunehmen, darüber auch mit einem Arzt gesprochen und sogar Tabletten gegen sein Übergewicht erhalten, aber die hier immer wiederkehrende Zuckerthematik überraschte ihn vollkommen.

»Ich hatte schließlich keine Ahnung, was das für eine Klinik war«, sagt er. »Aber da ich selbst in der Lebensmittelbranche tätig war, fand ich es interessant, dass es um Leute ging, die zu viel oder zu wenig essen. Dass es auch mit mir persönlich etwas zu tun haben könnte, kam mir anfangs nicht in den Sinn. Zwei Tage lang hörte ich nur zu, sozusagen nur aus professionellem Interesse, dann aber fiel auch bei mir der Groschen. Meine Güte, hier ging es ja um mich! Gleichzeitig spürte ich auch, wie sich die neue Ernährung in der Klinik auswirkte. Nie zuvor hatte ich mich nach dem Essen so wohl gefühlt! Und mein Wohlbefinden auf der Heimfahrt war unvergleichlich.

Früher hatte ich vier oder fünf Gläser Fruchtsaft zum Frühstück getrunken, weil das am schnellsten ging. Für das Mittagessen hatte ich nie Zeit, und das Abendessen gab es zu Hause meist im Stehen.«

Olafs Frau imponierte dieser neue Mann, der da aus der Klinik zurückkehrte, so sehr, dass sie neue Essgewohnheiten einführte, an die sie sich seither halten. Olaf hat dabei 20 Kilogramm abgenommen und wiegt nun 80 statt 100 Kilogramm. Er ist auch seine ständigen Kopfschmerzen losgeworden und war seit zwei Jahren nicht mehr erkältet.

Olaf hat immer gerne gut gegessen, auch Süßigkeiten, Schokolade, Kuchen und Torten. Ein Stück war ihm nie genug, am liebsten hätte er immer alles aufgegessen. Rückblickend kann er gewisse Verhaltensmuster erkennen. Wie zum Beispiel, dass er beim Tanken immer eine Tafel Schokolade kaufte. Das gehörte irgendwie zusammen. Auto betanken, Olaf betanken. Und dass er dies heimlich tat, obwohl es ihm kaum bewusst wurde.

Im Nachhinein ist ihm jetzt auch klar geworden, so etwas wie ein Workaholic gewesen zu sein. Nie war er auf die Idee gekommen, im Leben könnte es um etwas anderes als um Leistung gehen.

Heute sieht er das Dasein anders – und führt auch ein ganz neues Leben. Neue Einsichten gewann er erstmals während seines einwöchigen Klinikaufenthalts. Dort erfuhr er, dass es bei Zuckerabhängigkeit oder Essenssucht nicht nur darum geht, was man isst, sondern dass alles zusammenhängt. Es ist wichtig, den ganzen Menschen zu sehen. Die Krankheit ist physisch, nimmt im Gehirn ihren Anfang und hat physische, psychische, soziale und geistige Folgen. Die Gesundung muss daher auf allen Ebenen erfolgen.

Olaf hält diesen ganzheitlichen Ansatz, der auf dem Zwölfschritt-Programm der Anonymen Alkoholiker fußt, für absolut entscheidend. Er nimmt regelmäßig an verschiedenen Gruppentreffen teil, um alle Aspekte seiner Gesundung zu fördern – es handelt sich hierbei um die Zwölfschritt-Gruppe für Bulimiker, eine Gruppe für spirituell Suchende und eine Gruppe für Ausgebrannte.

»Als dürfte ich mein Leben nochmals beginnen. Ein unglaublicher Neuanfang. Zum ersten Mal habe ich den Duft des Sommers erlebt, den Vögeln gelauscht und das Plätschern der Wellen und das Rauschen der Bäume genossen«, sagt er. »Früher bin ich immer nur vor mir selbst davongelaufen. Ich habe mich nie im Hier und Jetzt befunden. Neun Jahre lang habe ich nicht mehr richtig Ferien gemacht. Beispielsweise habe ich vor einer Leistenbruchoperation 28 Tage ununterbrochen gearbeitet, obwohl ich wahnsinnige Schmerzen hatte. Nachher mussten sie mich dann viermal operieren, um das überhaupt wieder hinzukriegen.«

Er findet, das Leben sei jetzt viel einfacher, aber dennoch nichts selbstverständlich.

»Körperlich geht es mir unglaublich gut, die Essgewohnheiten umzustellen war vergleichsweise einfach. Jetzt arbeite ich an meinen Gefühlen. Ich glaube, dass die Entwicklung zu einer Gesellschaft mit vielen Kranken und Ausgebrannten auf falscher Ernährung, diesem Fastfood, beruht. Das führt zu einer gehetzten Gesellschaft. Es ist schwer, sich selbst wiederzufinden, zu wissen, wonach man sich eigentlich sehnt, was einem wichtig ist, und was man tun muss, um dies zu erreichen.«

Geduld ist angezeigt. Die Rüstung, an der er sein ganzes Leben geschmiedet hatte, fiel während dieser einen Behandlungswoche in sich zusammen, und er weiß nun, dass sich eine neue Sicherheit nicht im Handumdrehen erringen lässt.

Gesundung und geistiges Leben

Wenn Sie süchtig sind, wird Ihr ganzes Leben von der Sucht beherrscht. Zucker, Tabletten, Shoppen oder Arbeit – wie der Alkohol bei einem Alkoholiker –

- entscheiden darüber, wie Sie sich Ihrer Familie gegenüber verhalten,
- überzeugen Sie davon, ohne fremde Hilfe auszukommen,
- überwältigen Ihre Gefühle und sorgen dafür, dass Sie diese wegschließen.

Beim ersten Schritt des Zwölfschritt-Programms geht es darum einzusehen, dass diese Macht so stark ist, dass man nicht allein gegen sie ankommt. Beim zweiten Schritt geht es um die Erkenntnis, dass die Hilfe einer »höheren Macht« vonnöten ist.

Genau hier, beim zweiten Schritt, sind viele gestrauchelt und liegen geblieben. Die Vorstellung, die Hilfe einer höheren Macht zu brauchen, hat sie irritiert oder gestört.

Folgende Einwände werden vorgebracht:

»Natürlich glaube ich an eine höhere Macht. Ich bin mein ganzes Leben lang in die Kirche gegangen. Auf das hier mit dem Spirituellen brauchen wir keine Zeit zu verschwenden. Wie sieht der nächste Schritt aus?«

»Das ist ja Gehirnwäsche! Jetzt bin ich bei einer Sekte gelandet. Ich habe nie an Gott geglaubt und werde auch jetzt nicht damit anfangen.«

»Ich habe an Gott geglaubt, aber er hat mich im Stich gelassen.«

»Wie bitte, höhere Macht? Ich muss mich einfach nur zusammenreißen.«

Wir wollen erst einmal Folgendes festhalten:

- Als Ihr Leben um das zu viele Essen kreiste, war es hoffnungslos.
- Als Sie auf eigene Faust unzählige Male versuchten, Ihren Lebensstil zu ändern, scheiterten Sie immer wieder.
- Wenn Sie auf die »Droge« verzichten, entsteht ein großes Vakuum. Sie haben auf einmal zu viel Zeit, mit der Sie etwas anfangen müssen, um nicht in Ihre alten Verhaltensmuster zurückzufallen.

Der Schlüssel zu Ihrer Gesundung liegt nicht nur in Ihrer Hand. Denken Sie nach – wenn dem so wäre, hätte es Ihnen dann nicht schon längst gelingen müssen?

Wenn wir von einer höheren Macht sprechen, was meinen wir dann? Nun, ganz einfach all das, was Ihrem Leben einen Sinn gibt und Ihnen Lebensfreude vermittelt. Eine höhere Macht ist etwas anderes als die Droge, etwas, das Sie selber definieren müssen. Einige Beispiele, wofür der Begriff höhere Macht stehen kann:

- Gott, im herkömmlich religiösen Sinne
- Gott, im individuelleren Sinne
- Die höhere Kraft des Zwölfschritt-Programms
- Die gesammelte spirituelle Kraft der Teilnehmer Ihrer Selbsthilfegruppe

- Die Liebe
- Die Wahrheit
- Die Natur

Es kommt nicht darauf an, wie Sie Ihre höhere Macht definieren. Entscheidend ist, dass Sie sich darauf verlassen wollen, dass es Hoffnung und Hilfe gibt, wenn alles zusammenbricht. Diese Einstellung ist eine grundlegende Voraussetzung für Ihre Gesundung.

Wenn Sie einmal mithilfe des Essenstagebuchs Ihre richtige »Treibstoffmischung« gefunden haben und das essen, was gut und richtig für Sie ist, stellen sich die Harmonie und das Geistige von selbst ein. Jemand, der physisch und psychisch ständig unter Stress steht, kann die geistigen Dimensionen des Lebens nicht erfassen.

Eine Voraussetzung für die spirituelle Entwicklung ist die Abstinenz – »nüchtern«, ohne Zucker, leben. Erst wenn sich der Nebel in Ihrem Gehirn lichtet, können Sie mit Ihrem verborgenen Ich Kontakt aufnehmen und auf Resonanz hoffen.

Übung für das Logbuch

Aus welcher höheren Macht könnten Sie Kraft schöpfen?

Was gibt Ihnen Hoffnung und Lebensfreude?

Viele Menschen finden ihre Harmonie und Gemütsruhe in einer Religion, die es ihnen ermöglicht, ihre spirituellen Bedürfnisse mit anderen zu teilen. Andere hingegen finden ihren Seelenfrieden im privaten, persönlichen Bereich. Dies bedeutet nicht, dass ihnen der Glaube an eine höhere Macht fehlt, sie drücken diesen einfach auf eine Art aus, die weder Dogmen noch Zeremonien bedarf.

Um von Ihrer Abhängigkeit zu gesunden, müssen Sie sich auf eine höhere Macht verlassen, die Ihnen Hoffnung macht und Ihrem Leben einen Sinn gibt. Ob Sie diese Macht jetzt in einer Religion finden oder nicht, bleibt Ihnen überlassen, und wenn es Ihnen schwer fällt, den Gedanken an eine höhere Macht zu akzeptieren, dann können Sie einen Weg ausprobieren, der schon vielen vor Ihnen geholfen hat: Wenn es Ihnen nicht gelingt, einen Glauben zu finden, dann leben Sie einfach, als hätten Sie ihn bereits gefunden.

Wählen Sie ein kurzes Gebet und wiederholen Sie es im Verlaufe des Tages oft. Viele haben Stärke und Trost im so genannten Gelassenheitsgebet aus dem Zwölfschritt-Programm der Anonymen Alkoholiker gefunden: »Gott, gib mir die Gelassenheit, Unabänderliches zu akzeptieren, den Mut, Veränderliches zu verändern, und die Einsicht, den Unterschied zu erkennen.« Oder Sie können die kurze und kraftvolle Variante ausprobieren: »Hilfe!«

Übung für das Logbuch

Schreiben Sie ein kurzes Gebet auf, das Sie selbst formulieren oder das Sie irgendwo gelesen haben. Datieren und unterschreiben Sie. Verwenden Sie dieses Gebet oft.

Nehmen Sie sich möglichst jeden Tag Zeit zur Meditation und um über eine höhere Macht nachzudenken.

Übung für das Logbuch

Wenn Sie Ihr Gebet eine Woche lang angewendet haben, kehren Sie zu der Seite in Ihrem Logbuch zurück, auf der das Gebet steht, und lesen Sie noch einmal, was Sie geschrieben haben. Schreiben Sie auf, was Sie bei der Anwendung des Gebets empfunden haben. Datieren und unterschreiben Sie.

Einfach nur auf die Droge verzichten, ist nicht das Endziel. Der Unterschied zwischen dem Kampf um die Gesundung und der Freude an der Gesundung liegt in Ihrem Willen, spirituelle Lebensinhalte wiederzuentdecken. Dieses Erwachen ist kein isoliertes Ereignis oder ein Endziel, sondern eine Reise, die Ihr ganzes Leben andauert. Für manche ist der Beginn dieser Reise ein überwältigendes, erschreckendes, aber wunderbares Erlebnis. Für andere ist der erste Schritt der Reise nicht sonderbarer als alle darauf folgenden. In beiden Fällen gelten die Worte, die aus Karin Boyes Gedicht »In Bewegung« stammen: »Wohl wahr, dass unsre Reis' des Zieles nicht entbehrt. Und doch, es ist der Weg, der uns die Mühe wert.«

Die Gesundung von der Abhängigkeit ist kein Wettlauf, weder mit Ihnen selbst noch mit jemand anderem. Entspannen Sie sich stattdessen, und versuchen Sie, sich neuen Möglichkeiten, neuen Wegen und Gedanken zu öffnen.

Übung für das Logbuch
Zweifeln Sie an Ihrer Fähigkeit, zu einem gelassenen und befriedigenden Leben zu finden? Formulieren Sie diese Zweifel.

Übung für das Logbuch
Sind Sie bereit, die Kontrolle über Ihr Leben an eine höhere Macht abzugeben? Schreiben Sie Ihren Entschluss nieder. Datieren und unterschreiben Sie.

Übung für das Logbuch
Wenn Sie einem anderen Menschen von Ihrem Entschluss erzählt haben, Ihr Leben in die Hände einer höheren Macht zu legen, dann schreiben Sie auch dies auf. Wem haben Sie es erzählt? Wie haben Sie sich dabei gefühlt? Wem wollen Sie noch davon erzählen?

Lena, 34, Kindergärtnerin, verheiratet, zwei Kinder

Vor sieben Jahren erzählte Lena ihren Arbeitskollegen, Freunden und Verwandten zum ersten Mal von ihrer zwanghaften Esserei, ihren Phasen der Völlerei, ihrem Erbrechen und ihrer Gewichtsfixierung – ja, ganz einfach von ihrem heimlichen Leben, das sie seit Jahren parallel zu ihrem gewöhnlichen, alltäglichen und sichtbaren Dasein geführt hat.

Nicht einmal ihrem Mann waren ihre Essstörungen und die damit verbundenen Schuldgefühle aufgefallen. Die Enthüllung schlug ein wie eine Bombe. Alle hatten schließlich angenommen, Lena sei mit sich und ihrem Körper zufrieden. Ihr gelegentliches Fasten hatte man für eine Art der Selbstreinigung gehalten.

Tatsächlich hatte es sich jedoch um straffe Überlebensstrategien gehandelt. So bestrafte sie sich nach einer Phase kulinarischer Ausschweifungen oder kasteite sich vor einem Fest oder einer Reise mit zugehörigen Verlockungen, indem sie ein paar Kilo abnahm.

Lena war total auf ihr Gewicht und auf ihre Waage fixiert. Sie wog sich mehrmals am Tag, obwohl das vollkommen überflüssig war, denn schließlich wusste sie ja auf hundert Gramm genau, wie viel sie wog, und konnte ohne Schwierigkeiten innerhalb von drei Tagen drei Kilo zu- oder abnehmen. Eine Zeit lang versuchte sie, sich das zwanghafte Wiegen abzugewöhnen, indem sie die Waage in den Schuppen stellte. Das half jedoch nur wenig. Jetzt wog sie sich eben nur zweimal täglich, morgens und abends – außer sie war bei jemandem zu Besuch, der eine Waage im Badezimmer stehen hatte. Dann verbrachte sie viel Zeit im Badezimmer und gab notfalls vor, an Durchfall zu leiden. Aber als der Winter kam und Lena gezwungen war, eine Taschenlampe in den Schuppen mitzunehmen, um ihr Gewicht abzulesen, holte sie die Waage wieder ins Haus.

Lenas Maximalgewicht betrug 80 Kilogramm – das war kurz bevor sie wegen ihres Essensmissbrauchs und ihrer Zuckerabhängigkeit in die Klinik kam. Dass sie nie über 80 Kilogramm gewogen habe, sagt sie, liege daran, dass sie schon frühzeitig den Trick mit dem Erbrechen entdeckt habe. Bereits während ihrer ersten Abmagerungskur in der fünften oder sechsten Klasse hatte sie damit begonnen. Zusammen mit einer Freundin hatte sie damals eine Diät in Angriff genommen. Dieser war es jedoch schwerer gefallen, die Diät durchzuhalten, und sie hatte von Lena erwartet, dass auch diese bei Partys Ausnahmen machen würde. Lena geriet in eine Zwickmühle – aß sie, war sie unzufrieden über sich selbst, aß sie nicht, ärgerte es ihre Freundin. Und dann, simsalabim, fand sie die Lösung: Erst essen und dann rasch erbrechen, damit die Kilos nicht ansetzen. Superschlau, abgesehen davon, dass sie sich für ihre Heimlichtuerei schämte und sich niemandem anvertrauen konnte.

Ungefähr zu jener Zeit wurde Lena von einem engen Freund ihrer Eltern sexuell missbraucht. Sie erzählte niemandem davon, glaubte aber, Ihre Eltern wüssten davon, da diese ihren Wunsch akzeptierten, an den gemeinsamen Besuchen bei dem Freund nicht mehr teilzunehmen. In diesem Punkt hatte sie sich jedoch getäuscht, wie sie Jahre später erfuhr, als sie von dem Missbrauch zu erzählen begann.

Sie schämte sich noch mehr für ihren eigenen Körper, und die alten Wunden schmerzen noch immer. Beispielsweise kann es Lena kaum ertragen, wenn ihre Tochter, die in dem Alter ist wie sie damals, nackt vor dem Spiegel steht und sich betrachtet.

»Ich werde dann wahnsinnig wütend«, erzählt Lena, »aber ich verstehe, dass es da um mich und meine Gefühle geht und ich das alleine bewältigen muss und nicht ihr aufbürden darf. Dabei sind mir das Zwölfschritt-Programm und die anderen Komponenten der Behandlung, die ich anfänglich nur abwegig fand, eine große Hilfe: die Gruppentreffen, die Meditation, die Bildtherapie und die Yogaübungen.

Ich habe nichts begriffen. Zur ersten Yogastunde kam ich im Rock! Aber die meinten dann, ich solle einfach mitmachen, und das habe ich dann auch getan. Das größte Erlebnis war eigentlich, unter Menschen zu sein, die dasselbe erlebt und die gleichen verrückten Dinge getan hatten. Nichts war zu beschämend, um darüber zu sprechen. Es war so unglaublich schön, sich in den anderen wiederzuerkennen, und über die ganzen Verrücktheiten, die man begangen hatte, zu lachen. Beispielsweise hatten fast alle aus dem Mülleimer gegessen! Erst will man nichts mehr essen und wirft den Rest weg – und dann verschlingt man ihn doch noch.«

Bevor Lena den Begriff Zuckerabhängigkeit hörte und erkannte, dass sie an einer erblichen, aber behandelbaren Krankheit litt, sah sie nur noch einen einzigen Ausweg: den Tod. Sie hatte eine Grenze erreicht und ertrug sich und ihre Heimlichtuerei ganz einfach nicht mehr.

Das Verlangen nach Essen war so stark, dass sie ihre Orgien tagelang im Voraus plante. Sie kaufte in verschiedenen Läden ein, damit niemand Verdacht schöpfte, und erfand große Feste oder Leute, für die sie Besorgungen machen musste. Oft bat sie die Verkäuferin, die Süßigkeiten in zehn verschiedene Tüten zu packen, damit ja niemand auf den Gedanken kommen konnte, dies alles könnte für sie alleine sein. Beim Abendessen brach sie gelegentlich einen Streit vom Zaun, nur damit ihr Mann aufstand und sie alles in Ruhe allein aufessen konnte. Es spielte keine Rolle, dass die Kinder in ihren Betten schrien, und war sie mitten in einer Orgie, mussten diese warten, bis ihre Mama fertig gegessen hatte.

Das Leben war ihr vollkommen entglitten, aber Lena wagte nicht, es zu beenden.

»Ich hoffte immer noch, dass etwas passieren würde«, erinnert sie sich. »Ich schluckte eine Menge Entschlackungstabletten und fuhr viel zu schnell mit dem Auto. Ich hoffte, versehentlich einmal von der Straße abzukommen.«

Stattdessen nahm das Leben für Lena eine ganz neue Wendung. Eine Freundin sah ein Fernsehprogramm über die Behandlung von Zuckerabhängigkeit und gab Lena einen Tipp, die sich dann in die Bitten Jonssons Klinik überweisen ließ.

Sieben Jahre später besucht Lena immer noch die Zwölfschritt-Meetings, sowohl die der Anonymen Alkoholiker als auch die der Anonymen Überesser. Einmal im Monat geht sie zur Nachbehandlung ihrer Zuckerabhängigkeit. Sie weiß, dass dies nötig ist, um Rückfälle zu vermeiden, aber sie sieht auch, wie weit sie in ihrer Entwicklung und Gesundung fortgeschritten ist. Heute ist sie eine ganz andere Lena. Sie sprüht geradezu vor Lebenslust, Selbstvertrauen und Selbstgefühl!

Niemand, der die junge Mutter heute im Bikini in ihrem Garten sitzen sieht, würde auf den Gedanken kommen, dass etwas Besonderes dabei sei. Aber Lena weiß, dass sie den Hauptgewinn gezogen hat. Für sie hat ein ganz neues Leben [illegible]

Gesundung und Beziehungen

Vielleicht finden Sie ja, dass es ausreichen müsste, Ihre Essgewohnheiten zu verändern? Dass die Einsicht, Zucker nicht zu vertragen, genügen müsste, und Ihre auf Dauer umgestellte Ernährung? Wirkt es nicht übertrieben, auf Scham- und Schuldgefühlen herumzureiten? Und außerdem noch auf Beziehungen! Aber alles hängt zusammen. Man bekommt das eine nicht in den Griff, ohne sich auch um das andere zu kümmern.

Süchtige Menschen sind es gewohnt, mithilfe von Drogen Trost zu finden, Angstzustände zu dämpfen, sich zu beruhigen oder aufzumuntern, noch dazu sehr schnell. Sobald ein unbehagliches Gefühl aufkommt, wird es mit Eis, Kuchen oder einer Riesenportion Nudeln vertrieben. Und zwar sofort! So ergeht es einem Abhängigen – und das überträgt sich auf seine Beziehungen zu anderen Menschen, nicht zuletzt auf Liebesbeziehungen.

Sind Sie zuckerabhängig oder Alkoholiker, dann liegt es nahe, dass Sie von Ihrem Partner denselben starken Effekt erwarten wie von der Droge: eine unmittelbare Befriedigung Ihrer Bedürfnisse und eine totale Symbiose. Vereinfacht gesagt ist es so, dass jemand mit einer chemischen Abhängigkeit andere Menschen als lebende Droge sucht. Vielleicht war einer Ihrer Eltern süchtig? Egal, um welche Sucht es ging, ob Alkoholismus oder Arbeitssucht, die Besessenheit dieses Elternteils von der Droge könnte das einzige Beispiel einer Beziehung sein, das Sie von einer engen Beziehung kennen – und so suchen auch Sie in Ihren Liebesbeziehungen nach der totalen Hingabe. Sie träumen von einer Beziehung, die Ihnen alles gibt, was Sie brauchen, die vielleicht sogar Ihr Leben verändert, ohne dass Sie sich daran aktiv beteiligen müssen. Alles nach dem Modell: Suche die Lösung immer außerhalb von dir selbst.

Die Suchtkrankheit ist komplex, das haben Sie sicher mittlerweile eingesehen. Parallel zu diesem Traum von einer totalen Symbiose existiert die Angst vor Nähe, die Sie dazu bringt, sich abzukapseln und alles zu tun, damit Ihnen niemand richtig nahe kommt. Sie klammern und igeln sich gleichzeitig ein. Kein Wunder, dass die anderen verwirrt sind, ganz zu schweigen von Ihnen selbst! Vielleicht haben Sie es für selbstverständlich erachtet, dass die anderen Familienmitglieder Ihre Stimmungsschwankungen duldeten, wie heftig die auch immer sein mochten? Vielleicht haben Sie nicht einmal bemerkt, wie sich alle immer Ihren Launen anpassten?

Eine Abhängigkeit wirkt sich immer auch auf die unmittelbare Umgebung aus:

- Der Abhängige ist bereit, zu lügen oder in schweren Fällen auch kriminell zu werden, um auf seine Droge nicht verzichten zu müssen.
- Die Mitabhängigen (Co-Abhängigen) haben keinerlei Möglichkeit, das Problem zu erkennen oder zu bewältigen. Sie leugnen oder verschleiern es nach außen hin und versuchen, es gleichzeitig nach innen zu beeinflussen und zu kontrollieren.

- Wer in einer Familie aufgewachsen ist, in der ein Elternteil oder beide ein Suchtproblem hatten, gewöhnt sich an die Verhaltensmuster, bei denen die Droge der allgegenwärtige, aber mehr oder weniger unsichtbare Herrscher ist. Handlungen oder Reaktionen, die einem Außenstehenden vollkommen unbegreiflich erscheinen, wirken für den in der kleinen, von Sucht regierten Welt, ganz logisch.

Das Verhalten und die Beziehungen eines Menschen ändern sich mit zunehmendem Einfluss der Droge. Einen Großteil seines kranken Verhaltens nimmt der Abhängige selbst gar nicht wahr oder begreift nicht die Zusammenhänge. Aber wenn Sie sich dazu entschlossen haben, von Ihrer Zuckerabhängigkeit zu gesunden, dann ist es wichtig, dass Ihnen klar ist: Diese Krankheit beeinflusst die Beziehung zu Ihren Nächsten. Als Single können Sie vielleicht sogar darauf verzichten, eine neue Beziehung einzugehen, bis Sie sich in Ihrem Genesungsprozess ganz sicher fühlen.

Der amerikanische Verhaltenstherapeut und Autor Terence Gorski nimmt kein Blatt vor den Mund, wenn er Kurse für Menschen abhält, die von Ihrer Abhängigkeit gesunden:

»Wenn Sie in einem frühen Stadium Ihrer Rekonvaleszenz auf eine Party gehen und sich jemand mit durchdringendem Blick auf Sie stürzt, und es in Ihrem ganzen Körper zu kribbeln beginnt und die Glocken läuten – dann entfernen Sie sich schleunigst, denn es sind keine Kirchenglocken, die Sie da hören, sondern Alarmglocken ...«

Denn genau da beginne das destruktive, grenzenlose Abhängigkeitsverhältnis, aber nie eine gesunde Beziehung, in der beide ihre Identität bewahren und sich entwickeln und wachsen könnten. Es gibt verschiedene Arten von Beziehungen, sagt Gorski, und ein gesunder Mensch unterhält mit den verschiedenen Menschen seiner Umgebung ständig alle diese Beziehungsarten parallel:

- Oberflächliche Bekannte, denen man nur zunickt.
- Bekannte oder Kollegen, mit denen man immer ein paar Worte wechselt.
- Freunde, mit denen zusammen man etwas unternimmt, mit denen man ins Kino geht oder Tennis spielt.
- Einige wenige Freunde, mit denen man sehr viel Umgang pflegt. Was man tut, spielt eigentlich keine Rolle, nur dass man sich trifft.
- Einen Partner, mit dem man eine intime Liebesbeziehung unterhält.

Laut Gorski muss das nichts mit Sex zu tun haben, den man heutzutage mit Menschen jeden Bekanntheitsgrades haben könne. Wenn es jemand auf Sex mit Ihnen abgesehen hat, bedeutet noch lange nicht, dass er eine tiefere Beziehung mit Ihnen eingehen möchte. Ein gesunder Mensch erkennt solche Unterschiede, meint Gorski. Und eine gesunde Liebesbeziehung beginne damit, dass man eventuell im Verlauf mehrerer Wochen alle Stadien durchlaufe. Für einen Abhängigen dürfen nach Möglichkeit nicht mehr als 22 Minuten vergehen.

Ihm fällt es auch schwer, zwischen den verschiedenen Stadien zu unterscheiden. Er kann sich nicht abgrenzen und weiß auch nicht, für was er verantwortlich ist und für was nicht.

Vielleicht finden Sie, das Mädchen am Empfang sähe traurig aus, und Sie wollen sie nach Hause einladen, etwas für sie tun? Manchen Abhängigen flößen selbst oberflächliche Bekanntschaften Schuldgefühle ein. Sie sind jedoch nicht für alle Menschen verantwortlich, auch wenn Sie das glauben, da Sie als Kind innerhalb Ihrer Familie unverhältnismäßig viel Verantwortung übernehmen mussten.

In der Auseinandersetzung mit einer Welt, in der andere Verhaltensregeln gelten, gibt es nur zwei Möglichkeiten: Entweder man verändert sich selbst, oder man versucht die Welt zu verändern. Letzteres klingt vielleicht lächerlich, aber die Menschen besitzen seit undenklichen Zeiten die Gabe, ihre Lebensbedingungen zu verändern. Statt sich wie die Tiere einen warmen Pelz gegen die Kälte wachsen zu lassen, nähte der Mensch Kleider und baute Häuser. Wenn man davon ausgeht, dass:

- allein ca. zehn Prozent der schwedischen Bevölkerung von Alkohol, Drogen oder Beruhigungsmitteln abhängig sind;
- jeder Kranke von bis zu 20 Personen umgeben ist, die etwas ahnen oder wissen, aber mit dem Problem nicht umgehen können, sondern es unter den Teppich kehren;
- dieselben negativen Effekte bei der Abhängigkeit von Zucker und schnell abbaubaren Kohlenhydraten, von Glücksspiel, Sex, Fitnesstraining etc. auftreten und diese Abhängigen zahlreicher sind als die Alkoholiker, so kann daraus gefolgert werden, dass jeden von uns Denk- und Handlungsmuster beeinflussen, die von Sucht geprägt sind.

Nur 30 Prozent aller Amerikaner wachsen in einer gesunden und funktionierenden Familie auf, schätzt Terence Gorski, und sind als Erwachsene selbst zu gesunden Beziehungen fähig. Das bedeutet, dass jeder Abhängige, der seine Umwelt an seine (oder ihre) Krankheit anzupassen versucht, die besten Voraussetzungen vorfindet.

Die Gesellschaft von heute ist in vielerlei Hinsicht von Verhaltensmustern geprägt, die sich dem verzerrten Weltbild Abhängiger angepasst haben. Das Kranke ist so verbreitet, dass es schon wieder als gesund gilt, beispielsweise in Form von Lügen, mangelndem Vertrauen und chronischem Stress. Die Probleme einer Familie werden nicht einfach dadurch beseitigt, dass ein Zuckerabhängiger mit seiner Droge aufhört oder von der Bildfläche verschwindet. Die krankhaften Muster, die Schäden im näheren Umfeld hinterlassen ihre Spuren, solange die Familienmitglieder nicht mit ihrer Co-Abhängigkeit umzugehen lernen. Schlimmstenfalls beginnen sie neue Beziehungen mit denselben kranken Verhaltensmustern, da dies das einzige Muster ist, mit dem sie zu leben gelernt haben. Heute weiß man jedoch diese Entwicklung umzukehren. Man muss nur am richtigen Ende anfangen, dort, wo sich wirklich etwas ändern lässt – und zwar bei sich selbst!

Die ganzheitliche Behandlungsmethode

Nicht alle Zuckerabhängigen sind übergewichtig. Hinter manchem Normalgewicht versteckt sich eine Bulimie, d.h. die Menschen essen und erbrechen. Für Personen, die eine Abhängigkeit entwickelt haben, ist der Verzicht auf Zucker und Weißmehl wichtig, um gesunden zu können. Wer einfach nur zuckerübersensibel ist, bei dem funktionieren Programme wie die der Weight Watcher und Ähnliche ausgezeichnet. Nicht alle Essstörungen sind auf eine Zuckerabhängigkeit zurückzuführen, aber wenn 75 Prozent der Menschen zuckerübersensibel sind und davon 25 Prozent extrem übersensibel, dann sind das doch recht viele – und diese Empfindlichkeit kann von Stress, hochverarbeiteten Nahrungsmitteln u. ä. ausgelöst werden …

Viele Versuche wurden unternommen, die Entstehung einer Abhängigkeit zu erklären. Die Experten haben verschiedene Therapien vorgeschlagen. Die Abstinenzbewegung hat ein stärkeres Eingreifen des Staates gefordert, um den Alkoholkonsum zu senken. Sie haben Recht, das hilft – aber damit bekommt man nicht die gesamte Problematik in den Griff.

Einige Menschen suchen die Ursachen gerne in sozialen

Problemen. Die Leute trinken, weil sie arm sind oder eine schlimme Kindheit hatten, ungerecht behandelt wurden oder ihren Glauben an die Zukunft verloren haben. Indem man die Ungerechtigkeiten abschafft und die sozialen Bande zwischen den Menschen stärkt, werden die Drogenprobleme schon abnehmen, hoffen sie. Sie haben Recht, das hilft – aber damit bekommt man nicht die gesamte Problematik in den Griff.

Andere sehen das Drogenproblem gern als eine Folge des moralischen Verfalls und des Abbaus traditioneller Werte. Sie fordern deshalb mehr Regeln und mehr Polizei. Sie haben Recht, das hilft – aber damit bekommt man nicht die gesamte Problematik in den Griff.

Wissenschaftler auf der ganzen Welt suchen nach physischen Erklärungen, warum manche Menschen leicht abhängig werden, während andere Unmengen trinken und trotzdem ohne größere Probleme aufhören können. Sie haben bereits erbliche Faktoren gefunden, die mit dem Drogenmissbrauch zusammenhängen. Ihre Lösung des Problems heißt: eine Medizin finden, die das Verlangen beseitigt oder die positiven Effekte der Droge auf den Körper imitiert, ohne zu einer Abhängigkeit zu führen. Sie haben Recht, das hilft – aber damit bekommt man nicht die gesamte Problematik in den Griff.

Viele Christen und anderweitig religiöse Menschen betrachten den Alkohol und andere Drogen als ein Mittel, um die geistige Welt zu leugnen. Drogen seien eine Sackgasse auf der Suche nach dem Sinn des Lebens, ein Ersatz für Gott. Wenn die Trinker Gott in ihrem Leben nur einen größeren Platz einräumen würden, dann wären sie automatisch vom Trinken geheilt, sagen sie. Auch sie haben Recht, das hilft – aber damit bekommt man nicht die gesamte Problematik in den Griff.

Mein Bild von Drogen und Abhängigkeit habe ich hauptsächlich aufgrund der Forschungs- und Therapiemethoden, die in den USA *Addiction Medicine* genannt werden und seit 1954 eine eigene Disziplin darstellen. Innerhalb dieser Addiction Medicine ist die Zwölfschritt-Philosophie der Anonymen Alkoholiker ein Teil der Therapie. Ich bin davon überzeugt, dass die ausgezeichnet dokumentierten Erfolge des Minnesota-Modells (wie es auch genannt wird) darauf beruhen, dass die Sucht hier als eine multifaktorielle und facettenreiche Krankheit gesehen wird.

Wenn ich behaupte, dass Abhängigkeit eine Krankheit ist, dann befinde ich mich in guter Gesellschaft – auch die Weltgesundheitsorganisation (WHO) definiert die Alkohol- und Drogenabhängigkeit als Krankheit. Trotzdem ist das nicht unumstritten, am allerwenigsten in Schweden, wo man den Alkoholismus mit Vorliebe als soziales Problem betrachtet. Es ist schon viel über den Krankheitsbegriff gestritten worden, aber das hat die Verwirrung eher noch vergrößert.

Was die verschiedenen Formen der Sucht anbelangt und deren Verhältnis untereinander, kann ein Vergleich mit der Krankheit Krebs gezogen werden. Anfangs glaubte man, es handele sich bei Krebs um verschiedene Krankheiten, da er an so vielen verschiedenen Stellen im Körper auftauchte. Lungenkrebs, Knochenkrebs und Gebärmutterkrebs schienen auf den ersten Blick nicht viel gemein zu haben. Die äußeren Symptome unterscheiden sich markant. Erst allmählich sah man ein, dass die verschiedenen Formen auf ein und dieselbe Weise entstehen – durch unkontrolliertes Zellwachstum. Der Krebs in einem Teil des Körpers kann sich durch Tochtergeschwülste ausbreiten.

Genauso ist es mit der Sucht. Alkoholismus, Glücksspiel und Zuckerabhängigkeit äußern sich anfänglich in vollkommen unterschiedlichen »Symptomen«. Betrachtet man jedoch, was hinter diesen Symptomen steckt, werden die Ähnlichkeiten immer deutlicher. Es geht um eine angeborene Übersensibilität im Lustzentrum des Gehirns, die zu einer weiteren Empfindlichkeit führt, einer Sensibilisierung, die uns nach immer mehr verlangen lässt.

Wenn man den Lebensstil des Patienten betrachtet, liegt es nahe, Zuckerabhängigkeit mit Altersdiabetes zu vergleichen. Ein Diabetiker wird von dem, was sein Tischnachbar unbehindert isst, todkrank – dies gilt auch für Zuckerabhängige. Ein Diabetiker kann ein vollkommen normales Leben führen, wenn er mit den Begrenzungen zu leben lernt, die ihm seine Krankheit auferlegt. Dies kann auch der Zuckerabhängige. Für beide gilt: in bestimmten Situationen vorsichtig sein, Dinge meiden, die einen krank machen, und im Übrigen so leben, dass man sich wohl fühlt. Schwieriger muss es nicht sein. Allerdings kann ein Diabetiker mit dem vollen Verständnis und der Unterstützung seiner Umgebung rechnen, wenn er erklärt, wie sich die Dinge verhalten. Für den Zuckerabhängigen ist es leider nicht so leicht, obwohl sich die Einstellung in den letzten Jahren gewandelt hat. Die Unkenntnis der Umgebung kann den Heilungsprozess unbewusst behindern. Und der Bekanntenkreis, der selbst an der Sucht leidet, will natürlich auf niemanden verzichten, mit dem man Torte essen gehen kann.

Eine Abhängigkeit als Krankheit zu definieren, das muss nicht bedeuten, andere Aspekte, wie soziale oder politische Folgen, außer Acht zu lassen, aber beim Krankheitsbegriff handelt es sich um mehr als um eine philosophische Frage. Wie man eine Abhängigkeit betrachtet, das bestimmt nämlich auch, wie man sie behandelt. Würden wir in Schweden die Zuckerabhängigkeit wirklich als Krankheit anerkennen, dann wäre es auch selbstverständlich, dem Kranken eine adäquate Therapie anzubieten. Dem ist jedoch nicht so.

Heute ist es relativ einfach, die Diagnose »Abhängigkeit« zu stellen (siehe das Kapitel »Konsum, falschen Konsum, Missbrauch und Sucht«), und es ist, entgegen anders lautenden Annahmen, auch leicht, Patienten zur Behandlung zu motivieren. Problematisch ist jedoch die Finanzierung dieser Behandlung. Ein Krebspatient muss sich keine Sorgen um die Kostendeckung machen, ein Zuckerabhängiger hingegen schon.

Aufgrund der schlechten Konjunktur wird heutzutage in vielen Bereichen unvernünftig viel gespart. Dabei zahlt sich volkswirtschaftlich die professionelle Behandlung von Suchtkrankheiten immer aus.

Eine Abhängigkeit führt zu körperlichen Veränderungen, die es unmöglich machen, auf die Droge zu verzichten. Sie führt auch zu psychischen Veränderungen, die unseren Willen schwächen, auf die Droge zu verzichten. Dies hat soziale Konsequenzen und beraubt uns auf lange Sicht unseres Netzwerks aus Verwandten und Freunden – eine Voraussetzung für eine erfolgreiche Gesundung. Schließlich entfernt uns die Droge von den geistigen Dimensionen in uns. Sie schafft eine innere Leere, die wir dann wieder vergeblich mithilfe der Droge zu füllen suchen.

Unser ganzheitliches Behandlungskonzept ist eine Kombination aus:

1. *Addiction Medicine* – das Wissen über die Entstehung und Behandlung einer Abhängigkeit.
2. Zwölfschritt-Methode – Menschen, die in Selbsthilfegruppen ihre Erfahrungen hinsichtlich Krankheit und Genesung miteinander austauschen. Das Zwölfschritt-Programm besteht aus konkreten Vorschlägen, die laut vielen Studien ausgezeichnet funktionieren. Es ist ein Handlungsprogramm, das auf dem Prinzip kognitiver Verhaltensweisen beruht.
3. Schulmedizin – aufgrund evidenzbasierter, klinischer Erfahrung behandelt und lindert sie die Symptome einer Zuckerabhängigkeit.
4. Funktionsmedizin – das Wissen über die Ursachen der Krankheit und darüber, wie man das Ungleichgewicht im Körper behandelt und korrigiert. Hilfe zur Selbsthilfe. Beugt der Entstehung von Krankheiten vor und behandelt ihre Ursachen.

Wenn Sie mit der Droge aufgehört haben, dann sind vier Dinge und etwas Wissen über die Addiction-Medizin erforderlich, um von einer Abhängigkeit zu genesen.

1. Sie müssen Ihren Körper heilen, für den Rest Ihres Lebens Ihren Lebensstil verändern – und dabei ist nicht nur der Verzicht auf Zucker gemeint. Hier stellt auch die Funktionsmedizin eine große Hilfe dar.

2. Sie müssen die psychischen Folgen bearbeiten, indem Sie über Ihre Gefühle und Gedanken sprechen. Je mehr Sie über Ihre Sucht lernen, desto weniger Macht hat die Krankheit über Sie. Während dem nun beginnenden, lebenslangen Prozess lernen Sie, die negativen Gedanken und Gefühle über sich und Ihre Umgebung zu verändern – das ist nicht unbedingt leicht. Kognitive Therapie und die Zwölfschritt-Methode ermöglichen es Ihnen, mit Stress umzugehen und Ihr destruktives Verhalten, den Zucker/die Droge betreffend, zu verändern. Die Methoden zur Vermeidung von Rückfällen stammen aus der Addiction-Medizin.
3. Ihr soziales Netzwerk hat eine gründliche Überarbeitung nötig. Das kann eine qualvolle und schwere Arbeit sein. Sie müssen sich selbst vergeben sowie den Menschen, denen Sie geschadet haben, und sich ein Netzwerk von alten oder neuen Freunden aufbauen, die von Ihrem Kampf wissen und bereit sind, Ihnen beizustehen, wenn nötig. Sie müssen – jedenfalls bis auf Weiteres – davon Abstand nehmen, Menschen zu treffen, die Ihrer Gesundung schaden. Hier wenden wir die Methoden des Zwölfschritt-Programms an.
4. Sie müssen ebenfalls einsehen, dass Sie allein dazu nicht imstande sind und Sie die Hilfe einer Macht oder mehrerer Mächte benötigen, die stärker sind als Sie selbst. Hier spielt das Zwölfschritt-Programm erneut eine große Rolle.

Natürlich gibt es Menschen, denen es gelang von der Droge zu lassen, ohne alle diese vier Kriterien zu erfüllen – man kann auch auf einem Stuhl sitzen, der nur drei Beine hat. Aber das Risiko umzufallen, wieder zu derselben oder einer anderen Droge zu greifen, ist dann bedeutend größer. Um Ihre alte, süchtige Persönlichkeit durch eine echte, lebendige, liebevolle Persönlichkeit zu ersetzen, müssen Sie an allen vier Fronten gleichzeitig kämpfen. Das ist weder ein einfacher noch ein bequemer Weg, aber niemand, der ihn gegangen ist, hat es bereut!

Anne-Maj, Pflegehelferin, Frührentnerin, verheiratet, ein Sohn

Anne-Maj war drei Jahre alt, als die Ärzte entdeckten, dass mit ihrem Blutzuckerspiegel etwas nicht stimmte. Sie blieb zur Beobachtung im Krankenhaus, weil ihr immer wieder schwindlig wurde – doch abgesehen von einer wechselhaften Blutzuckerkurve konnte nichts entdeckt werden.

In den 1960er-Jahren gab es den Begriff der Zuckerabhängigkeit noch nicht. Anne-Maj erhielt Medikamente gegen Epilepsie, die ihre Blutzuckerschwankungen unterbinden sollten. Diese Medizin nahm sie ein, bis sie 17 Jahre alt war und ihre Eltern fanden, nun es sei genug. Ein Arzt bestätigte ihnen, Anne-Maj habe vermutlich nie an Epilepsie gelitten. Beim Verschreiben der Medikamente waren Anne-Majs Eltern darauf hingewiesen worden, größere Mengen von Süßigkeiten zu vermeiden. Stattdessen erhielt sie immer etwas Süßes, wenn sie drauf und dran war einzunicken. Ihre Kindheitsorgien bestanden aus Nudeln und Wurst.

Als sie also Jahre später wegen ihrer Zuckerabhängigkeit in eine Klinik kam und eine Schwester fragte, ob sie Zucker möge, verneinte sie.

»Aber da wollte sie von mir wissen, was ich zu den Nudeln aß, und ich antwortete Weichkäse oder Ketchup. Woher sollte ich auch wissen, dass beides Zucker enthält! Oder dass sich das in Brot und Nudeln enthaltene Weizenauszugsmehl, im Körper blitzschnell in Zucker umwandelt. Im Nachhinein ist mir natürlich klar, dass ich von den Nudeln einen Kick bekam, dieses Gefühl der Bewusstlosigkeit, auf das es mir ankam. Mein ganzes Leben habe ich diese Kicks herbeigeführt – einen grauen Alltag gab es für mich nicht.«

Nach der Schule wohnte Anne-Maj eine Zeit lang in einer alternativen Wohngemeinschaft und aß wie ihre Mitbewohner Gemüse und andere gesunde Lebensmittel. Damals verschaffte sie sich ihre Kicks durch tägliches, extrem hartes Training – bis sich ihr Körper wehrte und nur noch schmerzte.

Nun waren wieder Fressorgien angesagt: Nudeln, Schokolade, Wurst, Gummibärchen – und Arbeit, manchmal rund um die Uhr.

»Ich ergriff jede Gelegenheit, um zu arbeiten. Arbeit putschte mich auf und gab mir die Möglichkeit, die Kosten meiner Esserei zu decken.«

Aber die Schmerzen ließen nicht nach. Anne-Maj erhielt die Diagnose fibromyalgieähnliche Schmerzen und wurde vorzeitig pensioniert. Gleichzeitig wurde ihr, zur Schonung, von ihren Lieblingsbeschäftigungen wie Weben, Beteiligung am Vereinsleben und in der Politik sowie vom Gitarrespielen abgeraten.

Für Anne-Maj wurde das Leben so einfach zu langweilig. Sie begann mit Tabletten zu experimentieren, und dann war da natürlich noch das Essen.

Denkt sie zurück, dann erinnert sie sich vor allem an all die Lügen, die der Missbrauch mit sich brachte, und wie sie ständig gegen ihr Gewissen handelte. Nur sie selbst wusste, wie viel sie aß und wie sehr sie ihre Umgebung täuschte und belog. Nie kam ihr der Gedanke, ihren Körper schonender zu behandeln, da sie sich als wertlos erachtete.

Aber eines Tages vor neun Jahren erfuhr sie von ihrer Schwangerschaft – und warf alle Tabletten ins Klo, jetzt ging es schließlich um eine andere Person.

Ein Arzt warnte sie vor einer Psychose, sollte sie ihre Tabletten zu rasch absetzen, dabei wusste er nicht, dass sie sich auch von anderen Ärzten Tabletten hatte verschreiben lassen. Aber Anne-Maj blieb ja noch die Esserei, der sie während der Schwangerschaft wie besessen frönte. Nach der Geburt ihres Sohnes hatte sie 35 Kilogramm Übergewicht. Sie befragte eine andere frischgebackene Mutter, die wahnsinnig schlank und hübsch war, nach ihrem offensichtlichen Wohlbefinden.

»Ich nehme Beruhigungs- und Schmerzmittel«, erwiderte diese. Sobald Anne-Maj abgestillt hatte, nahm sie erneut Tabletten – und plötzlich war das Leben wieder leichter.

Fünf Jahre lang sah sie öfter ihre neue Freundin als ihren Mann. Mit Entsetzen erinnert sie sich heute daran, wie sie ihren kleinen Sohn auf die ständige Jagd nach Tabletten mitnahm. Dass ihre Ehe gehalten habe, sei ihr immer noch ein Rätsel, sagt sie. Plötzlich brach das Leben ihrer Freundin zusammen – das Jugendamt nahm ihr wegen Tablettenmissbrauchs ihren Sohn weg. Anne-Maj sah ein, dass sie Hilfe benötigte, um von ihrem eigenen Tablettenmissbrauch loszukommen.

Während ein Teil von ihr, der blaue Hund, den Ernst der Situation erkannte und versuchte, von den Tabletten zu lassen, suchte ein anderer Teil, der rote Hund, diverse Ärzte auf und ließ sich neue Rezepte ausstellen. So ging es mit derselben Dosis immer weiter – bis sie nicht mehr konnte.

»Die Scham meinem Sohn und meinem Mann gegenüber wurde zu groß. Ich schaffte es auch nicht mehr, genügend Tabletten aufzutreiben.« Sie hatte bereits das Messer am Handgelenk angesetzt, als sie sich eines Besseren besann und sich zur Entgiftung in eine Klinik einweisen ließ.

Das ist jetzt drei Jahre her. Nach dem Klinikaufenthalt nahm sie zwar keine Tabletten mehr ein, aß aber umso mehr.

»Ich war immer nur dann zufrieden, wenn ich vollkommen satt auf dem Sofa lag«, erinnert sie sich.

Nach der Entgiftung wog die 159 cm große Anne-Maj 156 Kilogramm, litt an einem beginnenden Diabetes und an Bluthochdruck und eigentlich ging es ihr jetzt keinen Deut besser als zuvor. Eine Überweisung ins Fitnessstudio brachte die Wende – nicht die Gymnastik, aber Anne-Maj las dort in einem Lifestyle-Magazin von der Zuckerabhängigkeit.

»Der Artikel handelte von mir! Alles stimmte, wirklich alles!«

Schon sechs Wochen später ließ sich Anne-Maj in der Klinik behandeln, über die sie gelesen hatte. Im Verlauf von sechs Wochen stellte sie ihre Ernährung vollkommen um, ließ sich erneut entgiften (diesmal vom Zucker) und nahm an Theorieunterricht und Gruppentherapie teil. Dann ging sie zunächst einmal monatlich zur Nachbehandlung, später einmal im Vierteljahr. Ein hartes Programm, aber endlich ein neues Leben! Anne-Maj ist so überschwänglich und froh, dass sie richtiggehend strahlt, wenn sie von ihrem neuen Leben ohne Zucker und Tabletten erzählt. Sie hat in zwei Jahren 57 Kilogramm abgenommen, ohne zu fasten. Aber noch wichtiger ist, sie möchte wieder leben!

»Das Leben ist nicht dauernd nur super, aber absolut lebenswert – und das ist für jemanden, der ständig mit Watte im Gehirn herumgelaufen ist, schon mal was«, sagt sie. »Es geht mir so unglaublich viel besser, mental, physisch und geistig. Früher kam ich mir immer dick, hässlich und eklig vor. Heute bin ich hundertprozentig stolz. Ich, Anne-Maj, bin Mutter und Ehefrau und eine unglaublich starke Person. Ich bin natürlich auch eine Person mit einem Suchtproblem, aber jetzt kann ich meinen Weg selber wählen.«

Anne-Maj ist jetzt seit drei Jahren drogenfrei und seit zwei Jahren zuckerfrei. Sie selbst bezeichnet sich als drogenfrei, nicht als gesund. Stattdessen verwendet sie den Ausdruck »genesend«. Damit hat sie zumindest nicht zu viel behauptet.

»Ich bin nicht bis an mein Lebensende gefeit«, erklärt sie. »Ich lebe einen Tag nach dem anderen. Bisher hat das funktioniert. Natürlich würde ich gerne mal ein neues Eis oder eine neue Schokoladensorte probieren. Aber ich bin davon nicht mehr besessen. Nach meinem alten Leben sehne ich mich wirklich nicht zurück.«

Rückfällen vorbeugen

Ob überglücklich oder niedergeschlagen, rückfällig wird man genauso oft, denn das Risiko nimmt bei allen starken Gemütsbewegungen zu.

Unzählige Patienten wurden beispielsweise an dem Tag, bevor sie eine neue, ersehnte Arbeit antreten sollten, rückfällig. Das klingt vielleicht seltsam, ist aber gar nicht verwunderlich. Der Erwartungsdruck lässt den Dopaminspiegel ansteigen – den Rest können Sie sich denken. Die Signalsubstanzen geraten in heftige Bewegung, man wird euphorisch, nur um gleich wieder gefühlsmäßig abzustürzen. Ganz zu schweigen von dem, was sich in unserem Inneren abspielt, wenn wir uns über beide Ohren verlieben. Da geht es hoch her!

Was soll das jetzt, denken Sie vielleicht … Muss man wirklich zum Langweiler werden, nur um Rückfällen vorzubeugen? Keinesfalls, im Gegenteil! Jetzt beginnt Ihr Leben erst richtig! Aber Sie benötigen das nötige Wissen und die Unterstützung anderer Menschen, die Sie verstehen, damit Sie jedes Mal besser damit zurechtkommen, wenn alles ins Schwanken gerät. Vielleicht benötigen Sie nur einige besonders nützliche Werkzeuge in Ihrem Werkzeugkasten – und Hilfe, um diese auch zu finden.

Nachfolgend sind die häufigsten Warnsignale aufgelistet, die schleichend vor einem Rückfall auftreten. Manchmal dauert es von der ersten kleinen Warnung bis zum dem Augenblick, in dem Sie sich das halbe Eis in den Mund gestopft haben, einige Tage, manchmal aber auch Wochen oder Monate.

Betrachten Sie den Rückfallprozess als Dominoeffekt. Der erste Stein ist ganz dünn und nur wenige Millimeter groß. Er fällt völlig geräuschlos um. Dann werden die Steine immer größer und schwerer, der letzte ist dann mindestens drei Meter hoch, zehn Zentimeter dick und aus Marmor. Rums, schon liegen Sie wieder in der Grube!

Der Rückfall wird auch in dem folgenden Gedicht beschrieben, das oft bei Zwölfschritt-Meetings vorgetragen wird:

Autobiographie von Portia Nelson in fünf kurzen Kapiteln
Ich gehe die Straße entlang
Im Bürgersteig ist ein tiefes Loch
Ich falle hinein
Ich bin verloren … ich bin hilflos
Das ist nicht meine Schuld
Es dauert Ewigkeiten, wieder herauszukommen

Ich gehe dieselbe Straße entlang
Im Bürgersteig ist ein tiefes Loch
Ich tue so, als sähe ich es nicht
Ich falle wieder hinein

Ich kann es nicht fassen, dass ich wieder dort bin
Aber das ist nicht meine Schuld
Es dauert lange, wieder herauszukommen

Ich gehe dieselbe Straße entlang
Im Bürgersteig ist ein tiefes Loch
Ich sehe es
Ich falle hinein … das ist eine Gewohnheit
Aber meine Augen sind offen, ich weiß, wo ich bin
Es ist meine Schuld
Ich komme sofort wieder heraus

Ich gehe dieselbe Straße entlang
Im Bürgersteig ist ein tiefes Loch
Ich gehe um das Loch herum
Ich gehe eine andere Straße entlang

Warnsignale!

Lesen Sie die folgenden Beschreibungen der verschiedenen Stadien genauestens durch und streichen Sie sich die Passagen an, in denen Sie sich wiedererkennen.

Stadium I: Innere Veränderung

In diesem Stadium wirkt alles nach außen hin normal, aber ich kehre zu meinem alten suchtbestimmten Denken zurück und fühle mich deswegen schlecht. Die häufigsten Symptome eines Rückfalls sind:

1.1 Größerer Stress: Ich fühle mich gestresster als sonst. Manchmal sind Probleme oder Situationen die Ursache, die leicht zu durchschauen sind, gelegentlich aber auch Kleinigkeiten, die allmählich zu mehr Stress führen.
1.2 Verändertes Denken: Ich beginne zu denken, dass mein Gesundungsprogramm nicht mehr so wichtig ist. Manchmal läuft alles so gut, dass ich finde, ich müsse nicht mehr so viel Zeit auf die Planung (die Arbeit mit dem Programm) verschwenden. Gelegentlich habe ich auch Probleme, bei denen mir das Programm nicht hilft. Wozu also das Ganze?
1.3 Veränderte Gefühle: Mich beschleichen neuerdings unbehagliche Gefühle, die mich stören. Manchmal befinde ich mich in Hochstimmung, als ginge alles wie geschmiert, obwohl ich weiß, dass es nicht stimmt. Dann bin ich wieder deprimiert, als würde gar nichts klappen. Ich weiß, dass diese Gefühlsergüsse überhaupt nicht gut für mich sind.
1.4 Verändertes Verhalten: Ich beginne, mich anders zu benehmen. Äußerlich wirke ich immer noch normal, aber ich weiß, dass ich das Programm nicht wie früher anwende und etwas schief geht.

Stadium II: Abstreiten

In diesem Stadium kümmere ich mich nicht mehr um meine Gedanken und Gefühle und bemühe mich nicht mehr, ehrlich zu sein, wenn ich anderen von ihnen erzähle. Die häufigsten Anzeichen eines Rückfalls sind:

2.1 Ich mache mir Sorgen um mich: Die Veränderungen, die Essen, Gedanken, Gefühle und Verhalten betreffen, sind unbehaglich. Das Unbehagen hält jedoch nie lange an. Manchmal mache ich mir Sorgen, nicht an der Gesundung festhalten zu können, will aber nicht daran denken.

2.2 Ich leugne, dass ich mir Sorgen mache: Ich gehe mit meiner Unruhe um, wie mit meiner Sucht – ich leugne und versuche, mich davon zu überzeugen, dass alles so ist, wie es sein soll, obwohl das überhaupt nicht der Fall ist. Gelegentlich funktioniert dieses Abstreiten, und ich vergesse meine Probleme und fühle mich eine Weile besser. Meistens bemerke ich nicht einmal, dass ich etwas abstreite. Erst später sehe ich ein, dass es mir schlecht ging und ich es nicht wahrhaben wollte.

Stadium III: Flucht und Verteidigung

In diesem Stadium versuche ich alle Situationen und Personen zu meiden, die mich dazu zwingen könnten, mich mit meinen veränderten Gedanken, Gefühlen und Verhaltensweisen auseinander zu setzen. Werde ich darauf hingewiesen, wehre ich ab und höre gar nicht erst zu. Die häufigsten Warnsignale:

3.1 Ich glaube, dass ich mich nie mehr wie eine süchtige Person verhalten werde. Ich rede mir ein, nicht mehr so viel Energie auf mein Genesungsprogramm verschwenden zu müssen, weil ich sicherlich nie wieder »Zuckriges« essen werde. Diese Ansicht behalte ich für mich. Manchmal habe ich Angst, meinem Therapeuten oder anderen gesundenden Personen von meinen Gedanken zu erzählen, da ich mich nicht unangenehmen Wahrheiten aussetzen möchte. Manchmal finde ich, dass es sowieso niemanden etwas angeht.

3.2 Ich mache mir Sorgen um andere Menschen statt um mich selbst: Ich wende die Aufmerksamkeit von mir ab, indem ich mir mehr Gedanken über den Lebenswandel anderer mache als über meine eigene Gesundung. Ich habe Ansichten über die Essgewohnheiten oder den Drogenkonsum meiner Freunde oder meines Partners oder über das Genesungsprogramm meiner Mitstreiter, die ich aber für mich behalte. Das nennt man oft auch »am Programm eines anderen arbeiten«.

3.3 Verteidigungsmechanismen: Ich habe keine Lust, meine persönlichen Probleme und meinen Gesundungsprozess mit anderen zu diskutieren, weil ich Kritik und gute Ratschläge fürchte. Ich fühle mich verängstigt und in die Defensive gedrängt und werde wütend, wenn mich jemand nach meinem Programm fragt oder auf etwas hinweist, das ich nicht hören möchte. Ich neige dazu, mich zu verteidigen, sogar wenn es nicht nötig ist.

3.4 Zwanghaftes Verhalten: Ich beginne mich zwanghaft zu benehmen, um nicht daran denken zu müssen, wie miserabel ich mich eigentlich fühle. Ich verfange mich in alten, unflexiblen und selbstzerstörerischen Denk- und Verhaltensmustern. Ohne ersichtlichen Grund mache ich dieselben Dinge immer wieder und versuche bei Unterhaltungen, die Kontrolle an mich zu reißen, indem ich entweder zu viel oder überhaupt nicht rede. Ich arbeite mehr als nötig und engagiere mich vielerorts. Andere finden, ich sei eine Musterpatientin, weil ich so fleißig den Zwölfschritt-Meetings beiwohne und diese Treffen häufig auch leite. Ich engagiere mich in meiner Behandlungsgruppe und übernehme die Rolle des Therapeuten, spreche aber ungern über meine eigenen Probleme. Ich meide zwanglose und zufällige Kontakte, da ich bei ihnen nicht die volle Kontrolle über die Situation besitze.

3.5 Impulsives Auftreten: Ich bekomme Probleme, weil ich vorschnell urteile und unkritisch Dinge unternehme, ohne vorher nachzudenken. Dies geschieht meist, wenn ich gestresst bin. Manchmal ist mir dabei unwohl, aber ich rede mich immer wieder raus und gebe anderen die Schuld.

3.6 Tendenz, sich abzusondern: Ich empfinde andere Menschen als Belastung und verbringe immer mehr Zeit alleine. Ich finde immer gute Gründe und Ausreden, um mich zu isolieren. Ich fühle mich einsam, aber statt etwas dagegen zu unternehmen und andere zu treffen, nimmt mein Bedürfnis, allein zu sein, fast schon zwanghafte Züge an.

Stadium IV: Entwicklung der Krise

In diesem Stadium tauchen Probleme mit meiner Genesung auf, die mir unerklärlich sind. Obwohl ich versuche, ein Problem nach dem anderen zu lösen und heftig daran arbeite, gibt es für jedes gelöste Problem mindestens zwei neue. Die häufigsten Warnsignale:

4.1 Tunnelblick: Ich finde auf einmal, dass mein Leben aus Fragmenten besteht, die nichts miteinander zu tun haben. Ich konzentriere mich auf einen kleinen Teil meines Daseins und ignoriere alles andere. Manchmal interessiere ich mich für Dinge, die gut sind, und kümmere mich nicht weiter um alles Schlechte. Folglich glaube ich gelegentlich – irrtümlicherweise –, alles sei okay, obwohl davon wirklich nicht die Rede sein kann. Manchmal sehe ich allerdings nur, wie alles schief läuft, und dann steigere ich mich in die Überzeugung hinein, überhaupt nichts sei gut, obwohl es durchaus Positives gibt. Das Ganze sehe ich nie, und so kann ich auch nicht erkennen, dass, was mir in einem Bereich widerfährt, Konsequenzen in anderen haben kann. Wenn Probleme auftauchen, verstehe ich nicht, weshalb. Ich finde, das Leben ist ungerecht, und dass ich nicht die Möglichkeit habe, etwas dagegen zu unternehmen.

4.2 Niedergeschlagenheit: Ich fühle mich angeschlagen, down, deprimiert, apathisch und leer. Mir fehlt jegliche Energie. Ich schlafe zu viel und fühle mich selten munter und lebensfroh. Ich kann diese Gefühle nur von mir fern halten, wenn ich mich ständig irgendwie beschäftige und nicht darüber spreche, wie es mir geht. Mein »Verlangen« taucht wieder auf.

4.3 Ich verliere die Fähigkeit, vernünftig zu planen: Ich mache keine Pläne mehr und denke nicht darüber nach, was ich als Nächstes tun soll. Ich beginne zu glauben, die Devise »ein Tag nach dem anderen« bedeute, keine Pläne zu machen. Ich kümmere mich immer weniger um Details. Alles ist mir gleichgültig. Meine Pläne beruhen mehr auf einem Wunschdenken statt auf der Wirklichkeit. Das Resultat sind unrealistische Pläne, die sich nicht umsetzen lassen.

4.4 Die Planung misslingt: Meine Pläne funktionieren nicht, und jedes Misslingen schafft neue Probleme. Ich neige dazu, übertrieben zu reagieren oder vernachlässige jedes Problem, sodass weitere, größere Probleme entstehen. Die altgewohnten Probleme mit der Arbeit, mit Freunden, der Familie und den Finanzen aus meinen Krankheitszeiten kehren wieder. Ich habe deswegen Schuldgefühle und ein schlechtes Gewissen. Ich arbeite daran, meine Probleme zu lösen, aber irgendetwas geht immer schief und bringt noch größere, entmutigendere Probleme mit sich. Ich beginne meine Diät zu variieren und führe das Essenstagebuch nur noch nachlässig.

Stadium V: Handlungsunfähigkeit

In diesem Stadium werde ich von einem stetigen Strom unlösbarer Probleme mitgerissen und habe die größte Lust aufzugeben. Es scheint übermenschliche Kraft zu erfordern, meine Pflichten zu erfüllen. Die häufigsten Warnsignale sind:

5.1 Tagträumerei und Wunschdenken: Es fällt mir immer schwerer, mich zu konzentrieren und Dinge fertig zu machen. Ich phantasiere davon, mich allem zu entziehen oder durch einen unwahrscheinlichen Vorfall »gerettet« zu werden. In Gesprächen sage ich immer häufiger »wenn«. Ich gebe mich Tagträumereien hin und wünsche mir Dinge, ohne etwas für deren Verwirklichung zu tun.

5.2 Ein Gefühl der Ausweglosigkeit hat sich meiner bemächtigt: Ich denke, dass ich versagt habe und nie mehr etwas werde bewältigen können. Kleinigkeiten nehmen groteske Proportionen an, ich kann nicht mehr erkennen, was mir tatsächlich gelungen ist. Ich finde: »Ich habe mein Bestes getan, aber meine Genesung funktioniert nicht.«

5.3 Der naive Wunsch nach Glück: Ich hege den vagen Wunsch, »glücklich zu werden« und »alles wieder in den Griff zu kriegen«, rühre aber keinen Finger. Ich will glücklich werden, weiß aber nicht, wie das gehen soll. Ich bin nicht bereit, für das erträumte Glück zu kämpfen oder irgendeinen Preis zu bezahlen. Ich beginne mir zu wünschen, dass irgendein Zauber mich von meinen Problemen befreit. Ich höre auf, mir über das Essen den Kopf zu zerbrechen, halte das für unwichtig.

Stadium VI: Verwirrung und übertriebene Reaktion

In diesem Stadium ist es schwer, klar zu denken und mit den eigenen Gedanken, Gefühlen und Taten zurechtzukommen. Ich bin gereizt und fahre bei jeder Kleinigkeit aus der Haut. Die häufigsten Warnsignale sind:

6.1 Schwierigkeiten, klar zu denken: Mir fällt es schwer, normale und einfache Alltagsprobleme zu lösen. Manchmal geht meine Phantasie mit mir durch, aber gelegentlich steht mein Kopf auch vollkommen still. Meine Gedanken sind ziellos, und ich kann mich nur schwer auf etwas konzentrieren. Ich fühle mich verwirrt, Zusammenhänge erkennen und zu beeinflussen fällt mir schwer. Es fällt mir ebenfalls schwer, mich zu entscheiden, was ich als Nächstes tun soll, um mein Dasein und meine Gesundung zu meistern. Ich beginne, fatale Entschlüsse zu fassen und Fehler zu machen, die mir bei klarem Kopf nie unterlaufen wären.

6.2 Schwierigkeiten, mit den eigenen Gefühlen umzugehen: Ich reagiere mit übertriebenen Gefühlen, die mich überwältigen, bin dann aber auch wieder vollkommen abgestumpft und weiß nicht, was ich eigentlich empfinde. Plötzlich steigt in mir der Verdacht auf, ich könnte langsam verrückt werden. Meine Stimmung ist starken Schwankungen unterworfen, phasenweise bin ich bedrückt, unruhig und verängstigt. Ich verlasse mich nicht auf meine Gefühle, versuche von ihnen abzusehen, sie zu verdrängen oder zu ignorieren. Der Gefühlsüberschwang verursacht neue Probleme. Ich nehme täglich Zucker zu mir.

6.3 Probleme mit dem Gedächtnis: Ab und zu habe ich Probleme damit, mich an Dinge zu erinnern und neue Dinge und Fertigkeiten zu erlernen. An was ich mich unbedingt erinnern will, verschwindet im Nu aus meinem Gehirn. Auch fällt es mir schwer, mich an wichtige Ereignisse aus meiner Kindheit, Jugend und der Zeit als erwachsene Person zu erinnern. Gelegentlich erinnere ich mich ganz deutlich, aber dann sind diese Erinnerungen auch wieder vollkommen verschüttet. Ich fühle mich blockiert und von meinen Erinnerungen abgeschnitten. Ab und zu verleitet mich mein schlechtes Gedächtnis dazu, eine falsche Entscheidung zu treffen.

6.4 Gelegentliche Verwirrung: Ich bin immer öfter verwirrt, und dieser Zustand wird immer schlimmer und hält immer länger an. Ich bin mir nicht ganz sicher, was richtig und was falsch ist. Ich weiß nicht, was ich tun soll, um meine Probleme zu lösen, denn alles, was ich unternehme, scheint diese nur zu verschlimmern. Deswegen bin ich wütend auf mich. Ich leide oft an Schlafstörungen.

6.5 Schwierigkeiten, mit Stress umzugehen: Es fällt mir immer schwerer, Stress zu bewältigen. Meistens fühle ich mich abgestumpft und bemerke die alltäglichen Anzeichen von Stress nicht einmal. Aber dann setzt mir der Stress auch wieder zu, ohne dass es einen Grund dafür gibt. Wenn ich ausgelaugt bin, kann ich mich nicht entspannen, so sehr ich es auch versuche. Sachen, bei denen andere entspannen, funktionieren bei mir entweder nicht oder verschlimmern den Stress eher. Ich bin so angespannt, dass ich die Kontrolle verliere. Der Stress wird so schlimm, dass ich mit ganz normalen Dingen nicht mehr fertig werde. Ich habe Angst, körperlich und gefühlsmäßig zusammenzubrechen.

6.6 Irritation gegenüber Freunden: Meine Beziehungen zu Freunden, Therapeuten und Mitstreitern werden zusehends angespannter. Manchmal fühle ich mich bedroht, wenn andere darüber sprechen, welche Veränderungen ihnen an meinem Verhalten und an meiner Gemütsverfassung aufgefallen sind. Dann ist es mir wieder vollkommen egal, was sie sagen. Streitigkeiten und Konflikte verschlimmern sich, obwohl ich versuche, sie zu lösen. Ich bekomme Schuldgefühle.

6.7 Tendenz zu Wutausbrüchen: Ich bin reizbar und frustriert. Grundlos bekomme ich schlechte Laune und schäme mich anschließend deswegen. Oft reagiere ich auf vollkommen bedeutungslose Bagatellen übertrieben. Ich meide andere, weil ich Angst habe, die Selbstbeherrschung zu verlieren und handgreiflich zu werden. Mich dauernd zusammenzureißen, das vergrößert meinen Stress und meine Anspannung.

Stadium VII: Depression

In diesem Stadium bin ich so deprimiert, dass ich selbst alltägliche Verrichtungen nicht mehr bewältige. Manchmal finde ich alles sinnlos und überlege, mir das Leben zu nehmen oder wieder anzufangen, übermäßig viel Zucker und Lebensmittel zu mir zu nehmen, um dem Elend ein Ende zu machen. Jetzt bin ich so deprimiert, dass es sich nicht mehr verbergen lässt. Die häufigsten Warnsignale in diesem Stadium sind:

7.1 Unregelmäßiges Essen: Ich esse entweder zu viel, oder ich hungere. Nährstoffreiche, ausgewogene Kost wird ganz durch »Zucker« ersetzt.

7.2 Lustlosigkeit und Antriebslosigkeit: Ich kann mich zu nichts aufraffen, nichts wird erledigt. Ich kann mich nicht konzentrieren und fühle mich unruhig und bedrückt. Mir ist mulmig. Ich fühle mich gefangen. Oft sehe ich keinen Ausweg.

7.3 Schlafprobleme: Ich kann nicht einschlafen. Wenn ich dann doch eingeschlafen bin, habe ich seltsame und unangenehme Träume, wache oft auf und habe Mühe, wieder einzuschlafen. Ich schlafe unruhig und nur selten tief. Wenn ich aufwache, bin ich immer noch müde. Die Zeiten, zu denen ich schlafe, sind sehr unterschiedlich. Gelegentlich bleibe ich zu lange auf, um einschlafen zu können, und dann verschlafe ich morgens, weil ich nicht die Kraft zum Aufstehen habe. Manchmal bin ich auch so erschöpft, dass ich rund um die Uhr schlafe.

7.4 Mein Alltag verliert jegliche Struktur: Meine täglichen Routinen werden immer zufälliger. Ich stehe nicht mehr zu einer bestimmten Zeit auf oder gehe zu bestimmten Zeiten ins Bett. Ich lasse Mahlzeiten ausfallen und esse zu vollkommen abwegigen Tageszeiten. Es fällt mir schwer,

Verabredungen einzuhalten und mein Leben mit anderen zu planen. Ich fühle mich gehetzt und ausgepowert, weiß ab und an auch nichts mit mir anzufangen. Ich führe Pläne nicht aus, setze Entscheidungen nicht um und fühle mich angespannt, frustriert und verängstigt, und das hindert mich daran, Dinge zu tun, die getan werden müssten.

7.5 Phasen tieferer Depression: Ich bin oft niedergeschlagen. Es wird immer schlimmer, und die Phasen dauern immer länger an und stören mein Dasein immer mehr. Die Depression wird so spürbar, dass sie auch von meinem Umfeld wahrgenommen wird und sich kaum noch leugnen lässt. Meine Niedergeschlagenheit ist immer dann am größten, wenn nichts geplant ist. Erschöpfung, schlechte Essgewohnheiten und Einsamkeit verschlimmern die Depression noch. Wenn ich mich so fühle, sondere ich mich von anderen ab, bin gereizt und wütend und klage oft darüber, dass mich niemand versteht oder sich darum kümmert, wie es mir geht.

Stadium VIII: Verlust der Selbstkontrolle

In diesem Stadium kann ich meine Gedanken, meine Gefühle und mein Verhalten nicht mehr kontrollieren. Die Tagesgestaltung entgleitet mir, aber ich streite immer noch ab, dass ich nicht mehr funktioniere. Ich bin nicht bereit zuzugeben, dass ich mein Leben nicht mehr im Griff habe, obwohl es chaotisch ist und ich in Schwierigkeiten stecke. Die häufigsten Warnsignale:

8.1 Ich werde nachlässig in Bezug auf die Zwölfschritt-Meetings und die Behandlungen: Ich erfinde Ausreden, um nicht zu meiner Behandlung oder meiner Selbsthilfegruppe gehen zu müssen. Ich halte die Zwölfschritt-Meetings und andere Behandlungen für sinnlos. Ich habe die Einstellung, das nützt ohnehin alles nichts, warum sollte ich dem also den Vorrang geben? Es gibt Wichtigeres.

8.2 »Ist-doch-alles-egal«-Einstellung: Ich versuche so zu tun, als seien mir die entstandenen Probleme gleichgültig, um ein Gefühl der Hilflosigkeit und einen zunehmenden Mangel an Selbstachtung und Selbstvertrauen zu verbergen.

8.3 Ich lehne Hilfe ab: Ich sondere mich von Menschen ab, die mir helfen könnten. Das erreiche ich durch Wutausbrüche, indem ich andere kritisiere und abschätzig behandle oder mich ihnen einfach entziehe.

8.4 Ich bin unzufrieden mit dem Leben: Die Lage wirkt so verfahren, dass ich finde, ich könne genauso gut wieder zu meinem Leben mit der Droge zurückkehren, da es auf jeden Fall nicht schlimmer werden kann. Ich habe die Kontrolle über mein Leben wieder verloren.

8.5 Gefühl der Macht- und Hilflosigkeit: Es fällt mir schwer »loszukommen«. Es fällt mir schwer, klar zu denken, mich zu konzentrieren und abstrakt zu denken. Ich spüre, dass ich nichts tun kann, und beginne zu glauben, dass es keinen Ausweg gibt.

Stadium IX: Einsehen des Kontrollverlusts

In diesem Stadium funktioniert das Abstreiten nicht mehr. Plötzlich erkenne ich das Ausmaß meiner Probleme, und dass ich mein Leben nicht mehr bewältige. Das ist eine sehr bittere und erschreckende Einsicht. Inzwischen bin ich so isoliert, dass es niemanden mehr zu geben scheint, an den ich mich hilfesuchend wenden kann. Die häufigsten Warnsignale sind:

9.1 Probleme mit der Körperbeherrschung und Unfälle: Die physische Koordination fällt mir schwer. Ich leide an Schwindel, Gleichgewichtsstörungen und einer gestörten Koordination von Auge und Hand. Meine Reflexe sind langsam. Deswegen komme ich mir tollpatschig vor und mir stößt leicht etwas zu.

9.2 Selbstmitleid: Ich beginne, mir Leid zu tun. Mein Selbstmitleid setze ich ein, um bei Treffen oder im Familienkreis die Aufmerksamkeit auf mich zu lenken. Ich schäme mich und denke, verrückt und gefühlsmäßig gestört zu sein. Ich werde von Schuldgefühlen geplagt und glaube, alles falsch zu machen, weil es mir nicht gelingt, einem richtigen Genesungsprogramm zu folgen. Schuld- und Schamgefühle bewirken, dass ich die Warnsignale verberge und mich niemandem anvertraue. Je länger ich diese Warnsignale verberge, desto intensiver werden sie. Ich versuche, die Anzeichen für einen Rückfall in den Griff zu bekommen, muss aber einsehen, dass mir das nicht gelingt. Folglich kommt mir alles hoffnungslos vor, und ich tue mir Leid.

9.3 Ich bilde mir ein, wie alle anderen essen zu können: Ich beginne zu glauben, dass ich mich besser fühlen würde, wenn ich nach Belieben Zucker äße. Ich hoffe, eines Tages wieder zu meiner Droge zurückkehren zu können, zumindest in Gesellschaft anderer, und glaube, mich das nächste Mal wieder in der Gewalt zu haben. Manchmal kann ich diese Gedanken abschütteln, aber oft sind sie so stark, dass ich sie nicht loswerde. Allmählich glaube ich, dass mich nur noch die Droge vor dem Verrücktwerden oder dem Selbstmord bewahren kann. Die Droge scheint die einzig vernünftige Alternative.

9.4 Ich lüge bewusst: Ich weiß, dass ich lüge, Wahres abstreite und Ausreden erfinde, kann es aber nicht unterlassen. Ich habe die Selbstbeherrschung verloren. Ständig tue ich Dinge, die ich selbst nicht gutheißen kann und normalerweise nicht tun würde. Ich kann es nicht unterlassen und habe keinerlei Kontrolle über das, was ich tue.

9.5 Ich verliere vollkommen mein Selbstgefühl: Ich fühle mich wie in einer Sackgasse, da ich weder klar denken noch Maßnahmen ergreifen kann, um meine Probleme zu lösen. Ich fühle mich macht- und hoffnungslos. Ich fühle mich wertlos und unfähig und glaube, nie mehr ein normales Leben führen zu können.

Stadium X: Eingeschränkte Wahlmöglichkeiten

In diesem Stadium fühle ich mich von meinem Unbehagen und meiner Unfähigkeit, das Dasein zu bewältigen, vollkommen beherrscht. Ich glaube, dass es nur noch drei Auswege gibt: Wahnsinn, Selbstmord oder Selbsthilfe mittels Essen, Alkohol oder anderer Drogen. Ich glaube nicht, dass mir noch zu helfen ist. Die häufigsten Warnsignale, die in diesem Stadium auftreten, sind:

10.1 Grundlose Entrüstung: Ich bin wütend, weil ich mich nicht meinen Wünschen gemäß benehmen kann. Manchmal bin ich auch wütend auf die ganze Welt, dann wieder nur auf eine einzelne Person oder gewisse Umstände. Oder auf mich selbst.

10.2 Ich habe die Zwölfschritt-Meetings und die Behandlung aufgegeben: Will mir jemand helfen, so entstehen Spannungen oder Konflikte, die solche Ausmaße annehmen, dass es schließlich zum Bruch kommt. Ich gebe meine professionelle Behandlung auf, obwohl ich weiß, dass ich sie brauche.

10.3 Überwältigende Einsamkeit, Frustration, Wut und Verspannung: Ich fühle mich ganz und gar niedergeschlagen. Ich sehe keinen anderen Ausweg als Essen, Drogen, Alkohol, Selbstmord oder Wahnsinn. Ich fühle mich hilflos und verzweifelt und glaube, verrückt zu werden.

10.4 Ich verliere die Kontrolle über mein Benehmen: Ich habe immer größere Schwierigkeiten, meine Gedanken, Gefühle, mein Urteilsvermögen und mein Auftreten zu kontrollieren. Dieser zunehmende und mich immer mehr behindernde Kontrollverlust bringt ernsthafte Probleme in allen Bereichen mit sich, einschließlich meiner Gesundheit. Wie sehr ich mich auch anstrenge, es gelingt mir nicht, die Kontrolle zurückzugewinnen.

Stadium XI: Ich beginne wieder übermäßig zu essen oder nehme Drogen

In diesem Stadium bin ich wieder dort, wo ich angefangen habe, ich stehe unter dem Einfluss der Droge. Ich versuche zwar, die Einnahme zu regulieren, verliere aber ständig die Kontrolle und sehe ein, dass die Sucht wieder einmal mein Leben zerstört.

11.1 Ich erprobe die kontrollierte Drogenanwendung: Ich rede mir ein, dass ich keine andere Wahl habe, als wieder zur Droge zu greifen und dass dies irgendwie meine Sorgen verringern wird. Zumindest wird es mir ermöglichen, diesen für kurze Zeit zu entfliehen. Ich plane, entweder in Gesellschaft gut zu essen oder mir ordentlich den Bauch voll zu schlagen. Entscheide ich mich für die erste Alternative, so esse ich regelmäßig ein wenig (oder greife zur Droge). Wenn ich dagegen einen Rausch plane, dann entscheide ich mich für einen »einmaligen-zeitbegrenzten-kontrollierten-Tag-der-Völlerei«.

11.2 Enttäuschung, Schuldgefühle und Scham: Ich bin enttäuscht, weil der Zucker meinen Erwartungen nicht entsprochen hat. Ich schäme mich, weil ich glaube, der Fehler liege bei mir und ich sei vollkommen wertlos. Schließlich legt der Rückfall ja diesen Schluss nahe.

11.3 Kontrollverlust: Meine Essgewohnheiten oder mein Drogenkonsum arten vollkommen aus. Sowohl in der Ehe als auch bei der Arbeit und mit Freunden gibt es Ärger. Schließlich werde ich so krank, dass ich mich in ärztliche Behandlung begeben muss.[11]

Übung für das Logbuch

Nun ist es an der Zeit, mit dem ernsthaften Training zur Vermeidung von Rückfällen zu beginnen. Stellen Sie eine Liste Ihrer eigenen Rückfallsignale auf.

1. Lesen Sie noch einmal langsam die verschiedenen Stadien eines Rückfalls durch. Wählen Sie drei bis fünf Warnsignale aus, die am ehesten auf Sie zutreffen.
2. Geben Sie jedem dieser Warnsignale einen neuen, eigenen Namen, den Sie für angemessen halten. Wenn Sie das Gefühl haben, dass Gefahr in Verzug ist, dann sagen Sie diese leise vor sich hin. Unterstreichen Sie die Schlüsselworte, die auf Ihre Situation passen.
3. Fassen Sie jedes Ihrer ausgewählten Warnsignale in eigene Worte.
4. Lesen Sie Ihrem Therapeuten, Ihrem Betreuer in den Zwölfschritt-Meetings oder einem Freund Ihre Warnsignale vor und bitten Sie um ein Feedback. Überlegen Sie sich neue Formulierungen, wenn nicht verstanden wird, was Sie meinen.
5. Sehen Sie sich die Liste morgens und abends an, um eventuelle Anzeichen sofort zu erkennen.
6. Diskutieren Sie Ihre Liste mit Ihren Freunden und Ihrer Familie und bitten Sie diese, Sie darauf aufmerksam zu machen, wenn sie eines der Anzeichen bemerken sollten.
7. Überlegen Sie sich, ob Sie Hilfe benötigen, sobald Sie eines der Warnsignale bemerken.

Haben Sie das Gefühl, nicht ganz im Gleichgewicht zu sein? Hier einige Situationen, die sich leicht wiedererkennen lassen. Mithilfe dieser Checkliste können Sie sehen, wo Sie sich gerade befinden und wie groß das Risiko für einen Rückfall ist.

Achtung ...
Innere Funktionsänderungen sind in der einleitenden Phase, die allerersten Zeichen und Warnsignale. Sie können mehrere Wochen vor dem eigentlichen Rückfall auftauchen.

- Mühe beim Nachdenken
- Gefühlsmäßige Störungen
- Gedächtnisstörungen
- Stress
- Schlafstörungen
- Koordinationsprobleme

Fertig ...
Äußere Funktionsstörungen. Jetzt wird es kritisch, jetzt ist es an der Zeit, Hilfe zu suchen, um nicht alles zu vermasseln. Besuchen Sie die Meetings oder suchen Sie jemanden von Ihrer Selbsthilfegruppe oder aus Ihrem Netzwerk auf, der weiß, was Sie durchmachen!

- Erneutes Leugnen
- Flucht und Verteidigung
- Entwicklung der Krise
- Gefühl der Ohnmacht
- Ratlosigkeit und übertriebene Reaktionen

Los!

Kontrollverlust. Jetzt ist das Verlangen wieder voll da. Das Essen hat die Oberhand gewonnen. Sie unterliegen – aber nur dem Essen. Sie haben immer noch alle Möglichkeiten, die Situation zu meistern, aber Sie müssen Hilfe suchen, und zwar bei Leuten, die wissen, was Sie durchmachen. Lesen Sie Bücher darüber, besuchen Sie Zwölfschritt-Meetings und denken Sie daran, dass man aus jedem Rückfall – der einen weiteren Schritt auf dem Weg zur Genesung darstellt – etwas lernen kann. Jetzt bietet sich Ihnen eine ausgezeichnete Gelegenheit, sich mit dem Geschehenen auseinander zu setzen. Was ist schief gelaufen? Wie hat es angefangen? Wenn Sie die Antwort darauf finden, dann wissen Sie genau, was Sie vermeiden müssen, um denselben Fehler nicht noch einmal zu begehen. Viel Glück!

- Depression
- Verhaltensstörungen
- Einsehen, dass man die Selbstkontrolle verloren hat
- Eingeschränkte Wahlmöglichkeiten
- Der Rückfall steht fest

Betaendorphine

Betaendorphin, »das körpereigene Morphium«, verschafft uns ein Gefühl des Wohlbefindens, wenn genügend davon vorliegt. Es lindert Schmerzen, sowohl psychische als auch physische, verbessert das Selbstbewusstsein, führt zu einem ausgeglichenen Gefühlsleben und bringt gelegentlich auch

Euphorie mit sich. Es hält die Angst in Schach, macht uns weniger paranoid und wütend und lindert gewisse Formen der Depression. Wenn der Betaendorphinspiegel niedrig ist, fühlt man sich deprimiert, ist impulsiv und sieht sich als Opfer der Umstände. In der Tat kann man also – biologisch bedingt – mit einem schlechten Selbstwertgefühl ausgestattet sein, das daher nicht durch Psychotherapie oder Psychologen behandelt werden kann.

Das Problem für Menschen mit einer Zuckerübersensibilität besteht darin, dass ihr »normales« Betaendorphinniveau niedrig ist und ihre natürliche Reaktion auf Substanzen, die zu einer Ausschüttung von Betaendorphin führen (beispielsweise Zucker), sehr viel stärker ist als bei Menschen mit normaler Körperchemie.

Wenn Sie herausfinden, was Ihr Betaendorphinniveau erhöht, dann werden Sie auch einsehen, dass es im Leben um mehr geht als nur um das Essen. Viele haben schon in der Kindheit gelernt, dass Essen Trost, Geborgenheit und Sicherheit bedeutet. Als Erwachsene begreifen wir: Es geht nicht so sehr ums Essen, sondern um die Gefühle, die mit dem Essen verknüpft sind. Sich geborgen, selbstsicher und geliebt zu fühlen, Gemeinschaft zu erleben – das alles ist Betaendorphin!

Die Erkenntnis, dass diese Gefühle auch von tausend anderen Dingen und nicht nur von Essen erzeugt werden können, ist wundervoll. Wenn wir mit einem Welpen spielen, steigt unser Betaendorphinniveau nicht so dramatisch an wie nach einer riesigen Portion Eis, wirkt aber definitiv erfreulich. Und das Beste: Sie können mehrere Aktionen gleichzeitig ausführen, die den Betaendorphinspiegel erhöhen. Legen Sie sich in die Badewanne, zünden Sie sich eine Kerze an, kochen Sie sich eine Tasse Tee, setzen Sie Ihre Katze auf die Fensterbank, legen Sie eine stimmungsvolle CD auf, und lassen Sie sich von Ihrem Partner den Rücken schrubben. Ihr Betaendorphinniveau steigt wie nach einer großen Portion Eis, aber der Kater am nächsten Tag bleibt Ihnen erspart.

Sie werden neue Methoden entdecken, die natürliche Betaendorphinproduktion Ihres Körpers anzuregen, ohne zu Alkohol und Zucker zu greifen – und genau das vermeidet einen Rückfall. Wissenschaftlich bewiesen ist die Wirkung von: Bewegung, Yoga, gutem Essen, klassischer Musik (beispielsweise Mozart und Vivaldi), anregenden Unterhaltungen, liebevollem Sex, Lachen und Gebet. Und es gibt noch weitere Methoden: Tanz, Gartenarbeit, Kontakt mit Hunden und Katzen, schlafende Kinder und Enkel, Schaumbad, Kerzen, Kinobesuche mit guten Freunden. Ja, sogar der Duft einer Orange kann die Produktion von Betaendorphin anregen! Je mehr Alternativen zum Zucker Sie sich schaffen, desto leichter ist es, dem Verlangen zu widerstehen.

Tipps von Zuckerabhängigen

- Gehen Sie mit einem guten Buch in einen nahe gelegenen Park oder Wald (auch wenn es nur für zehn Minuten ist) – Tapetenwechsel ist immer gut.
- Gehen Sie in die Bibliothek, und bleiben Sie so lange, bis Sie drei Zeitungen gelesen haben.

- Kochen Sie eine Suppe – die Zutaten schälen und schnippeln wirkt sehr therapeutisch!
- Besuchen Sie eine Tierhandlung.
- Schauen Sie sich ein Fußballspiel an – welche Mannschaften spielen, sind es Kinder oder Erwachsene, das ist alles nicht wichtig (Sie müssen nicht einmal die Spieler kennen oder wissen, wann das Spiel angefangen hat).
- Machen Sie zu Hause etwas gründlich sauber – vielleicht einen Tisch oder einen Schrank. Dann fühlen Sie sich gleich viel besser.
- Im Winter – machen Sie ein Feuer im Kamin, legen Sie eine gute CD auf, und verkriechen Sie sich in einem Sessel.
- Essen Sie auf dem Balkon, oder verbringen Sie dort den Morgen.
- Hören Sie Ihre Lieblingsplatte.
- Meditieren Sie.
- Machen Sie Atemübungen.
- Machen Sie Dehnungsübungen.
- Nehmen Sie ein heißes, entspannendes Bad.
- Baden Sie ganz für sich alleine in einem Pool.
- Streicheln Sie Ihr Haustier.
- Rufen Sie einen Freund/eine Freundin an, von dem/der Sie lange nichts gehört haben.
- Tropfen Sie Lavendelöl auf Ihr Kopfkissen, und halten Sie einen Mittagsschlaf.

- Lesen Sie »Zucker, nein danke!« nochmals durch.
- Machen Sie einen Schaufensterbummel.
- Verschaffen Sie sich eine Gelegenheit zum Lachen.
- Sehen Sie einen romantischen Film mit jemandem an, mit dem Sie gemütlich das Sofa teilen können.
- Sehen Sie sich die Schaufenster an.
- Lesen Sie einen Liebesroman oder ein anderes gutes Buch.
- Gehen Sie tanzen.
- Lesen Sie in Ihren alten Essenstagebüchern, damit Sie sehen, wie weit Sie in Ihrem Genesungsprozess vorangekommen sind, und um sich in Erinnerung zu rufen, wie es war, als Sie sich dem Zucker und dem Essen ausgeliefert fühlten.
- Fahren Sie mit Inlinern, weil es Spaß macht.
- Spielen Sie mit Ihren Freunden und/oder Ihrer Familie ein Gesellschaftsspiel.
- Gehen Sie online, und mailen und chatten Sie mit Ihren Freunden.

Rom wurde nicht an einem Tag erbaut – und man wird auch nicht innerhalb von ein paar Wochen gesund. Dies hier ist weder eine Abmagerungskur noch eine Diät oder überhaupt irgendeine Kur. Sie besitzen alle Zeit der Welt, denn Sie werden lebenslang an Ihrer Gesundung arbeiten! Vierundzwanzig Stunden am Tag, sieben Tage die Woche.

Wie macht man das? Tja, jede Weltreise beginnt mit dem

ersten Schritt. Und das Wichtigste: Sie müssen lernen aufzustehen, wenn Sie umgefallen sind. Niemandem ist dies hier gelungen, ohne zumindest gelegentlich umzufallen, und daran wird sich nichts ändern.

Die schweren Gedanken sind: Heute ist es nicht gut gegangen, es ist also nichts zu machen – dann kann ich genauso gut etwas essen und morgen wieder von neuem beginnen oder am Montag, am nächsten Monatsersten, nach dem Sommer, am Neujahrstag … Die Kunst der Genesung besteht ganz einfach darin, dies umzukehren: Okay, ich kann essen, was ich will und wann ich will – nur heute darf ich überhaupt keinen Zucker zu mir nehmen. Sagen Sie sich das immer nur von einem Tag zum nächsten, dann werden Sie sehr weit kommen.

Ihre eigene Haltung und Einstellung ist entscheidend. Erst wenn Sie einsehen, dass Sie tatsächlich an einer ernsten Krankheit leiden, können Sie das tun, was notwendig ist, statt dem, was Sie tun wollen.

Bei den Anonymen Alkoholikern pflegt man zu scherzen: »Alles ganz einfach, man muss nur das ganze Leben ändern.« Es versteht sich von selbst, dass man langjährige Gewohnheiten und Verhaltensweisen nicht ohne Blut, Schweiß und Tränen abschüttelt. Aber das ist es wert – jede Sekunde.

Wissen ist das wichtigste Hilfsmittel, um damit fertig zu werden. Gestützt auf dieses Wissen, hilft uns unsere innere Motivation weiterzukommen. Selbstverachtung, Wut, Angst und Hoffnungslosigkeit sind sehr starke Gefühle, die uns in der Krankheit festhalten und die Heilung verhindern. Diese negativen Gefühle und Gedanken lassen uns zum Zucker greifen, wir fühlen uns schlechter, essen noch mehr – und sind schon mitten in einer Spirale, die abwärts führt.

1. Setzen Sie Ihre Gedanken klug ein. Es ist wichtig, die Macht der Gedanken zu erkennen. »Sag mir, was du gestern gedacht hast, dann sage ich dir, wie du heute lebst«, hat einmal ein kluger Mensch gesagt. Mit wem pflegen Sie Umgang? Gleichgesinnte ziehen Gleichgesinnte an. Sind Sie verbittert, rachsüchtig und negativ, dann sind Sie vorzugsweise mit ähnlichen Menschen zusammen, und das macht die Sache nicht besser. Folgen Sie denen, die Erfolg haben, sagt das Zwölfschritt-Programm.

2. Seelenfrieden und Harmonie beginnen bei Ihnen. Sie können nicht zu Hause rumsitzen und darauf warten, dass beides per Post kommt. Sie müssen diese in sich erschaffen und dann herausströmen lassen. So wie wir andere behandeln, werden wir selbst behandelt. Alles beginnt bei Ihnen.

3. Seien Sie sich gegenüber ehrlich, und leben Sie Ihr Leben so, dass Sie es nicht zu verstecken brauchen. Es erfordert wahnsinnige Energie zu lügen und Dinge zu verheimlichen, und ein Zuckerabhängiger neigt dazu, seine leeren Energiedepots mit – erraten – Junkfood und schnell abbaubaren Kohlenhydraten aufzufüllen!

4. Unser Äußeres zu pflegen ist für uns selbstverständlich. Bedenken Sie jedoch, auch das Innere, unsere Gedanken und Gefühle wollen gepflegt sein. Gedankenhygiene heißt

nicht, viele unsinnige Gedanken gratis im Kopf zu beherbergen. Wenn Sie sich in negativen Gedanken verfangen haben, ist es an der Zeit, dass Sie sich selbst herausfordern und darüber nachdenken, wie sie diese in positive Gedanken verwandeln können. Hierbei spielt das effektivste Werkzeug der Genesung eine wichtige Rolle: die Dankbarkeitsliste. Wofür sind Sie dankbar? Was können Sie gut? Wer liebt Sie?
Gefühlshygiene ist dasselbe. Wenn Sie einsehen, dass ein Gefühl nur ein Gefühl ist und Sie darauf nicht reagieren müssen, dann verlieren Ihre deprimierenden Gedanken ihre Schärfe – die Gleichgültigkeit, Hoffnungslosigkeit, Resignation, Sorge, Unruhe etc. Sagen Sie sich, dass dies ein vorübergehender Zustand ist. »Auch das hier geht vorbei«, ist ein Motto, das beim Zwölfschritt-Programm oft verwendet wird, wenn etwas Mühe bereitet.

5. Seien Sie willig. Aber ich will doch nicht, wenden Sie vielleicht ein, denn Sie wollen kein Gemüse essen, sich bewegen, Meetings besuchen oder ein Essenstagebuch führen. Okay, die Genesung ist freiwillig, niemand kann Sie dazu zwingen, aber Sie können nicht so weiterleben wie bisher und glauben, dass irgendetwas besser wird. Es liegt ganz allein in Ihrer Hand, Ihr Leben zu verändern. Willig zu sein, das bedeutet nicht, zu Hause zu sitzen und gesund werden zu wollen. Niemand gesundet auf diese Weise. Willig zu sein, das bedeutet zu agieren, statt zu reagieren. Es bedeutet, dass Sie an Ihrer Genesung arbeiten und etwas verändern müssen. Genesung erfordert: Taten! Essen Sie Ge-

müse, obwohl Sie nicht wollen, besuchen Sie Meetings, obwohl Sie nicht wollen usw. Verändern Sie Ihr Verhalten, dann werden sich auch Gefühle und Gedanken ändern. Sie können sich aus einer Abhängigkeit nicht herausreden, -lesen oder -denken. Sie müssen handeln. »Tat oder Tod«, sagen wir. Wissen vermittelt Hoffnung, und Hoffnung führt zu Willigkeit. Hoffen können Sie gemeinsam mit anderen, die es bereits geschafft haben.

6. »Nehmen Sie sich selbst nicht so ernst, Sie werden dieses Leben sowieso nicht lebend verlassen.« Humor ist ein unerhört wichtiger Bestandteil der Gesundung. Lachen Sie darüber, was Sie und Ihr roter Hund wieder angestellt haben. Haben Sie Süßigkeitenpapierchen versteckt? Jemand anderem heimlich die Süßigkeiten weggegessen? Wir würden Superspione abgeben, denn wir sind Experten im Manipulieren und Betrügen, und wir betrügen uns selbst am allermeisten. Lachen wir darüber und erzählen wir anderen, wie verrückt wir waren. Das hat eine ernorm heilende Wirkung.

7. Mut bedeutet nicht, keine Angst zu haben, sondern Dinge zu tun, obwohl man Angst hat. Seien Sie stolz darauf, Ihre biochemische Individualität zu behaupten. Geben Sie nicht klein bei, wenn sich jemand über Ihre Essgewohnheiten oder andere Gewohnheiten lustig macht. Fragen Sie diese Person stattdessen aus, warum sie keine anderen Essgewohnheiten hat, und sagen Sie dann augenzwinkernd, dass es doch erstaunlich sei, wie unterschiedlich man sein

könne … das fange schon mit der Haarfarbe an. Abstinent zu sein bedeutet, sich vor dem schützen, was andere essen und trinken. Möchten Sie schon zum Frühstück ein warmes Gericht, dann seien Sie stolz darauf, dass Sie wissen, was Ihnen gut tut. Diejenigen, die uns nicht verstehen, wollen ständig, dass wir uns so verhalten wie die anderen. Wenngleich unbewusst, so wollen Sie doch unser Projekt sabotieren! Nur weil sie nicht dasselbe durchmachen wie wir, sollen wir uns verhalten, wie sie es gewohnt sind. Hier ist ein Netzwerk anderer Zuckerabhängiger, eine Gemeinschaft mit Menschen, die sich in derselben Situation befinden, wichtig, um Ihr Wissen zu vertiefen, neue Hoffnung zu schöpfen und Ihren Willen zu stärken.

8. Geduld oder Gleichmut, also den Mut, gelassen zu bleiben. Üben Sie durchzuhalten. Das ist für eine süchtige Person wirklich nicht leicht, aber wenn das Verlangen über Sie hereinbricht – dann reißen Sie sich zusammen, setzen sich, wenn nötig, auf Ihre Hände oder beißen auf ein Stück Holz … und halten durch!

9. Dankbarkeit. Konzentrieren Sie sich auf das, was in Ihrem Leben gut funktioniert, auf alles, was Sie geschafft haben, auf die Momente, in denen Sie Ihrem Verlangen widerstehen konnten. Denken Sie nach. Was haben Sie getan?

Gewohnheiten sind bei dieser Krankheit sehr wichtig. Seien Sie hinsichtlich Ihrer Gesundung aber nicht unerbittlich mit sich, denn sonst kann es leicht passieren, dass Sie einen Rückfall erleiden, weil Sie zu viel von sich verlangt haben.

Der Stellenwert des Essens

Sie müssen mit dem Essen beginnen. Wie bei allen anderen Suchtkrankheiten ist der einzige Weg zur Heilung und Gesundung der Verzicht auf die Droge, in Ihrem Fall auf den Zucker. Erst wenn Sie das getan und alle Konsequenzen Ihres Missbrauchs überwunden haben, können Sie andere Schwierigkeiten in Angriff nehmen, denn erst, wenn die Konsequenzen des Zuckers überwunden sind, erkennen Sie Ihre anderen, grundsätzlichen Probleme. Die Sucht überdeckt alles andere!

Aber um Ihre Ernährung zu verändern, müssen Sie erst einmal wissen, was Sie zum Überleben und Gesundbleiben benötigen, was Sie essen können oder weglassen sollten. Dieses Kapitel ist deshalb eine einfache Ernährungslehre.

Im nächsten Kapitel finden Sie Checklisten mit Lebensmitteln, die Sie kaufen oder lieber meiden sollten. Niemand darf glauben, die Lebensmittelindustrie mache uns die Sache leichter, im Gegenteil. Jedes Jahr kommen in den USA 10 000 neue Lebensmittel auf den Markt. Wie soll ein normaler Mensch, dem zum Einkauf und für die Zubereitung der

Mahlzeiten nicht viel Zeit zur Verfügung steht, da noch den Überblick behalten?

Eine Möglichkeit wäre, einfach auf alles Neue zu verzichten. Unser Körper unterscheidet sich nicht sonderlich von dem unserer steinzeitlichen Vorfahren, und alle Wissenschaftler sind sich einig, dass uns deren Nahrung am besten bekommt. Wenn Sie sich also vornehmen, einfach ungefähr das zu essen, was es in der Steinzeit gab, dann sind Sie schon ein gutes Stück weiter gekommen. Wir brauchen diese hochverarbeiteten Nahrungsmittel nicht, die heute hergestellt und verkauft werden. Unser Körper kann die Nahrung selbst sehr gut verarbeiten, und wir gewinnen nichts, indem wir uns diese Arbeit abnehmen lassen. Essen Sie also mehr wie in der Steinzeit. Darauf sind unsere Gene noch immer eingestellt – und auch unser Gehirn.

- Die Ernährung in der Steinzeit:
  65 Prozent Obst, Gemüse, Nüsse, Hülsenfrüchte, Honig*
  35 Prozent mageres Wild, Geflügel, Eier, Fische, Schalentiere.
- Die Ernährung in der heutigen westlichen Welt:
  55 Prozent »neue Nahrungsmittel«: zuckerige Cornflakes, Getreide, Milchprodukte, Zucker, Süßstoffe, gehärtete Fette, Alkohol
  28 Prozent fettes Fleisch, Geflügel, Eier, Fisch und Schalentiere
  17 Prozent Obst, Gemüse, Hülsenfrüchte, Nüsse

So könnte ein Leitfaden aussehen:

- Essen Sie möglichst viel Obst und Gemüse.
- Essen Sie Huhn ohne die Haut oder sehr mageres Fleisch oder Wild.
- Essen Sie getrocknete Bohnen – Hülsenfrüchte aller Art, einschließlich Erdnüssen, vorzugsweise ungesalzen.
- Essen Sie Nüsse, vorzugsweise Walnüsse und Mandeln.
- Essen Sie fetten Fisch (Lachs, Sardinen, Makrelen) und Schalentiere.
- Essen Sie weniger Zucker und Salz (Natrium).*
- Meiden Sie Fertiggerichte.
- Nehmen Sie zusätzlich Vitamine und Mineralstoffe zu sich – es ist unmöglich, ohne diese Ergänzung dieselben Mengen wie in der Steinzeit aufzunehmen.
- Nehmen Sie mehrmals pro Woche zwei Kapseln mit Lebertran, besonders dann, wenn Sie sonst keinen Fisch essen.

Die Zellen sind die kleinsten zusammenarbeitenden Einheiten des Körpers. Wir können uns niemals besser fühlen als unsere Zellen. Ist deren Energieniveau niedrig, so betrifft dies auch uns. Auf die eine oder andere Art beziehen wir all unsere Energie von der Sonne. Pflanzen können dank der Son-

* jedoch nicht Menschen mit Missbrauch/Abhängigkeit

nenstrahlen die Photosynthese durchführen. In diesem Prozess entsteht u. a. Glukose, aus der die Pflanzen Fette, Proteine und weitere Kohlenhydrate herstellen. Wenn die Menschen und andere Lebewesen Pflanzen essen, dann wandeln sie diese in Energie und Baustoffe um, und wenn wir Fleisch essen, profitieren wir indirekt von der in den Pflanzen gespeicherten Sonnenenergie.

Erst wenn wir das Essen verdauen, führen wir unserem Körper die Sonnenenergie für seine lebenserhaltenden Prozesse zu, beispielsweise für die Bildung neuer Zellen, das Versenden von Nervenimpulsen, die Herzschläge, seine Entgiftung und das Beheben von Schäden. Magen und Darm werden so zu Kraftzentren verwandelt, in denen wir Nahrung und Energie aus dem Essen gewinnen. Wir benötigen also die Moleküle des Essens (Kohlenhydrate, Proteine und Fett), um die Energie für die lebenserhaltenden Prozesse unseres Körpers herzustellen.

Kohlenhydrate

Kohlenhydrate sind in Kartoffeln, Nudeln, Reis, Brot, Getreide, Obst und Gemüse enthalten. Das Ziel des Köpers bei der Verdauung der Kohlenhydrate ist die Gewinnung von Glukose, der Nahrung des Gehirns und aller Zellen. Wichtig hinsichtlich der Kohlenhydrate ist es, den Verdauungsprozess bereits im Mund beginnen zu lassen. Das heißt: Kauen Sie gründlich! Wenn Sie zum Beispiel Reis lange genug kauen, dann erleben Sie plötzlich seinen süßen Geschmack.

Kohlenhydrate sind der Treibstoff des Körpers,
- *wie das Benzin für das Auto*
- *oder das Brennholz für den Kachelofen.*

Kohlenhydrate sind vor allen Dingen Energiequelle für das Gehirn, das Immunsystem und die Fortpflanzung. Der Treibstoff unserer Autos stammt aus der Natur, aus uralten Pflanzenablagerungen, die sich über Millionen von Jahren hinweg in Öl verwandelt haben, und auch wir erhalten den Treibstoff für unser Energiesystem aus dem Pflanzenreich. Wenn Sie etwas essen, das Kohlenhydrate enthält, werden diese in Glukose umgewandelt, die rasch vom Blut aufgenommen wird. Im Blutkreislauf wird diese Glukose dann Blutzucker genannt. Glukose ist der lebensnotwendige Treibstoff der Zellen, dessen kontinuierliche Zufuhr gewährleistet sein muss.

Proteine

Proteine sind in Fleisch, Käse, Eiern, Nüssen, Bohnen und Fisch enthalten und erhöhen den Dopaminspiegel in unserem Körper. Das macht uns wacher. Besonders wichtig ist es deshalb, zum Frühstück und Mittagessen Proteine zu sich zu nehmen. Eine Hand voll Proteine zum täglichen Frühstück genügt – beispielsweise zwei Eier, gekocht, gebraten oder als Rührei mit einem Stück Makrele in Tomatensauce.

Im Magen werden die Proteine zerlegt. Viele Aminosäuren arbeiten den ganzen Tag daran, sie bis zum Abend ins Blut zu bringen. Eine davon heißt Tryptophan und ist eine Vorstufe der wichtigen Signalsubstanz Serotonin, von der viele Zuckerabhängige zu wenig haben. Das ist bedauerlich, denn Serotonin macht uns fröhlicher und ermöglicht es uns, unsere Impulse besser zu kontrollieren, sodass wir keine Dummheiten machen, ehe wir Zeit zum Nachdenken hatten …

Proteine sind die Bausteine des Körpers,
- *wie die Karosserie und die Ersatzteile eines Autos,*
- *wie das Baumaterial eines Hauses.*

Ihr gesamter Körper, das Skelett sowie Gehirn und Rückenmark sind aus Proteinen aufgebaut. Proteine finden sich auch in Muskeln und Geweben, den Signalsubstanzen, Hormonen und in den roten und weißen Blutkörperchen.

Proteine werden benötigt, um
- Muskeln und andere Gewebe aufzubauen – Proteine finden sich in allen inneren Organen, in den Finger- und Fußnägeln und in den Haaren;
- die roten Blutkörperchen (sie transportieren den Sauerstoff und bestehen überwiegend aus Proteinen) zu bilden;
- die weißen Blutkörperchen (unsere Immunabwehr) zu bilden;
- Hormone, Signalsubstanzen und alle Verdauungsenzyme herzustellen.

Fette

Fette müssen wir zu uns nehmen, sie sind lebenswichtig und zudem gut für unser Sättigungsgefühl. Isst man zu wenig Fett, dann isst man schnell zu viel – und das ist wirklich keine gute Lösung. Ungefähr ein Esslöffel Fett zu jeder Mahlzeit ist ein Maß, an das man sich halten sollte. Bekommt der Körper eine ausreichende Menge Fett, dann kann er sich entspannen, ist relaxed und sagt: »Okay, hier kommt der Brennstoff, mit dem wir heizen können.«

Es gilt natürlich die richtige Sorte zu finden – kaltgepresstes, unraffiniertes Öl, zum Beispiel Olivenöl, Rapsöl, Leinöl etc. und Butter. Auch Proteinquellen wie Wild, Makrelen und Heringe sind gute Fettlieferanten. Für Menschen, die Milch nicht vertragen, gibt es Hafermilch, Reismilch und Sojamilch. Meiden Sie Lightprodukte, denn dort wurde das Fett aus Geschmacksgründen entweder durch Zucker oder Süßstoff ersetzt, und außerdem sind die in ihnen enthaltenen Fette oft gehärtet.

Fette dienen dem Körper als
- *Schmierstoff, Auspolsterung und Reservekanister,*
- *Isolierung und*
- *Brennstoff.*

Fette werden benötigt
- als Energiedepot;
- für den Bau einer wasserundurchlässigen Membran um die Zellen herum;

- für die Herstellung der Prostaglandine (Hormone), die in der Membran produziert und direkt freigesetzt werden. Sie erfüllen eine wichtige Aufgabe als lokale Botenstoffe zwischen den Zellen (sie werden bei einer Entzündung gebildet und wirken bei der Immunabwehr mit);
- als Schutzpolster für unsere inneren Organe, in der Haut schützen uns die Fettzellen vor Wasser und Kälte;
- zur Verarbeitung der fettlöslichen Vitamine A, D, E und K;
- damit wir Mineralstoffe aufnehmen können;
- damit aus Karotin Vitamin A gebildet werden kann.

Vitamine, Mineralstoffe, Spurenelemente

Vitamine und Mineralstoffe sind in allen Hormon- und Enzymsystemen im Körper enthalten, und diese Systeme besitzen (parallel) sowohl physische als auch psychische Funktionen. Leidet man an einem Nährstoffmangel, hat dies Auswirkungen auf den ganzen Körper – sowohl physiologisch als auch psychologisch. Wenn man aktiv abhängig ist, gestresst oder deprimiert, dann ist die Fähigkeit herabgesetzt, Vitamine, Mineralstoffe und Spurenelemente aufzunehmen.

Vitamine, Mineralstoffe und Spurenelemente
- *sind so etwas wie Schrauben, Nieten und Dichtungen,*
- *sind in Ihrem Haus die Schlüssel, Schlüssellöcher, Lichtschalter, Scharniere und andere Kleinigkeiten, von denen Sie kaum wissen, dass Sie sie brauchen,*
- *sind Feuermelder/Feuerlöscher (Antioxidantien).*

Wasser

Als Getränk zu den Mahlzeiten empfiehlt sich Wasser, am besten ist es aber, beim Essen überhaupt nichts zu trinken. So kommen Sie nämlich nicht in Versuchung, das Essen hinunterzuspülen, statt es gründlich zu kauen. Im Übrigen verdünnen Getränke die Magensäfte und erschweren die Verdauung. Trinken Sie stattdessen zwischen den Mahlzeiten Wasser.

Wasser

- *reinigt, verdünnt und kühlt.*

Hilfe, was soll ich essen?

Aber Zucker ist ja in allem! Es gibt also nichts zu essen – das ist unmöglich! Fast könnte man verzweifeln, wenn Pernilla Lunderot, die Ernährungsberaterin des Bitten Jonsson Center in Hudiksvall, ihre Warnungen ausspricht. Während einer Intensivwoche verschlug es einer ganzen Gruppe, die eben noch beredt und schlagfertig gewesen war, bei ihrem Vortrag die Sprache. Dass sie zum Ende ihrer Ausführungen ein ganz gewöhnliches Kochbuch hochhielt und sagte: »Hier können Sie viele gute Rezepte finden«, merkte kaum noch jemand. Sie alle waren bereits mitten in der Trauerarbeit, denn der ganzen Gruppe war soeben bewusst geworden: Eine mühsame Zeit lag vor ihnen. War es noch möglich abzuspringen? Zurückzugehen? Noch einmal Abschied zu nehmen? Doch noch einmal zu naschen, Gummibärchen, Lakritze, Pralinen, Nudeln, Pizza, Bockwürste, Zimtschnecken zum Vormittagskaffee, Cornflakes, Brötchen zum Nachmittagskaffee, Pfannkuchen mit Marmelade …

Zucker – richtigen, gewöhnlichen, sichtbaren Zucker, oder versteckten, verkleideten, getarnt als Salz, Brot oder Alkohol – gibt es in der Tat in viel mehr Lebensmitteln und Gerichten, als wir uns vorstellen können. Und als wäre dies nicht genug, stellen Zuckeraustauschstoffe für Zuckersüchtige keinerlei Alternative dar. Im Gegenteil, der süße Geschmack kann eine Kettenreaktion auslösen, die bis zur Zuckerorgie führen kann. Aber immer mit der Ruhe, es gibt Auswege. Viele sogar! Eingefleischte Schleckermäuler behaupten sogar, es mache Spaß, sei gar aufregend, nach Zuckerfreiem zu suchen. Und ob man es glauben will oder nicht, viele ihrer Familienangehörigen haben, obwohl sie es nicht nötig gehabt hätten, die neuen Essgewohnheiten freudig angenommen – nicht, weil es gesünder ist, sondern weil es besser schmeckt und sie sich damit auch wohler fühlen.

Als Hilfe auf Ihrem Weg ins neue, zuckerfreie Leben, finden Sie hier eine Liste nützlicher Tipps von der Diätetikerin des Centers, Pernilla. Schreiben Sie ab, was Ihnen wichtig erscheint oder kopieren Sie sich die Seiten, damit Sie diese beim nächsten Einkauf zur Hand haben, wenn Sie unsicher vor den Regalen stehen.

Das folgende Verzeichnis führt Nahrungsmittel auf, die Sie bedenkenlos einkaufen können:

KOHLENHYDRATE

GETREIDE

Naturreis	Kurzkorn, Langkorn, Basmati (Vollkorn), roter Reis, Wildreis

Hirse	ganz, als Flocken, Grieß
Buchweizen	ganz, geschrotet, Flocken, Mehl
Quinoa	ganz, indianisches Getreide
Amarant	ganz, Getreide aus tropischen Ländern
Weizen	ganz, geschrotet, Flocken, Vollkorngrieß, Vollkorncouscous, Bulgur (gehackter Weizen), Dinkel (Weizenart, deren Korn von der Spelze umschlossen ist, leicht verdaulich)
Hafer	ganz, Flocken, geschrotet
Roggen	ganz, Flocken, geschrotet, Mehl (Roggenauszugsmehl besteht jedoch aus raffinierten Kohlenhydraten)
Gerste	ganz, Grieß, Flocken, Mehl
Mais	Polenta (Vollkornmaisgrieß, bei Maismehl und Maizena handelt es sich jedoch um raffinierte Kohlenhydrate)

BROT	Ungesüßtes, weiches Vollkornbrot Knäckebrot aus Vollkornmehl Reiscracker

MÜSLI	
Müsli	ungesüßt, ohne Dörrobst (Tipp: Selber mischen!)

KARTOFFELN	
Kartoffeln	viele Sorten stehen zur Auswahl, vorzugsweise Biokartoffeln

NUDELN	
Spaghetti/ Makkaroni/ Tagliatelle/ Spirelle/ Penne	aus Vollkornmehl – Weizen, Hirse, Mais oder Naturreis (Warnung! Nudeln können mit Spinat, Tomaten und Rote Bete gefärbt und gewürzt sein und sehen dann irreführend nach Vollkornnudeln aus!)

PROTEIN

TIERISCHES PROTEIN
Eier
Hühnchen

Truthahn	(Warnung! Kann bereits gezuckert und gesalzen sein!)
Fisch	frisch, gefroren, Dose, fette Fische wie z. B. Makrele, Lachs, Sardinen und Hering

Rindfleisch/Rinderhack	
Schweinefleisch/-hack	(Warnung! Schinken kann gezuckert und gesalzen sein!)
Wild	
Lamm, Hammel	

PFLANZLICHES PROTEIN

Bohnen	braune, weiße, schwarze, Saubohnen, Kichererbsen, Adzuki Bean (Reisbohne) etc. – auch in Dosen erhältlich (Warnung! Darauf achten, dass sie nicht in Zuckerwasser eingelegt sind!)
Linsen	grüne, rote, gelbe, schwarze
Erbsen	gelbe, grüne
Tofu	Sojabohnenkäse
Quorn	aus Pilzen und Eiweiß

MILCHPRODUKTE

Milch	Vollmilch (Warnung! Kann ein Auslöser sein!)
Dickmilch/ Joghurt	
Sojamilch	ungesüßt
Schafskäse	

GEMÜSE

WURZEL-GEMÜSE	ALLGEMEIN	SALATGEMÜSE
Möhren	Weißkohl	Tomate
Steckrüben	Broccoli	Gurke
Pastinake	Blumenkohl	Paprika
Petersilienwurzel	Rosenkohl	Avocado
Kohlrabi	Grüne Erbsen/ Bohnen	Eisberg-/ Kopfsalat
Rettich	Gelbe/Rote Zwiebeln	Rucola
Rote Bete	Knoblauch	Lollo Rosso
Sellerie	Chinakohl	
	Zucchini	
	Rotkohl	
	Auberginen	

OBST UND BEEREN

Viele Möglichkeiten!	Ungesüßte Beeren. Mit einer Mahlzeit, nicht einfach als Zwischenmahlzeit. Max. zwei Stück Obst am Tag (Warnung! Weintrauben, Dörrobst und Fruchtsäfte meiden! Bananen können als Auslöser wirken!)

SPEISEFETT

Olivenöl	kaltgepresst, vorzugsweise erste Pressung
Butter	(Warnung! Kann als Auslöser wirken!)

GEWÜRZE

Kräuter	frisch, getrocknet oder tiefgefroren
Kräutermischungen	z. B. Curry (Warnung! Darf keinen Geschmacksverstärker, d. h. Mononatriumglutamat oder Zucker enthalten!)
Knoblauch	
Ingwer	getrocknet oder frisch, den frischen presst man in der Knoblauchpresse oder reibt ihn und drückt ihn dann aus
Zitronensaft	
Shoyu/	Sojasauce. Tamari ist glutenfrei

Tamari Kräutersalz	z. B. Herbamare, Trocomare (Warnung! Überprüfen Sie den Inhalt anderer Marken, kann Geschmacksverstärker enthalten!)
Brühwürfel	Gemüsebrühe (Warnung! Die meisten Brühwürfel enthalten Hefe, Zucker und Geschmacksverstärker!)

STÄRKE ZUM ANDICKEN VON SAUCEN

Pfeilwurzstärke	in Wasser verrühren

GETRÄNKE

Kräutertee/Grüner Tee	
Koffeinfreier Kaffee	
Wasser	mit Gurkenscheiben, Zitrone, grob geriebenem Ingwer, Schwarzen Johannisbeerblättern würzen
Mineralwasser	

Wenn Sie unter Missbrauch/Abhängigkeit leiden, ist es nicht selbstverständlich, dass Ihr Körper diese Lebensmittel verarbeiten kann. Führen Sie ein Essenstagebuch, um herauszufinden, was Sie vertragen.

Was Tipps für die Zubereitung betrifft: Kaufen oder leihen Sie sich ein normales Kochbuch mit Grundrezepten und experimentieren Sie damit. Sehr hilfreich sind auch vegetarische Kochbücher.

Die folgende »Zuckerlektion« sollten Sie von dem Tag an, an dem Sie beschlossen haben, auf Zucker in Ihrem Essen grundsätzlich zu verzichten, täglich drei Monate lang lesen. Das klingt vielleicht anstrengend, aber Zucker ist ein heimtückischer Feind. Im Kampf gegen ihn brauchen Sie jede erdenkliche Hilfe. Nichts ist kraftvoller als Wissen – und was Sie in- und auswendig können.

Lernen Sie den Feind kennen

Die folgende Liste führt den Zucker in seinen verschiedensten Formen auf, aber ständig tauchen neue Bezeichnungen auf. Sehen Sie deshalb immer genau hin, was die Lebensmittel enthalten.

Ahornzucker und -sirup
Alkohol
Alkoholhaltige Getränke
Alle Nahrungsmittel, deren Name auf -ose endet
Apfelzucker
Dattelzucker
Dextrin
Dextrose
Fruktose (Fruchtzucker)
Gerstenstärke
Glukose (Traubenzucker)
Hexitol

Honig
Inversol
Isomalt
Karamellfarbe
Laktose (Milchzucker)
Maisstärke
Malitol
Malzextrakt
Maltodextrin
Maltodextrose
Malzsirup
Malzzucker
Mannitol
Melasse
Nektar
Puderzucker
Reissirup
Reisstärke
Rohrzucker
Rübenzucker (weißer Zucker, Melasse, Farin)
Sacchariden
Saccharose (normaler Zucker, Würfelzucker)
Sorbitol
Sorghum
Xylitol
Zylose

KÜNSTLICHE SÜSSSTOFFE

Saccharin

BROT UND NUDELN

Die meisten Brotsorten
Getreideprodukte
Die meisten Kekssorten
Einige frittierte Backwaren (Krapfen etc.)

DESSERTS
Die meisten »zuckerfreien« gefrorenen Desserts
Eis und frozen yoghurt

FERTIGGERICHTE
Die meisten Tiefkühlgerichte enthalten Zucker

FLEISCHWAREN
Die meisten Baconsorten
Die meisten Aufschnittsorten
Die meisten Räucherwaren
Würste

GEMÜSE
Die meisten Mais-, Erbsen- und Bohnenkonserven

MEDIKAMENTE
Die meisten Hustenmittel
Die meisten flüssigen Medikamente

MOLKEREIPRODUKTE
Milch mit Geschmack

Fruchtjoghurt
Eis und frozen yoghurt
Die meisten Weichkäsesorten
Zuckerfreier Kakao

OBST
Das meiste Dosenobst und die meisten Fruchtsäfte

SNACKS
Die meisten Kekse
Frittierte Produkte
Kartoffelchips

SUPPEN
Die meisten Bouillonsorten
Dosen- und Tütensuppen

WÜRZEN UND SAUCEN
Ketchup
Die meisten Grillsaucen
Die meisten Fertigmarinaden
Die meisten fertigen Salatsaucen
Die meisten Spaghettisaucen

Fertige Saucen und Saucenpulver
Manche Kräutersalzmischungen
Süßsaure Sauce
Soja, Zuckercouleur

LEBENSMITTEL MIT SEHR VIEL NATÜRLICHEM ZUCKER

Cider
Datteln/Feigen
Dörrobst
Fruchtsäfte

HOCHVERARBEITETE KOHLENHYDRATE

Alkohol
Roggenauszugsmehl
Reismehl (jedoch nicht aus Naturreis)
Weizenauszugsmehl (auch ungebleicht)
Weißer oder polierter Reis

FOLGENDE LEBENSMITTEL ENTHALTEN HOCHVERARBEITETE KOHLENHYDRATE

Zopf, Weißbrot, Brötchen, Pizzagebäck
Die meisten Brotsorten, auch Mischbrot und solche mit Grahammehl

Die meisten Bagels
Die meisten Kekse
Die meisten gebundenen Suppen
Teig zum Ausbacken in der Fritteuse
Die meisten Saucen
Die meisten Pizzateige
Brot aus Weizenmehl

Informieren Sie sich über Ihre Lebensmittel!

1. Sehen Sie sich die Zutatenliste auf den Etiketten an. Je größer die enthaltene Menge, desto weiter oben auf der Liste steht der Inhaltsstoff. Beispiel: Erdnüsse, Pflanzenöl, Salz. Es sind also mehr Erdnüsse als Pflanzenöl und mehr Pflanzenöl als Salz enthalten.
   Manchmal gehen wir einen Kompromiss ein und kaufen ein Produkt, das laut Etikett nicht so viel Zucker enthält. Beachten Sie jedoch, dass es Zucker in den unterschiedlichsten Formen gibt. Zählen Sie alles zusammen, um auf die Gesamtzuckermenge zu kommen.
   In einem Produkt, das beispielsweise Pflanzenöl, Wasser, Zwiebeln, Maisstärke, Saccharose und Dextrose enthält, kann die gesamte Zuckermenge die Menge des zuerst genannten Pflanzenöls überschreiten.
   Lassen Sie uns annehmen, ein Lebensmittel enthalte folgende Bestandteile: Pflanzenöl (6 g), Wasser (4 g), Maisstärke (3,9 g), Saccharose (3,8 g), Dextrose (3,7 g). Die

Summe der süßen Bestandteile: 3,9 g + 3,8 g + 3,7 g = 11,4 g. Das Produkt enthält also mehr Zucker als seinen hauptsächlichen Bestandteil.
2. Fragen Sie die Kellnerin/den Kellner, wenn Sie unsicher sind, was ein Gericht enthält.
3. Seien Sie vorsichtig, wenn Sie in Lokalen essen, in denen gebacken wird. Hier wird oft viel Zucker verwendet – auch in Saucen.

Richtlinien für die Ernährung bei Zuckerenthaltsamkeit

1. Merken Sie sich folgende Regeln, wenn Sie bei Ihrer Ernährung auf Zucker verzichten wollen:
   - Kaufen Sie nur frische Produkte.
   - Wählen Sie Nudeln aus Vollkornmehl.
   - Essen Sie nur frisches Obst.
   - Achten Sie bei Brot aus Weizenmehl darauf, dass es zu 100 Prozent aus Vollkornmehl gebacken ist.

Kaufen Sie in Geschäften ein mit einem guten Sortiment an Grundnahrungsmitteln oder in guten Reformhäusern und Bioläden. Dort bekommen Sie ungesüßte Suppen, Ketchup, Marmelade und Joghurt, Backwaren und Nudeln, die zu 100 Prozent aus Vollkornmehl bestehen, sowie Käse, Grill- und Salatsaucen ohne Zucker. Es ist nicht selbstverständlich, dass man all das in nur einem Reformhaus findet, aber je mehr Menschen nach Produkten und Lebensmitteln ohne Zucker und Stärke fragen, desto größer wird natürlich das Angebot.

Auch die Inhaltslisten der Reformhausprodukte sollte man sehr genau lesen. Viele von ihnen enthalten ebenfalls Zucker, insbesondere die Marmeladensorten. Statt Zucker kann die Marmelade auch andere Süßstoffe enthalten, die die Kettenreaktion in Gang setzen können, die zu übermäßigem Essen führt. Ungesüßtes Eis kann man so gut wie nicht kaufen, aber man kann es selber machen. Rezepte finden Sie in vielen Kochbüchern – verwenden Sie jedoch keinen Zucker oder Honig, auch wenn das angegeben sein sollte!

2. Essen Sie drei Hauptmahlzeiten pro Tag.
3. Lassen Sie nie eine Mahlzeit aus.
4. Essen Sie Zwischenmahlzeiten.
5. Machen Sie sich keine Sorgen, wenn Sie mal mehr als sonst essen. Wenn Sie die Prinzipien dieses Buches befolgen, werden Ihre Abhängigkeit und Ihr unnatürliches Interesse am Essen geringer.
6. Essen Sie ein oder zwei Stück Obst am Tag.
7. Haben Sie ein starkes Verlangen nach Essen, dann sollten Sie überprüfen, wie viel stärkehaltige Lebensmittel Sie essen. Einige von uns Abhängigen reagieren auf Kohlenhydrate, mit Ausnahme der in Gemüse enthaltenen, sehr empfindlich.
8. Trinken Sie Mineralwasser, auch mit Geschmack, statt gesüßter, kalorienreduzierter Getränke, die das Verlangen nach Zucker am Leben erhalten.
9. Müssen Sie reisen, dann planen Sie genau:
   a) Einige Fluggesellschaften bieten unterschiedliche Kost an, beispielsweise für Diabetiker, diese kann jedoch auch Lightprodukte enthalten. Fragen Sie schon nach

dem Essen, wenn Sie Ihr Ticket bestellen, damit Sie sich das Richtige aussuchen können. Am Sichersten ist es, wenn Sie sich selber etwas einpacken.

b) Viele Fluggesellschaften bieten Mineralwasser an statt Limonade und Cola, die Zucker, Süßstoff und Koffein enthalten können.

c) Nehmen Sie beim Autofahren (oder mitfahren) Obst, Proteinsnacks (beispielsweise hartgekochte Eier) und Wasser mit, damit Sie nicht erst ein geeignetes Restaurant suchen müssen, wenn es Zeit zum Essen ist.

10. Verzichten Sie auf Getränke, die Koffein enthalten, da Koffein Insulin freisetzt, und dieses ein Hungergefühl auslöst und Fett bindet.
11. Trinken Sie keinen Alkohol – Alkohol ist flüssiger Zucker.
12. Vermeiden Sie es, sich während des ersten Jahres zu verlieben. Das ist leichter gesagt als getan, aber trotzdem wichtig. Verliebtheit kann zu einer Vernachlässigung der Abstinenz führen und setzt Unmengen an Endorphinen frei. Ein Mensch kann kein Ersatz für das Essen sein. Die Verliebtheit endet dann oft in einer Katastrophe, die für die Abstinenz eine ernsthafte Bedrohung darstellt.
13. Achten Sie darauf, dass Sie Ihrer Sucht kein anderes Ventil verschaffen. Zuckerabhängige geraten leicht in einen Kaufrausch, werden leicht von anderen Menschen abhängig und sind nicht selten Workaholics. Überlassen Sie Ihre Kreditkarte jemandem, dem Sie vertrauen, wenn Sie mit der Enthaltsamkeit beginnen. Stellen Sie Regeln dafür auf, wie Ihr Geld ausgegeben werden darf, zum Beispiel:

a) Keine Ratenkäufe.
b) Nie etwas kaufen, das teurer als 50 € ist, ohne dies vorher mit jemandem, der Sie bei Ihrer Abstinenz unterstützt, besprochen zu haben.
c) Kaufen Sie nie etwas für über 50 €, ohne darüber eine Nacht geschlafen zu haben.
d) Nehmen Sie nie mehr Geld mit, als Sie wirklich ausgeben wollen.
e) Meiden Sie Einkaufszentren.

14. Müssen Sie an einer Party teilnehmen, dann stellen Sie vorher einen Plan auf:
a) Nehmen Sie die Telefonnummern der Sie unterstützenden Freunde mit.
b) Nehmen Sie Ihr Handy mit.
c) Halten Sie sich möglichst weit entfernt vom Essen auf.
d) Wenn Ihnen jemand etwas zu essen aufdrängen will, können Sie sagen:
»Danke, ich bin schon satt.«
»Ich leide an einer Allergie.«
»Zucker ist für mich lebensgefährlich.«
»Ich muss einer Diabeteserkrankung vorbeugen.«
»Wenn ich das esse, werde ich wahnsinnig.«
»Ich würde mir mein Essen gern selbst aussuchen.«
e) Entscheiden Sie sich im Voraus, was Sie essen wollen, gehen Sie dann rasch zum Büfett und entfernen sie sich auch rasch wieder.
f) Wenn Sie sich zittrig oder benommen fühlen, rufen Sie eine der Personen an, die Sie unterstützen.
g) Hilft das nicht, gehen Sie nach Hause.

15. In den ersten drei Monaten sollten Sie sich so wenig wie möglich mit Esswaren beschäftigen.
    a) Kochen Sie so einfach und schnell wie möglich.
    b) Bleiben Sie nach dem Essen der Küche fern.
    c) Kaufen Sie so selten wie möglich Lebensmittel.
    d) Halten Sie sich von den großen Geschäften fern, die ihre Waren verführerisch aufbauen und Kostproben anbieten.
    e) Suchen Sie sich einen netten kleinen Bioladen.
    f) Schreiben Sie immer eine Einkaufsliste. Beim Einkauf halten Sie sich an die Liste und verlassen den Laden wieder zügig.
16. Ruhen Sie oft aus. Lassen Sie sich nicht durch Schlafstörungen beunruhigen. Diese sind nur ein weiterer Beweis dafür, wie sehr der Zucker Sie und Ihren Körper beeinflusst hat.
17. Besorgen Sie sich gute Vitamine und Mineralstoffe. Diese sind in Reformhäusern, aber auch in der Apotheke und in Lebensmittelgeschäften erhältlich.
18. Gehen Sie mindestens 30 Minuten am Tag spazieren.
19. Bleiben Sie nie einen ganzen Tag lang im Haus.
20. Fassen Sie während des ersten Jahres keine wichtigen Entschlüsse, und führen Sie keine wichtigen Veränderungen durch.
21. Denken Sie daran, dass Stimmungsschwankungen mit der Abstinenz zu tun haben und vorübergehen.
22. Nehmen Sie wöchentlich an einer Selbsthilfegruppe teil.

Ratschläge von uns, die wir den Weg bereits gegangen sind

Wenn alles nur noch vollkommen schwarz wirkt und Sie davon überzeugt sind, gerade das schlimmste Projekt Ihres Lebens durchzuziehen – dann gibt es nichts Klügeres, als auf jene Personen zu hören, die den Weg bereits gegangen sind. Es gibt niemanden, der Sie besser versteht. Wir haben uns in der gleichen Situation befunden wie Sie – und vielleicht haben sich einige von uns sogar noch miserabler gefühlt.

Und doch haben wir das hinter uns gebracht! Es gibt Hoffnung, seien Sie sich sicher. Alles ist möglich – aber niemand hat behauptet, dass es leicht ist. Im Gegenteil. Aber keiner von uns vielen, die wir diesen langen Weg zur Gesundung von einer Abhängigkeit wählten, hat es jemals bereut.

Der Weg ist manchmal schwer, und man gerät leicht einmal in eine Sackgasse. Aber es ist die Mühe wert, und Sie müssen nichts anderes tun, als sich zu entscheiden – und sich dabei helfen lassen.

Hier ein paar gute Ratschläge von Menschen, die den Weg bereits gegangen sind:

»Bedenken Sie, wie gut es ist, ganz unten angelangt zu sein, denn dann kann es nur noch aufwärts gehen.«

»Bitten Sie jemanden um Hilfe. Schaffen Sie sich ein Netzwerk, das aus Leuten besteht, die wissen, was Sie durchmachen. Man braucht viele Leute, mit denen zusammen man auf dem Weg durch die Wüste von der einen Oase zur nächsten lachen kann, sonst hat man es wirklich schwer.«

»Es erfordert Mut, um Hilfe zu bitten. Stärke kann krank machen. Das ist eine kluge Beobachtung, die Menschen wie uns betrifft, die glauben, alles alleine schaffen zu müssen.«

»Wenn Sie glauben, alles im Griff haben zu müssen oder zu wollen, dann eignet sich folgende Übung: Stellen Sie sich in den Wald oder auf eine Wiese und beschließen Sie, das Wetter zu ändern – und zwar *sofort!* Geht das? Nein, ganz richtig, man hat eben nicht alles im Griff. Bedenken Sie, je mehr Sie Ihr Leben zu kontrollieren versuchen, desto weniger Leben bleibt Ihnen zum Kontrollieren übrig!«

»Statt zu denken ›ich muss‹, schreiten Sie doch einfach zur Tat. Denken Sie ›ich will‹, statt ›ich muss‹.«

»Versuchen Sie es doch einfach! Was haben Sie denn schon zu verlieren? Nehmen Sie zur Abwechslung einen anderen Weg.«

»Hören Sie auf, so selbstkritisch zu sein. Kritik ändert überhaupt nichts. Akzeptieren Sie sich so, wie Sie sind. Selbstkritik führt zu negativen Veränderungen, Lob jedoch zu positiven Veränderungen. Einfach, nicht wahr?«

»Irgendjemand hat einmal gesagt, das Zwölfschritt-Programm sei ein einfaches Programm für komplizierte Menschen.«

»Quälen Sie sich nicht mit Gedanken darüber, wie schlimm alles ist. Machen Sie eine Visualisierungsübung mit einem schönen, positiven Bild des Lebens. Stellen Sie sich vor, Sie seien ein Monitor. Sobald die schlimmen Bilder auftauchen, ersetzen Sie diese auf Ihrem Monitor sofort durch die positiven. Und das immer wieder.«

»Behandeln Sie sich mit Respekt und Wohlwollen, dann wird schon alles klappen.«

»Loben Sie sich selbst. Konzentrieren Sie sich auf die Dinge, die Ihnen gelingen, und lassen Sie sich selbst Wertschätzung zuteil werden.«

»Pflegen und achten Sie Ihren Körper – dieses Geschöpf aus Zellen, das Sie sind.«

»Sehen Sie sich jeden Tag im Spiegel in die Augen. Betrachten Sie sich liebevoll.«

»Lauschen Sie jeden Tag in sich hinein.«

Praktische Tipps

»Nehmen Sie jemanden mit, wenn Sie einkaufen gehen. Diese Krankheit ist heimtückisch. Allein mit Ihrem roten Hund sind Sie in schlechter Gesellschaft. Vergessen Sie das nicht!«

»Besuchen Sie die Zwölfschritt-Meetings, sie sind lebenswichtig.«

»Sprechen Sie mit anderen und versuchen Sie so ehrlich wie möglich zu sein. Sprechen Sie aber nicht mit allen, sondern nur mit Menschen, die wissen, was Sie durchmachen.«

»Wie wird man gesund? Durch Ehrlichkeit, Offenheit und den Willen, es zu versuchen.«

»Versuchen Sie gar nicht erst, Menschen, die nichts verstehen, etwas zu erklären. Wer nicht weiß, welche Macht eine Tüte Chips oder Süßigkeiten auf einen ausüben können, dem ist dies alles unbegreiflich. Verschwenden Sie Ihre Kraft nicht mit dem Versuch, diese Menschen zu überzeugen.«

»Einem Farbenblinden die Farbe Rot zu erklären, ist schwer. Schließlich bitten wir auch nicht jemanden, der nicht zuckerübersensibel ist, uns zu erklären, warum er seine Ernährung im Griff hat.«

»Verwandeln Sie Ihre Übersensibilität in etwas Positives – sie stellt nämlich eine Gabe dar, wenn Sie nur mit ihr umzugehen wissen.«

»Bewegung bewirkt, dass man Dinge positiver sieht – man muss gar nichts Besonderes tun, schon ein normaler Spaziergang bringt die körpereigenen Endorphine in Schwung.«

»Bemitleiden Sie sich nicht. Andere, normale, gesunde Menschen stellen auch Essenslisten auf, obwohl es ihnen nicht sonderlich viel Spaß macht.«

»Suchen Sie den Kontakt zu Tieren – Pferde sind das allerbeste Antidepressivum. Sie sind groß und stark, und auf einem Pferderücken zu sitzen, ist ein stärkendes Erlebnis. Mit einem Hund herumzutollen oder eine Katze zu streicheln, das erhöht die Oxytozin- und Betaendorphinwerte.«

»Geben Sie sich jeden Tag etwas Liebe. Schon klitzekleine Dinge können Wunder bewirken – beispielsweise, wenn Sie sich darauf besinnen, etwas gut gemacht zu haben. Erlauben Sie sich, dies eine Weile lang zu genießen.«

»Danken Sie jeden Tag Ihrem Körper für alles, was er vollbringt. Danken Sie Ihren Augen dafür, dass Sie sehen können, Ihrem Mund dafür, dass Sie küssen können, Ihren Ohren dafür, dass Sie hören können, Ihren Beinen dafür, dass Sie gehen, und Ihren Armen dafür, dass Sie jemanden umarmen können ...«

»Nutzen Sie Ihren Humor, lachen Sie über sich selbst und Ihre absonderlichen Essgewohnheiten. Dann ist alles, was mit Essen zu tun hat, schon nicht mehr so dramatisch.«

»Bedenken Sie, dass echte Spiritualität bedeutet, damit zu leben, nicht perfekt zu sein.«

Nutzen Sie die Grundsätze der Anonymen Alkoholiker

Einen Tag nach dem anderen
Loslassen
Leben und leben lassen
Eins nach dem anderen
Alles so einfach wie möglich
Nicht verbittert sein
Wenn Sie zögern, lassen Sie es lieber!
Abstinenz ist keine Selbstverständlichkeit
Es ist leichter, enthaltsam zu bleiben, als es zu werden

Lebensregeln

Geben Sie Menschen mehr, als diese von Ihnen erwarten und tun Sie dies, weil Sie es gern tun.

Lernen Sie Ihr Lieblingsgedicht auswendig.

Glauben Sie nicht alles, was man Ihnen erzählt.

Sagen Sie nur: »Ich liebe dich«, wenn Sie es auch wirklich meinen.

Wenn Sie um Verzeihung bitten, dann schauen Sie der betroffenen Person dabei in die Augen.

Machen Sie sich nie über die Träume anderer lustig.

Lieben Sie leidenschaftlich und aus der Tiefe Ihres Herzens. Vielleicht wird man gekränkt, aber das ist die einzige Art und Weise, das Leben in seiner Ganzheit zu erfahren.

Sprechen Sie langsam, aber denken Sie rasch.

Beurteilen Sie nie eine Person aufgrund ihres familiären Hintergrunds.

Lächeln Sie, wenn Sie den Hörer abheben. Die Anrufer hören, dass Sie lächeln.

Wenn Sie merken, dass Sie einen Fehler begangen haben, dann versuchen Sie möglichst schnell, ihn wieder in Ordnung zu bringen.

Heiraten Sie den Mann/die Frau, mit dem/der Sie sich gerne unterhalten. Im Alter wird das Reden wichtiger als alles andere.

Verbringen Sie auch Zeit alleine.

Seien Sie flexibel, beharren Sie jedoch auf Ihren Prinzipien.

Bedenken Sie, dass Schweigen manchmal die beste Antwort ist.

Lesen Sie zwischen den Zeilen.

Teilen Sie Ihr gesamtes Wissen anderen mit. Das ist eine Methode, unsterblich zu werden.

Eine liebevolle Atmosphäre zu Hause ist wichtig. Unternehmen Sie alles Erdenkliche, um eine ruhige und harmonische Stimmung zu schaffen.

Finden Sie eigene Strategien, um mit dem Unvorhersehbaren zurechtzukommen.

Teil III
Rezepte

Vorschläge für Frühstück, Mittag- und Abendessen

Alle Mahlzeiten zu festen Zeiten! Das ist ein Muss für alle, die sich von der Zuckerabhängigkeit und von zwanghaftem Essverhalten befreien wollen. In diesem Kapitel finden Sie Beispiele, wie die verschiedenen Mahlzeiten aussehen können, damit Sie Ihnen maximal nützen und alle Nährstoffe enthalten, die Sie brauchen, aber keinen Zucker oder stark verarbeitete Kohlenhydrate.

An diese einfachen Regeln sollten Sie sich halten:

- Verwenden Sie zum Braten Butter oder Rapsöl.
- Garen Sie im Ofen mit kaltgepresstem Olivenöl.
- Dicken Sie Saucen mit Pfeilwurzstärke an.
- Würzen Sie Gemüse mit Olivenöl, Knoblauch und Zitronensaft. Sie können auch geriebenen Ingwer oder Gewürze verwenden (keine Würzmischungen mit Glutamat, Traubenzucker, Hefe.
- Trinken Sie zum Essen Wasser mit Zitrone oder geben Sie einen Kräuterteebeutel in einen Liter kaltes Wasser.

Frühstück

Zunächst ein paar Faustregeln: Eine Hand voll Protein und ein Teelöffel gesundes Fett, das bekommt dem morgendlichen Magen eines Schleckermauls. Wählen Sie frei unter den verschiedenen Nährstoffgruppen – entscheiden Sie sich jeweils für ein Angebot aus jeder Gruppe.

PROTEIN
2 Eier (gekocht, als Spiegeleier, Rühreier oder Omelett)
100–150 g Makrele in Tomatensauce
100–150 g Thunfisch aus der Dose (in Wasser)
100–150 g Houmous (Paste aus Kichererbsen und Sesammus)
100–150 g anderes Protein, beispielsweise die Reste des Abendessens

KOHLENHYDRATE
Brei aus 100 g Roggenflocken, geschroteten Buchweizen, Buchweizenflocken, Hirse, Quinoa, Naturreis, Polenta oder Haferflocken
100 g Müsli
2 Scheiben Brot (Ryvita, Wasa Sport)

MILCHPRODUKTE
250 ml Milch, Soja- oder Hafermilch
250 ml Dickmilch oder Joghurt

OBST ODER GEMÜSE (nach Saison) 250 g gemischt

Mittagessen

Auch beim Mittagessen ist es wichtig, dass Sie Proteine zu sich nehmen, entweder tierische oder pflanzliche oder sowohl als auch. Das Tellermodell auf dem Bild demonstriert, wie viel der verschiedenen Nährstoffe Sie zu Mittag benötigen.

- die Grundlage bilden ca. 200 g kaltes Gemüse, 200–250 g warmes Gemüse sowie eine Hand voll Proteine pro Portion.
- Kohlenhydrate in Form von Kartoffeln, Nudeln oder Reis können Sie sich fürs Abendessen aufsparen.

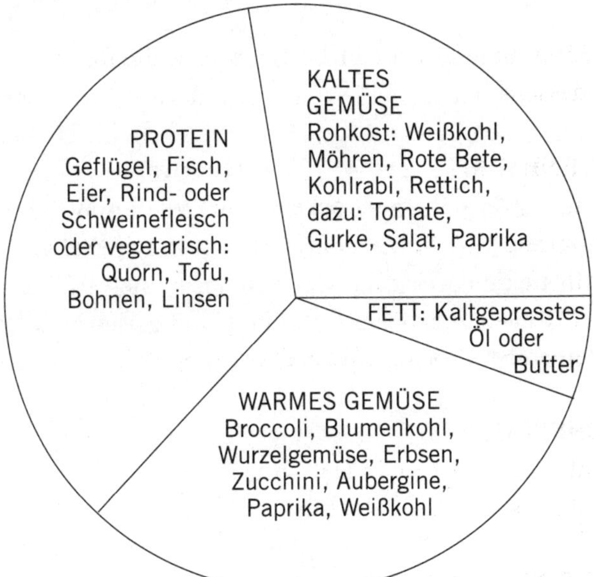

Sieben Ideen für das Mittagessen

Machen Sie es sich nicht unnötig schwer! Es ist besser, dreimal hintereinander dasselbe zu essen als das Falsche. Denken Sie daran, dass es sich hier um keine Diät handelt und um keine Schlankheitskur, sondern um eine neue Art zu leben, und zwar einen Tag nach dem anderen. Die meisten Gerichte kann man im Voraus zubereiten und einfrieren oder auch mit zur Arbeit nehmen.

Lachs aus dem Ofen mit Rote-Bete-Apfelsalat und gedünstetem Broccoli

Lachsfilet mit Haut (etwa 150 bis 200 g pro Person)

Den Boden einer ofenfesten Form mit grobem Salz bedecken, darauf das Filet mit der Hautseite legen. Im kalten Ofen ganz nach oben stellen. Wenn der Grill auf die eingestellten 200 Grad aufgeheizt hat, den Ofen abstellen und den Lachs noch 10 bis 12 Minuten darin stehen lassen. Fertig! Tipp: Alufolie in die Form legen, dann ist das Spülen einfacher.

Mit frischer, geriebener Roter Bete und geriebenen Äpfeln servieren. Den Broccoli dünsten und eine Salatsauce drübergießen.

Frikadellen mit Minze und Thymian, Gemüse aus dem Ofen und geriebene Möhren

Für 4 Portionen:

600 g Hackfleisch
200 ml Sojamilch
2 Esslöffel Kartoffelstärke
1 gelbe Zwiebel, fein gehackt
1 Ei
Salz und Pfeffer
Minze und Thymian (möglichst frisch)

Alle Zutaten mischen und daraus Frikadellen formen. In der Pfanne in Butter oder Olivenöl braten.

Für das Ofengemüse eignen sich Zucchini, Paprika, Zwiebeln, Sellerie, Pastinake, Blumenkohl, Weißkohl oder was gerade im Haus ist – vorzugsweise zwei bis drei verschiedene Sorten. Das Gemüse in Stücke schneiden, auf ein tiefes Blech legen, mit Olivenöl beträufeln und mit Kräutersalz würzen.

Im Ofen bei 175 Grad etwa 15 Minuten garen. Das noch bissfeste Gemüse dann mit einem angefeuchteten Backpapier bedecken und weitere 15 Minuten im Ofen lassen. So bleibt das Gemüse saftig und hat einen besonders intensiven Geschmack. Dazu einen Rohkostsalat aus Möhren und Kohlrabi servieren.

Hühnerfilet mit Gemüse aus dem Wok und Salat

Die Hühnerfilets salzen, pfeffern und in einer Teflonpfanne braten (pro Person etwa ein bis anderthalb Filets).

Möhren, rote Zwiebel, Zucchini und Broccoli (in Scheiben

oder kleine Stücke geschnitten) in Olivenöl anbraten, das mit frischem, fein geriebenem Ingwer gewürzt ist. Etwas Tamari-Sojasauce dazugeben. Dazu passt Bittens Lieblingssalat: fein geschnittener Weißkohl und fein geriebene Steckrübe mit ein paar Tropfen Sesamöl und etwas Gomasio.

Stefans Fisch mit Blumenkohl und Paprikasalat

Für 4 Portionen:
1 Packung Kabeljau (tiefgefroren) oder vier Filets
Butter
Pfeilwurz
1 Dose Kokosmilch (ohne Zusätze)
1 Esslöffel Plantaforce, Safran, Kurkuma und Meersalz

Den Fisch in einer Teflonpfanne anbraten, ein paar Minuten auf jeder Seite, dann in eine ofenfeste Form legen. Butter schmelzen und Pfeilwurz hineinrühren. Kokosmilch und Plantaforce zugeben. Mit Safran, Kurkuma und Meersalz würzen. Sauce über den Fisch geben und bei 200 Grad ca. 15 Minuten im Ofen überbacken.

Zum Fisch passt Paprikasalat. Dazu rote, grüne und gelbe Paprika in Streifen schneiden, mit Apfel und Tomate mischen, mit schwarzem Pfeffer würzen und eventuell etwas Olivenöl darüberträufeln. Blumenkohl in Stücke schneiden und kochen.

Rindsgulasch mit Roter Bete, Schafskäse und Gemüse

Für 4 Portionen:

600–800 g Rindergulasch
1 Esslöffel Öl
1 Zwiebel, fein gehackt
2 Möhren, in Scheiben geschnitten
2 Lorbeerblätter
Salz, Pfeffer und Gewürze

Das Fleisch und die Zwiebel getrennt in der Pfanne anbräunen, dann in einen Topf geben. Salzen, pfeffern, Lorbeerblätter und Möhren dazugeben und mit Wasser überdecken. Bei schwacher Hitze ein bis anderthalb Stunden köcheln lassen, bis das Fleisch mürbe ist. Sauce eventuell mit Pfeilwurz andicken.

Mit gekochter, geschälter Roter Bete servieren, über die man Schafskäse und Petersilie streut. Dazu passt ein Rohkostsalat aus Weißkohl und Zucchini. Diesen mit Olivenöl beträufeln und mit Salz, Pfeffer und Estragon würzen.

Quorneintopf mit Sojasahne, warmem Apfelsalat und Rosenkohl

Für 4 Portionen:

400 g Quorn, in Stücken
2 rote Zwiebeln, gehackt oder in Scheiben
200 ml Sojasahne
Salz, weißer Pfeffer

Zwiebeln und Quorn zusammen anbraten und mit Salz und Pfeffer würzen.

Die Sojasahne unmittelbar vor dem Servieren darübergeben, sie darf nicht kochen.

Apfelsalat aus 3 roten und 3 grünen Äpfeln sowie 1 bis 2 roten Chilis machen. Die Äpfel würfeln, die Chilis fein hacken. Für die Salatsauce 50 ml Olivenöl, 2 Esslöffel Zitronensaft, 1 gepresste Knoblauchzehe, Salz und Pfeffer mischen.

Zusammen mit gekochtem Rosenkohl servieren.

Indonesischer Schweinefleischeintopf mit Gemüse und Tomatensalat

Für 4 Portionen:

750 g Schweinegulasch
8 Schalotten, gehackt, oder
3 gehackte Zwiebeln
4 Knoblauchzehen, gehackt
4 cm Ingwer, frisch gerieben
4 rote und 4 grüne Chilis, fein gehackt
100 g Apfel, fein gehackt
50 ml Tamari-Sojasauce
500 ml Brühe (ohne Glutamat)
1 Teelöffel Pfeffer, grob gemahlen

Zwiebel und Knoblauch andünsten, das Fleisch zusammen mit dem Ingwer anbräunen, dann zusammen mit den übrigen Zutaten etwa eine Stunde lang in einem Topf kochen.

Tomatensalat aus 5 Tomaten, etwas Öl und sehr viel kleingeschnittener Petersilie zubereiten.

Mit Sommergemüse (fertig, Tiefkühlware) servieren.

Warmes Abendessen

Diese leckeren Rezepte mit Quinoa, Naturreis und Kartoffeln enthalten langsam verdauliche Kohlenhydrate. Das Gemüse und die Rohkost können Sie sich anhand der Vorschläge für das Mittagessen selbst aussuchen. Servieren Sie zu jedem Essen Gemüse und Rohkost. Die ungefähren Mengen entnehmen Sie bitte folgender Zeichnung:

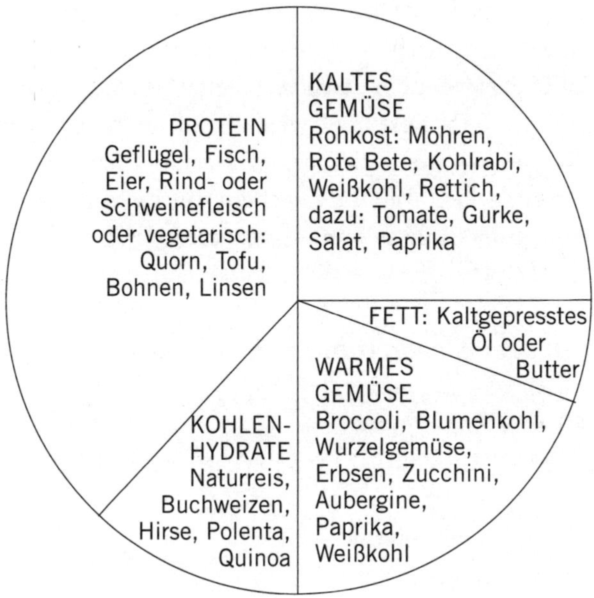

Großmutters Zwiebelauflauf

Für 4 Portionen:
1 kg Zwiebeln
400 g Rinderhack
2 Eier
200 g Naturreis, gekocht
100 ml Sojamilch

Die Zwiebeln vierteln und in leicht gesalzenem Wasser 5 bis 10 Minuten kochen. Das Hack mit den Eiern, dem Reis und den Gewürzen mischen. Eine feuerfeste Form einölen und die Hälfte der Zwiebeln darin verteilen. Das Hack darübergeben und mit dem Rest der Zwiebeln garnieren. Im Ofen bei 225 Grad 45 Minuten überbacken. Nach der halben Zeit mit Alufolie abdecken, weil die Zwiebeln sonst verbrennen.

Dazu Naturreis und Gemüse servieren.

Bohnen oder Kichererbsen in Kokosmilch

Für 4 Portionen:
400 g weiße Bohnen oder Kichererbsen, getrocknet
1 Zwiebel, gehackt
1 Knoblauchzehe, gehackt
1 Tomate, klein geschnitten
2 Esslöffel Pflanzenöl
1 Teelöffel Kurkuma
200 ml Kokosmilch

Bohnen/Kichererbsen über Nacht einweichen. In frischem Wasser 40 bis 45 Minuten kochen, bis sie fast weich sind. Zwiebel und Knoblauchzehe in Öl anbraten, dann die Tomate und die Gewürze dazugeben. Das Wasser von den Bohnen/Kichererbsen abgießen, die Zwiebelmischung und die Kokosmilch hinzugeben und gut verrühren. Ohne Deckel noch einmal 10 Minuten kochen, bis die Bohnen/Kichererbsen weich sind. Mit Salz und Pfeffer abschmecken.

Mit Langkorn-Naturreis und Gemüse servieren.

Expresshuhn mit Ananas

Für 4 Portionen:
4 Hühnerschlegel, gegrillt
1 Dose Ananas, ungesüßt, in Stücken
200 ml Sojasahne
100 ml Kokosmilch
Salz, Pfeffer, Estragon

Von den Hühnerschlegeln die Haut abziehen. Die Ananasstücke in eine feuerfeste Form geben und die Schlegel darauf legen. Sahne und Kokosmilch mit den Gewürzen verrühren und über das Huhn gießen. Bei 225 Grad für ca. 20 Minuten im Ofen erhitzen.

Dazu Gemüse, Kartoffeln und Salat servieren.

Krabben in Safransauce

Für 4 Portionen:

400 g Krabben, geschält
1 Zwiebel, gehackt
1 Stange Lauch, in Scheiben
1 Esslöffel Butter
1 1/2 Teelöffel Curry
1 Esslöffel Tomatenmark
1 Esslöffel Hummerfond
0,5 g Safran
2 Teelöffel Pfeilwurz
200 ml Sojasahne
1 Knoblauchzehe, gepresst
Salz, Pfeffer, Paprikapulver

Das Gemüse mit dem Curry in Butter anbraten. Zusammen mit Tomatenmark, Hummerfond und Safran in einen Topf geben und Pfeilwurz darüberstäuben. Mit Sahne ablöschen und den Rest der Gewürze dazugeben. Ein paar Minuten köcheln lassen. Die Krabben erst unmittelbar vor dem Servieren hineingeben.

Dazu passen Quinoa sowie warmes und kaltes Gemüse.

Fisch aus dem Ofen mit Meerrettich

Für 4 Portionen:

500 g Fisch
1 Teelöffel Salz
Butter
Meerrettich, gerieben

Den Fisch in eine feuerfeste Form legen und ein paar Butterflocken daraufgeben. Im Ofen bei 200 Grad 20 bis 25 Minuten garen. Vor dem Servieren den Meerrettich unter den Fischsud mischen. Mit Kartoffeln und Gemüse servieren.

Stinas Spinat- und Linsensuppe

Für 4 Portionen:
1 Zwiebel, gehackt
1 Packung Spinat, tiefgefroren
100 ml Wasser und 1 Esslöffel Fond
200 g rote Linsen
Kreuzkümmel, Kräutersalz

Die Zwiebel in Olivenöl anbraten, Spinat, Gewürze und Linsen dazugeben und 7 Minuten kochen.

Zusammen mit hartgekochten Eiern, Salat und Naturreis servieren.

Huhn mit Zitronensauce

Für 4 Portionen:
1 Huhn
1 Zwiebel, gehackt
1 Möhre, klein geschnitten
1 Lorbeerblatt
Salz, Pfeffer

Gemüse in Wasser aufkochen, das Huhn hineinlegen und ca. 45 Minuten weiterkochen. Das Huhn herausnehmen, die Haut abziehen und es in vier Teile zerlegen. Die Brühe für die Sauce aufheben.

Zitronensauce

2 Esslöffel Butter
2 Esslöffel Pfeilwurz
500 ml Bouillon
100 ml Soja- oder Hafersahne
½ Zitrone, Saft
1–2 Esslöffel Hühnerfond
Petersilie, gehackt

Die Butter schmelzen und den Pfeilwurz unterrühren. Mit Bouillon verdünnen und mit Zitrone und Hühnerfond abschmecken. Ein paar Minuten sieden lassen, dann Sahne und Petersilie zugeben und die Sauce über das Huhn gießen.

Mit Naturreis und Gemüse servieren.

Annika Lindqvist, die Wirtschaftsleiterin des Bitten Jonsson Center, hat diese Rezepte zusammengestellt.

Abschließende Bemerkungen über die Zukunft

Dieses Buch entstand aufgrund der Bewunderung für all jene Menschen, die den Mut hatten, den Kampf gegen ihre Zuckerabhängigkeit aufzunehmen, und aus der Einsicht heraus, dass wir alle von ihrem Kampf lernen können.

Nie zuvor waren Krankenpflege und Gesundheit so sehr im Gespräch wie heute. Obwohl wir weniger gesund sind als je zuvor, leben wir länger denn je. Man kann sich wirklich fragen, wie das zusammenhängt.

Meine Meinung ist, dass uns ein Paradigmenwechsel gleich jenem bevorsteht, als man diskutierte, ob die Erde eine Scheibe oder Kugel sei. Was ist krank und was ist gesund? Kann man gesund sein und sich krank fühlen? Kann man ernsthaft krank sein und sich trotzdem relativ gesund fühlen?

Die Gelder im Gesundheitssektor fließen immer spärlicher und die Frage lautet: Wie sollen die vorhandenen Mittel verwendet werden? Zur Behandlung der Symptome oder Konsequenzen eines Lebensstils oder zur Beseitigung der Ursachen, d. h. man verändert den gesamten Lebensstil. Ist es nicht an der Zeit, endlich einzusehen, dass wir die Verantwortung für unsere Gesundheit niemand anderem als uns selbst überlassen können?

Ich kann keine einfachen Antworten liefern, aber ich finde es sehr wichtig, dass wir uns diese Fragen stellen. Denn irgendetwas läuft in dieser Welt gewaltig schief! Eigentlich ist es uns allen bewusst, aber meistens sehen wir nur einzelne Fragmente des Problems. Nicht einmal, wenn wir unsere Eindrücke vergleichen, erkennen wir, dass wir alle von ein und demselben Grundproblem sprechen. Einige reden von der allgemeinen Zunahme von Gewalt und Kriminalität auf den Straßen, andere weisen darauf hin, dass die häusliche Gewalt zugenommen habe. Die Zahl der Scheidungen steigt und immer mehr Kinder wachsen in gestörten Familien auf. Schüler haben zunehmend Konzentrationsschwierigkeiten, und schwache Schüler erhalten nicht die Hilfe, die sie benötigen. Viele Schulabgänger können weder richtig lesen noch schreiben und fühlen sich deswegen ihr ganzes Leben als Versager. Es gibt auch Leute, die auf unsere kollektive Depression hinweisen, auf den Stress und die Sorgen, auf den haarsträubenden Mangel an Orten, an denen unsere Seele Ruhe finden kann, den Rückgang echter menschlicher Begegnungen und die spirituelle Leere.

Dieses Buch geht von der Hypothese aus, dass alle diese Alarmsignale von ein und demselben Problem herrühren, das sich erfolgreich im Kleinen bekämpfen lässt und sich daher auch im Großen bekämpfen lassen müsste. Unsere Welt leidet an einer tödlichen Krankheit, die sich jedoch abwenden lässt.

Dieses Problem zu benennen ist der erste Schritt, um den

Gegner zu identifizieren, kennen zu lernen und den mentalen Kampf aufzunehmen. Ich behaupte, das größte Problem unserer Gesellschaft ist die Sucht. Ich wollte erzählen, wie ich und andere von dieser Krankheit befallen wurden, wie sie unsere Familien und unser gesamtes Umfeld beeinflusste – und wie wir uns schließlich aus ihrer Umklammerung befreiten.

Das Gebet der anonymen Überesser

Gott hilf mir, meinem höheren Ich zu lauschen, während wir gemeinsam mein Leben dahingehend verändern, dass es freier, sinnvoller und glücklicher wird.
Hilf mir, nicht bei allem, was ich tue und bei allen, die meinen Weg kreuzen, Fehler zu finden.
Hilf mir bei meiner Abstinenz – befreie mich von dem Verlangen nach Essen, das nicht gut für mich ist.
Hilf mir zu begreifen, dass Essen Nahrung für meinen Körper darstellt, damit meine Seele deine Pläne für mich erfüllen kann.
Hilf mir dabei, vertrauensvoll und barmherzig zu sein, verzeihend, liebevoll und nett sowohl zu mir selbst als auch zu anderen, wenn ich dir und meinen Mitmenschen auf Erden diene.
Amen

Ich habe versucht zu beschreiben, wie die Abhängigkeit unsere gesamte Gesellschaft durchdringt – und ich wollte zugleich Hoffnung vermitteln. Wollen wir in dieser Gesellschaft weiterleben und in ihr altern? Wollen wir sie an unsere Kinder und Enkel weitergeben? Oder wollen wir für eine menschenfreundlichere Gesellschaft eintreten? Vielleicht haben Sie ja das Gefühl, bereits alles zu unternehmen, um diese Welt zu verbessern. Dann will ich Ihnen dabei helfen, diesen Einsatz noch zu steigern. Der Feind ist vielleicht nicht zu besiegen – aber Sie sind nicht gezwungen, ihm einen Platz in Ihrem Kopf einzuräumen!

Wir wollen uns von den Wohlstandskrankheiten ab- und einer neuen Gesundheit zuwenden, indem wir die Ursachen behandeln. Welch ein Paradigmenwechsel! Lassen Sie uns umdenken. Ich wünsche Ihnen eine wunderbare Reise auf neuen Wegen!

Danksagung

Allen zu danken, die zu diesem Buch beigetragen haben, ist unmöglich, würde daraus doch noch einmal ein ganzes Buch werden. Trotzdem gebührt mein Dank: meinen Eltern und Geschwistern, für Geborgenheit und Unterstützung. »The Male Alpha Wolf« und seinem Wolfsjungen, für bedingungslose Liebe und viel Gelächter. Susanna Ehdin, meiner Seelenverwandten im ganzheitlichen Denken – für herrliche Diskussionen und für die Streiche, die wir zusammen ausgeheckt haben. Es ist sehr mutig von dir, dass du die alten Denkmuster unterwanderst.

Robert Larson und Roland Hamlin dafür, dass sie mich zum Schreiben anregten. Der Besatzung der MS Obbola, meinem schwimmenden Schreibzimmer. Olof Häggblom, Arzt und Freund, für seine Unterstützung seit 1991. Charlotte Erlanson-Albertsson – für ihre Energie, Ungeduld und ihren Enthusiasmus, unverzichtbar bei dieser Pionierarbeit. Peter Wilhelmsson, Naturheilkundler, der die *Addiction Medicine* selbstverständlich verinnerlicht hat, für seine unverbrüchliche Unterstützung und dafür, dass er mich mit Jeffrey Bland und seiner Forschung bekannt machte. Das

Team des BJC, dem diese Arbeit genauso wichtig war wie mir. Ich bin ihnen unendlich dankbar, dass sie meine ständigen Einfälle aushielten. Harry Månsus und Göran Larsson, die sich meine konfusen Fragen über Religion und Spiritualität angehört haben. Pernilla Lunderoth – für ihre Unermüdlichkeit, Hilfsbereitschaft und Offenheit und dafür, dass sie mit uns im BJC arbeitete. Das Team vom SEDAC in Atlanta, von dem ich viel gelernt habe und das unermüdlich kämpft, um allen Suchtleidenden zu helfen. Schwester Joanne Taylor aus Capistrano by The Sea in Kalifornien, die mich mit ihrem Wissen zurück ins Leben gelockt hat. Terence Gorski, meiner großen Inspirationsquelle.

Aus der Tiefe meines Herzens ein demütiger Dank an drei besondere Patienten dafür, dass ich ihnen auf ihrem Weg folgen durfte, Moonsfire Wolf, The Southern Lady und The Wolfpup. Euch allen, die ich nicht erwähnt habe: Ihr wisst, dass ich Euch in meinem Herzen trage.

Bitten Jonsson

Adressen

Folgende Selbsthilfegruppen sind vollkommen unabhängig, sie haben weder eine Verbindung zu einer Religion oder Philosophie, noch haben sie wirtschaftliche oder politische Interessen. Zu ihren Treffen geht man, um an den Problemen anderer teilzuhaben und seine eigenen mitzuteilen, aber vor allen Dingen, um zu lernen, wie man gesund wird und um Lösungen und Hilfe zu finden.

Nationale Kontakt- und Informationsstelle zur Anregung und Unterstützung von Selbsthilfegruppen
Wilmersdorfer Str. 39
10627 Berlin
Tel.: 030-31018960
www.nakos.de

Deutsche Hauptstelle für Suchtfragen (DHS) e. V.
Westring 2
59065 Hamm
Tel.: 02381-9015-0
www.dhs.de

Alkoholiker Interessengemeinschaft e. V.
Lotte-Branz-Str. 14
80939 München
Tel.: 089-3169500
www.anonyme-alkoholiker.de

FAA, Food Addicts Anonymous
auf dieser Internetseite finden sich auch Hinweise auf Gruppentreffen in Deutschland
www.foodaddicts.org

Overeaters Anonymous
Postfach 106206
28062 Bremen
Tel.: 0421-327224
www.overeatersanonymous.de

Bitten Jonsson Center
Granebovägen 8
S-82430 Hudiksvall
Tel. 0046 650-54 06 00
www.bittensaddiction.com

Fußnoten und Verweise

1 Quelle: Kenneth Bock, Arzt, Ernährungs- und Umweltexperte in Albany, US-Bundesstaat New York.

2 Nancy Appleton, Ph. D. Die in Kalifornien lebende Ökotrophologin hat anhand von Krankenakten und in medizinischen Fachzeitschriften publizierten Forschungsergebnissen die für den Körper schädlichen Auswirkungen des Zuckers aufgelistet.

3 Laut Abraham Hoffer, einem orthomolekularen Psychiater in Victoria, British Columbia, der seit mehr als vierzig Jahren die Wirkung des Zuckers auf den Menschen untersucht.

4 Die Abkürzung steht für »Diagnostic and Statistical Manual of Mental Disorders«, Fourth Edition, American Psychiatric Association, 1994.

5 UNCOPE
U = Unplanned use (ungeplante Anwendung)
Haben Sie während des letzten Jahres je mehr Alkohol getrunken oder Drogen genommen als geplant?
N = Neglect (Vernachlässigung)
Haben Sie je Ihre Pflichten aufgrund von Alkohol- oder Drogenkonsum vernachlässigt?

C = Cut down
Haben Sie im letzten Jahr das Gefühl gehabt, dass Sie Ihren Alkohol- oder Drogenkonsum reduzieren müssen oder wollen?
O = Objections (Einwände)
Hat sich jemand, beispielsweise aus Ihrer Familie oder Ihrem Freundes- oder Kollegenkreis, über Ihren Alkohol- oder Drogenkonsum beklagt?
P = Preoccupation (Absorbiertsein)
Hat Sie je vollkommen die Frage vereinnahmt, wann Sie wieder etwas trinken oder Ihre Droge konsumieren können?
E = Emotional discomfort (gefühlsmäßiges Unbehagen)
Haben Sie je Alkohol oder andere Drogen dazu verwendet, gefühlsmäßiges Unbehagen wie Verstimmung, Wut oder Traurigkeit abzumildern?
Mit zwei oder mehr positiven Antworten beträgt die Sensitivität für Abhängigkeit in einer klinischen Population für Alkohol, Kokain und Marihuana 93 bzw. 94 und 82 Prozent. Die Spezifität beträgt 97 bzw. 99 und 97 Prozent.
Sensitivität = die Sicherheit, mit der ein Instrument das nachweist, was es nachweisen soll, d.h. wenn ein Test unter 100 Alkoholikern 90 entdeckt, dann beträgt die Sensitivität 90 Prozent.
Spezifität = die Sicherheit, mit der ein Instrument nicht nachweist, was nicht nachgewiesen werden soll, d.h. wenn ein Test aus einer Gruppe von 100 Nichtalkoholikern 10 als Alkoholiker identifiziert, dann beträgt die Spezifität 90 Prozent. Die übrigen 10 Prozent sind so genannte »falsche Positive«.

Quellen:

Brown, R. L., Leonard, T., Saunders, L. A. & Papasouliotis, O. A two-item screening test for alcohol and other drug problems. Journal of Family Practice 44 (2), 151–160 (1997).

Hoffmann, N. G. & Harrison, P. A. SUDDS-IV; Substance Use Disorders Diagnostic Schedule. St. Paul, Minnesota: New Standards Inc. (1995).

Hoffmann, N. G. TAAD; Triage Assessment for Addictive Disorders. St. Paul, Minnesota: New Standards Inc. (1995).

6 In einer Studie weist F. C. Dohan den Zusammenhang zwischen Zöliakie (Glutenintoleranz) und Schizophrenie nach.

7 Mehr darüber können Sie im Buch *Breaking the Vicious Cycle* von Elaine Gottschall lesen.

8 Der Test stammt aus dem Buch *Candida: vår tids folkssjukdom* von Peter Wilhelmsson, er wurde für unsere Zwecke bearbeitet und mit Genehmigung des Autors abgedruckt.

9 Jörgen Engel et.al, *Ett växande vetande*, 2002, Seite 113–126

10 Frei übersetzt und bearbeitet nach Kathleen DesMaisons' Büchern *Potatoes Not Prozac, The Sugar Addict's Total Recovery Program* und *Your Last Diet*.

11 Frei bearbeitet nach den Warnsignalen von Terence Gorski.

Literatur

Belshaw Michael: *All the Loving Wolves, Living and Learning With Wolfhybrids.* Red Crane Books 1990

Binder Franz, Wahler Josef: *Zucker – der süße Verführer.* VAK Verlags GmbH 2004

Bland Jeffrey S. Ph.D., Benum, Sara H. M. A.: *Genetic Nutritioneering.* Keats 1999

Bradshaw John: *Wenn Scham krank macht.* Droemer Knaur 1993

Brown Byron: *Befreiung vom inneren Richter.* Kamphausen 2001

Cameron Julia, Bryan Mark: *The Money Drunk. 90 Days To Financial Freedom.* Ballantine Books 1992

Callahan Roger J.: *Der unwiderstehliche Drang. Süchte – und was Sie dagegen tun können.* VAK Verlags GmbH 2004

Carper Jean: *Your Miracle Brain.* Quill 2001

Carr Allen, Zelisko Gabriele: *Endlich ohne Alkohol.* Goldmann 2002

Dean Carolyn M.D., N. D.: *Complementary Natural Prescriptions.* Keats 2001

DesMaisons Kathleen: *Potatoes Not Prozac.* Pocket Books 2001

DesMaisons Kathleen: *The Sugar Addict's Total Recovery Program.* Ballantine Books 2000

DesMaisons Kathleen: *Your Last Diet.* Ballantine Books 2001

Diagnostisches und Statistisches Manual psychischer Störungen. Hogrefe 1996

Dossey Larry M. D.: *Die Medizin von Raum und Zeit.* Rowohlt 1987

Dowling Colette: *Der Cinderella-Komplex.* Fischer 2002

Dufty William: *Zucker Blues. Suchtstoff Zucker.* Zweitausendeins 1996

Eades Michel, Mary, M. D.: *Protein Power.* Bantam Books 1996

Enig Mary G. Ph. D.: *Know Your Fats.* Bethesda Press 2000

Estés Clarissa Pinkola: *Die Wolfsfrau.* Heyne 1997

Fairburn Christopher G.: *Ess-Attacken stoppen.* Huber 2004

Gorski Terence T.: *Understanding the Twelve Steps.* Fireside Books 1992

Gorski Terence T.: *Getting Love Right.* Fireside Books 1993

Gottschall Elaine Gloria B. A., M.Sc.: *Breaking the Vicious Cycle.* Kirkton Press 2002

Hall Lindsey: *Full Lives.* Gurze Books 1992

Holford Patrick, Cass Hyla Dr.: *Optimale Ernährung.* Goldmann 2001

Holstun Lopez Barry: *Hört die Geschichte vom listigen Coyote.* Scherz 1985

Huebner Hans M. D.: *Endorphins, Eating Disorders and Other Addictive Behaviors.* W. W. Norton & Company 1993

Jochims Inke: *Zucker und Bulimie.* Hedwig 2003

Jochims Inke: *Ausstieg aus der Zuckersucht.* Hedwig 2004

Johnson Spencer: *Die Mäuse-Strategie für Manager.* Ariston 2000

Katherine Anne: *Anatomy of Food Addiction.* Prentice Hall 1991

Kaye Yvonne Ph. D.: *Credit, Cash and Co-Dependency.* Health Communications Inc. 1991

Khalsa Singh Dharma: *Brain Longevity.* Warner Books 1997

Mathews Larson Joan Ph. D.: *Seven Weeks to Sobriety.* Fawcett Columbine 1992

Mellody Pia: *Facing Love Addiction.* HarperCollins 1992

Mellody Pia: *Wege aus der Co-Abhängigkeit.* Kösel 1992

Mercola Joseph M. D.: *The No-Grain Diet.* E. P. Dutton 2003

Miller Keith J.: *Compelled to Control.* Health Communications Inc. 1992

Milliams Roger J.: *Biochemical Individuality.* Keats 1956

Moore Thomas: *Fenster zur Seele.* Kösel 2001

Northrup Christiane, M. D.: *Frauenkörper, Frauenweisheit.* Zabert Sandmann 2003

Northrup Christiane, M. D.: *Weisheit der Wechseljahre.* Zabert Sandmann 2001

Robertson Joel Dr.: *Peak-Performance Living.* HarperCollins 1996

Rot Geneen: *Essen als Ersatz.* Rowohlt 2005

Schaef Anne Wilson: *Co-Abhängigkeiten. Die Sucht hinter der Sucht.* Heyne 2002

Schneider Ralf: *Die Suchtfibel.* Schneider Verlag 2001

Scott Tom, Grice Trevor: *The Great Brain Robbery.* RecoveryWorks Publishing 1996

Sheppard Kay: *From the First Bite.* Health Communications Inc. 2000

Sheppard Kay: *Food Addiction. The Body Knows.* Health Communications Inc. 1989

Steward Leighton H., Bethea Morrison C., Andrews Sam S.: *Der neue Zucker-Knacker.* Mosaik 2004

Steward Leighton H., Gsänger Christiane: *Zucker-Knacker-Kochbuch.* Goldmann 2001

Talbott Douglas M. D., Angres Daniel M. D., Bettinardi-Angres Kathy M. S., R. N.: *Healing The Healer.* Psychosocial Press 1998

Talbott Douglas M. D., Angres Daniel M. D., Bettinardi-Angres Kathy M. S., R. N.: *Healer.* Psychological Press 1998

Twerski Abraham: *Addictive Thinking.* Harper & Row 1990

Washton Arnold Ph. D., Boundy Donna M. S. W.: *Willpower Is Not Enough.* HarperCollins 1989

Weinberger Renate, Heller Richard F.: *Die Fettbremse.* Goldmann 2001

Wiley T. S., Formby Ben Ph. D.: *Lights Out.* Simon & Schuster 2000

Wolcott William Linz, Fahey Trish: *Essen, was mein Körper braucht.* VAK Verlags GmbH 2002

Zohar Danah, Marshall Ian. SQ: *Spirituelle Intelligenz.* Scherz 2001

Register